专家指导糖尿病康复系列

糖尿病患者合理用药

主　编
陈　艳

副主编
刘翠平　李景仁

编著者
崔丽梅　李　彬　郑晓敏
王　震　檀红岩　陈园园

金盾出版社

内容提要

本书介绍了口服降糖药、胰岛素、中医中药的合理应用方法，以及其他新型降糖药的作用机制与临床应用，深入地介绍了糖尿病口服降糖药联合用药、口服药与胰岛素联合应用的方法和技巧等知识。其内容通俗易懂，科学实用，适合糖尿病患者、基层医护人员阅读参考。

图书在版编目(CIP)数据

糖尿病患者合理用药/陈艳主编．—北京：金盾出版社，2017.5（2019.10 重印）

（专家指导糖尿病康复系列）

ISBN 978-7-5186-1024-2

Ⅰ.①糖…　Ⅱ.①陈…　Ⅲ.①糖尿病—用药法　Ⅳ.①R587.105

中国版本图书馆 CIP 数据核字(2016)第 253437 号

金盾出版社出版、总发行

北京太平路 5 号(地铁万寿路站往南)

邮政编码：100036　电话：68214039　83219215

传真：68276683　网址：www.jdcbs.cn

三河市双峰印刷装订有限公司印刷、装订

各地新华书店经销

开本：850×1168 1/32　印张：11.25　字数：260 千字

2019 年 10 月第 1 版第 3 次印刷

印数：8 001～11 000 册　定价：35.00 元

前言

糖尿病患者合理选用治疗药物是一个技术含量很高的问题，已引起医学界广泛重视。目前，在糖尿病临床治疗中还存在一些用药上的认识误区，如患者对长期用药的认识不足，常常延误治疗，导致慢性并发症的发生；个别医生使用降糖药或胰岛素不规范，造成医源性疾病；有些患者随意增减或停用降糖药，使病情反复，给治疗带来困难；甚至有的患者轻信偏方，得不到系统合理的治疗。因此，向患者、家属及基层医务人员普及糖尿病用药知识是非常必要的。

有些临床医师在临床诊疗中，常因用药不合理，增加了医疗成本和药物的不良反应，降低了糖尿病患者的依存性。作为临床医师首先考虑的应是如何合理用药，提高治疗效果，最大限度地规避药物的不良反应。例如，糖尿病患者并发萎缩性胃炎，因长期服用格华止、阿司匹林，就应及时调整用药，否则无形中增加了降血糖药物的不良反应。这说明用药合理性很重要，了解每个降糖药的适应证，关注药物的性价比，重视患者的基础治疗，强化患者对疾病的自我管理能力，有利于糖尿病患者巩固疗效，有效预防并发症。

近年来，糖尿病口服降糖药发展迅速，新药研究和开发及临床应用，引起了专业医务人员的高度关注。本书重点介绍了磺脲类、双胍类、α-葡萄糖甘酶抑制剂、非磺脲类促泌剂、胰岛素增敏剂、DPP-4 抑制剂、GLP-1 激动剂，及其他新型的口服降糖药物的作用机制和临床合理应用方法。从深度、广度介绍了口服降糖药物的联合应用，口服降糖药与胰岛素的联合应用，长、短胰岛素之间的组合应用，其他降糖药物的联合应用等。

科学合理的用药理念与用药技巧非常重要，在重视空腹血糖的同时，也不能忽视餐时和餐后的血糖变化。重视次血糖（随机血糖）、动态血糖（一天 7 次血糖）、糖化血红蛋白（2～3 个月血糖的评估），被归纳为“点、线、面”观察的方法，从中可以了解血糖变化状态，改变了以前只重视空腹血糖的弊端。由此利于个体化、精细化治疗，优化组合，合理用药，规避药物的不良反应，同时也提高了治疗效果和依存性。本书在有关章节详尽地阐述了胰岛素、胰岛素泵、中医中药的临床合理运用，对强化防治糖尿病急、慢性并发症，药物治疗的新进展也做了充分的叙述。

本书是由知名的内分泌科专家，长期从事临床一线工作的医师，资深的糖尿病教育专家和营养师等共同编撰完成的。谨在此对北京瑞京糖尿病医院的无私帮助和支持深表谢意。

本书力求集实用性、普及性和知识性为一体，理论联系实际，中西医并举。其内容深入浅出，可操作性强，主要供基层医务人员、患者及其家属阅读参考。由于我们水平所限，书中存在不足之处，敬请读者批评指正。

作 者

目 录

第一章 概 述

糖尿病是由遗传和环境因素的复合病因引起的体内胰岛素分泌不足和胰岛素作用障碍导致的以慢性高血糖为特征的代谢性疾病。因长期糖、脂肪、蛋白质代谢紊乱,可引起体内多系统损害,导致眼、肾、神经、心脏、血管等组织器官功能受损,病情严重或应激时可发生急性代谢紊乱。糖尿病是常见病、多发病,是严重威胁人类健康的一种疾病。糖尿病治疗方法繁多,患者如何合理用药与疾病的诊断、类型、程度等密切相关。因此,本章首先对糖尿病的基本知识予以简要阐述。

一、糖尿病的流行病学

近年来,世界范围内糖尿病患者数量急剧上升。2011 年,国际糖尿病联盟(IDF)统计全球糖尿病患者已达 3.66 亿。在我国,随着经济快速发展、生活方式变化及人口老龄化,糖尿病患者数量也迅速增长。近 30 年来,我国先后进行了多次全国性糖尿病流行病学调查。1980 年,调查全国 14 省市 30 万人,糖尿病的患病率为 0.67%。1994 至 1995 年,进行了全国 19 省市 21 万人的糖尿病流行病学调查,25～64 岁人群的糖尿病患病率为 2.5%(人口标化率为 2.2%),糖耐量异常患病率为 3.2%(人口标化率为 2.1%)。2002 年,调查 18 岁以上人群的糖尿病患病率,城市为 4.5%,农村为 1.8%;60 岁以上人群糖尿病患病率,城市为 13.13%,农村为 7.78%。2007 至 2008 年,中华医学会糖尿病学分会(CDS)调查估计,我国 20 岁以上成年人的糖尿病患病率为 9.7%,我国成人糖尿病总数达 9 240 万，其中农村约 4 310 万，城市约 4 930 万。2010 年，国家疾病控制中心和中华医学会内分泌学分会调查了我国 18 岁以上人群糖尿病的患病情况，应用 WHO1999 年的诊断标准显示糖尿病患病率为 9.7%，若同时以糖化血红蛋白（HbA1c）≥6.5%作为糖尿病诊断标准，则其患病率为 11.6%（表 1）。

表 1　我国糖尿病流行病学调查情况汇总

调查年份（诊断标准）	调查人数（万）	年　龄（岁）	糖尿病患病率（%）	IGT 患病率（%）	筛查方法
1980（兰州标准[a]）	30	全人群	0.67	—	尿糖＋馒头餐 2hPG 筛选高危人群
1986（WHO1985）	10	25～64	1.04	0.68	馒头餐 2hPG 筛选高危人群
1994（WHO1985）	21	25～64	2.28	2.12	馒头餐 2hPG 筛选高危人群
2002（WHO1999）	10	≥18	城市 4.5 农村 1.8	IFG2.7 1.6	FPG 筛选高危人群
2007—2008（WHO1999）	4.6	≥20	9.7	15.5[b]	OGTT 一步法
2010（WHO1999）	9.9	≥18	9.7 11.6[c]	50.1	OGTT HbA1c

注：WHO，世界卫生组织；IGT，葡萄糖耐量减低；IFG，空腹血糖受损；2hPG，餐后 2h 血糖；FPG，空腹血糖；OGTT，口服葡萄糖耐量试验，1 毫摩/升＝18 毫克/分升；a，诊断标准为 FPG≥130 毫克/分升或 2hPG≥200 毫克/分升或 OGTT 曲线上 3 点超过诊断标准 0′125、30′190、60′180、120′140、180′125 毫克/分升，其中 0′、30′、60′、120′、180′为时间点（分），30′或 60′为 1 个点；血糖测定为邻甲苯胺法，葡萄糖为 100g；b，糖尿病前期，包括 IFG、IGT 或二者兼而有之（IFG/IGT）；c，同时以 HbA1c≥6.5%作为糖尿病诊断标准；—，无数据。

我国的糖尿病患者以 2 型糖尿病为主，2 型糖尿病占 90.0%

以上，1型糖尿病约占5.0%。发达地区的糖尿病患病率明显高于不发达地区，城市高于农村。经调查发现，我国约60%糖尿病患者未被诊断，而已接受治疗的患者，糖尿病的控制状况也很不理想。因此，我国的糖尿病控制形势严峻，面临着巨大的挑战。

二、糖尿病的临床表现

(一)糖尿病的主要症状

糖尿病的典型症状为“三多一少”，即多饮、多尿、多食及体重下降。

1. 多尿 糖尿病患者尿量多，每昼夜尿量达3 000～4 000毫升，最高达10 000毫升以上。排尿次数也增多，有的患者每日尿次可达20余次。因血糖过高，在体内不能被充分利用，特别是肾小球滤出而不能完全被肾小管重吸收，以致形成渗透性利尿。血糖越高，尿量越多，如此恶性循环。

2. 多饮 由于多尿，水分丢失过多，发生细胞内脱水，刺激口渴中枢，以饮水来做补充。因此排尿越多，饮水自然增多，形成正比关系。

3. 多食 由于尿中糖过多，如每日体内排出糖500克以上，机体处于半饥饿状态，能量缺乏引起食欲亢进，食量增加，血糖升高，尿糖增多，如此反复。

4. 体重下降 由于机体不能充分利用葡萄糖、脂肪和蛋白质分解加速，消耗过多，体重下降，出现形体消瘦。

5. 乏力 由于代谢紊乱，不能正常释放能量，组织细胞失水，电解质异常，故病人身感乏力，精神不振。

具备典型的“三多一少”症状容易引起患者及医生的注意，但有三分之二的患者缺乏典型临床症状，易将糖尿病漏诊、误诊。许多患者无任何症状，仅于健康检查或因各种疾病就诊化验时发现高血糖。

（二）糖尿病的早期征象

下列征象亦有助于糖尿病的早期诊断：

1. 口腔症状，口干多饮、炽热感、牙龈肿痛、牙齿叩痛、口唇干燥、牙龈出血、牙周袋形成及牙齿松动等。

2. 不明原因的体重减轻者，尤其是原来很胖而近来体重下降者。

3. 40 岁以上且有糖尿病家族史者。

4. 有分娩巨大儿（体重＞4 000 克）史者；或有妊娠并发症、妊娠高血压综合征、羊水过多、胎死宫内者。

5. 有反应性低血糖者。

6. 尿路、胆管、肺部、皮肤等反复感染者。

7. 外阴瘙痒、肢体溃疡持续不愈者。

8. 对抗结核药物治疗反应不佳的结核病患者。

9. 四肢末梢疼痛及麻木者。

10. “三多”症状中仅有“一多”症状。

凡出现以上这些症状时，要考虑发生糖尿病的可能性。

三、糖尿病的诊断

随着对糖尿病认识的深入及临床证据的增多，糖尿病诊断标准也经历了多次修订。目前，糖尿病诊断标准的确立主要是通过大型流行病学调查，根据糖尿病特异性微血管并发症开始增多为切点确定的。

（一）常用糖尿病诊断标准

我国曾广泛使用的糖尿病诊断标准包括：1980 年兰州标准、

1985 年 WHO 标准、1999 年 WHO 标准、2003 年美国糖尿病协会(ADA)标准。目前,我国主要采用国际通用的 WHO(1999 年)糖尿病诊断和糖代谢状态分类标准(表 2)。

表 2 糖代谢状态分类(WHO 1999)

糖代谢分类	静脉血浆葡萄糖(毫摩/升)	
	空腹血糖	糖负荷后 2h 血糖
正常血糖	<6.1	<7.8
空腹血糖受损(IFG)	6.1~<7.0	<7.8
糖耐量减低(IGT)	<7.0	7.8~<11.1
糖尿病	≥7.0	≥11.1

注:IFG 和 IGT 统称为糖调节受损

要点如下:

1. 糖尿病诊断是基于空腹(FPG)、任意时间或口服葡萄糖耐量试验(OGTT)中 2 小时血糖值(2hPG)。空腹 8~10 小时内无任何热量摄入。任意时间指一日内任何时间,无论上一次进餐时间及食物摄入量。OGTT 采用 75 克无水葡萄糖负荷。糖尿病症状指多尿、烦渴多饮和难于解释的体重减轻。FPG 3.9~6.0 毫摩/升(70~108 毫克/分升)为正常;6.1~6.9 毫摩/升(110~125 毫克/分升)为 IFG;≥7.0 毫摩/升(126 毫克/分升)应考虑糖尿病。OGTT2hPG<7.7 毫摩/升(139 毫克/分升)为正常糖耐量;7.8~11.0 毫摩/升(140~199 毫克/分升)为 IGT;≥11.1 毫摩/升(200 毫克/分升)应考虑糖尿病。糖尿病的诊断标准为:糖尿病症状加任意时间血浆葡萄糖≥11.1 毫摩/升(200 毫克/分升),或 FPG≥7.0 毫摩/升(126 毫克/分升),或 OGTT2hPG≥11.1 毫摩/升(200 毫克/分升)。需重复一次确认,诊断才能成立(表 3)。

表 3 糖尿病的诊断标准

诊断标准	静脉血浆葡萄糖水平(毫摩/升)
典型糖尿病症状(多饮、多尿、多食、体重下降)加上随机血糖检测,或加上	≥11.1
空腹血糖检测,或加上	≥7.0
葡萄糖负荷后2小时血糖检测,无糖尿病症状者需改日重复检查	≥11.1

注:空腹状态指至少8小时未进食热量;随机血糖指不考虑上次用餐时间,一天中任意时间的血糖,不能用来诊断空腹血糖受损或糖耐量减低。

2. 对于临床工作,推荐采用葡萄糖氧化酶法测定静脉血浆葡萄糖。如用全血或毛细血管血测定,其诊断切点有所变动。不主张测定血清葡萄糖。

3. 对于无糖尿病症状、仅一次血糖值达到糖尿病诊断标准者,必须在另一天复查核实而确定诊断。如复查结果未达到糖尿病诊断标准,应定期复查。IFG 或 IGT 的诊断应根据3个月内的两次 OGTT 结果,用其平均值来判断。在急性感染、创伤或各种应激情况下可出现血糖暂时升高,不能以此诊断为糖尿病,应追踪随访。

4. 儿童糖尿病诊断标准与成人相同。

(二)糖化血红蛋白诊断糖尿病的意义

糖化血红蛋白(GHbA1)是葡萄糖或其他糖与血红蛋白的氨基发生非酶催化反应(一种不可逆的蛋白糖化反应)的产物,其量与血糖浓度呈正相关。GHbA1 有 a、b、c 三种,以 GHbA1c(A1c)最为主要。正常人 HbA1c 占血红蛋白总量的 3%~6%,血糖控制不良者 HbA1c 升高,并与血糖升高的程度相关。由于红细胞在血循环中的寿命约为 120 天,因此 HbA1c 反映患者近 8~12 周总的血糖水平。HbA1c较OGTT试验简便易行，结果稳定，变异性小，且不受进食时间及短期生活方式改变的影响，患者依从性好。2010年，ADA指南将HbA1c≥6.5%作为糖尿病诊断标准之一。2011年，WHO也建议在条件具备的国家和地区采用这一切点诊断糖尿病。

HbA1c检测在我国尚不普遍，检测方法的标准化程度不够，测定HbA1c的仪器和质量控制尚不能符合目前糖尿病诊断标准的要求。尽管目前仍不推荐在我国采用HbA1c诊断糖尿病，但对于采用标准化检测方法，并有严格质量控制，正常参考值在4.0%～6.0%的医院，HbA1c≥6.5%可作为诊断糖尿病的参考。

（三）妊娠时糖尿病的诊断

妊娠并发糖尿病包括孕前糖尿病（PGDM）和妊娠期糖尿病（GDM）两种情况，PGDM可能在孕前已确诊或在妊娠期首次被诊断。多年来，针对GDM的诊断方法和标准一直存在争议。目前，国际和国内推荐的GDM诊断标准是WHO在2013年根据一项全球多中心的前瞻性研究，即“高血糖与不良妊娠结局（HAPO）”研究结果制订出的。目前，我国广泛采用WHO2013年诊断标准。具体内容如下：

1. PGDM 符合以下2项中任意一项，可确诊为PGDM。

（1）妊娠前已确诊为糖尿病的患者。

（2）妊娠前未进行过血糖检查的孕妇，尤其存在糖尿病高危因素者，首次产前检查时需明确是否存在糖尿病，妊娠期血糖升高达到以下任何一项标准应诊断为PGDM。

①FPG＞7.0毫摩/升（126毫克/分升）。

②2hPG≥11.1毫摩/升（200毫克/分升）。

③伴有典型的高血糖症状或高血糖危象，同时随机血糖＞11.1毫摩/升（200毫克/分升）。

④HbA1c＞6.5%。采用标化的方法，但不推荐妊娠期常规用 HbA1c 进行糖尿病筛查。

GDM 高危因素包括肥胖(尤其是重度肥胖)、一级亲属患 2 型糖尿病、妊娠糖尿病史或巨大儿分娩史、多囊卵巢综合征、妊娠早期空腹尿糖反复阳性等。

2. GDM GDM 指妊娠期发生的糖代谢异常，妊娠期首次发现且血糖升高已经达到糖尿病标准，应将其诊断为 PGDM 而非 GDM。GDM 诊断方法和标准如下：

(1)推荐医疗机构对所有尚未被诊断为 PGDM 或 GDM 的孕妇，在妊娠 24～28 周及 28 周后首次就诊时行 OGTT。75 克 OGTT 的诊断标准：服糖前及服糖后 1、2 小时，3 项血糖值应分别低于 5.1、10.0、8.5 毫摩/升(92、180、153 毫克/分升)。任何一项血糖值达到或超过上述标准即诊断为 GDM。

(2)孕妇具有 GDM 高危因素或者医疗资源缺乏地区，建议妊娠 24～28 周首先检查 FPG。FPG＞5.1 毫摩/升，可以直接诊断 GDM，不必行 OGTT；FPG＜4.4 毫摩/升(80 毫克/分升)，发生 GDM 可能性极小，可以暂时不行 OGTT。FPG＞4.4 毫摩/升并且＜5.1 毫摩/升时，应尽早行 OGTT。

(3)孕妇具有 GDM 高危因素，首次 OGTT 结果正常，必要时可在妊娠晚期重复 OGTT。

(4)妊娠早、中期随孕周增加 FPG 水平逐渐下降，尤以妊娠早期下降明显，因而，妊娠早期 FPG 水平不能作为 GDM 的诊断依据。

(5)未定期检查者，如果首次就诊时间在妊娠 28 周以后，建议首次就诊时或就诊后尽早行 OGTT 或 FPG 检查。

(四)高危人群的筛查

由于我国人口众多，在全人群中通过血糖检测筛查糖尿病前期患者或系统性地发现其他高危人群不具有可行性，所以高危人群的发现主要依靠机会性筛查(如在健康体检中或在进行其他疾病的诊疗时)。糖尿病筛查有助于早期发现糖尿病,提高糖尿病及其并发症的防治水平。因此,在条件允许时,可针对高危人群进行糖尿病筛查。

1. 成人糖尿病筛查 在成年人(>18 岁)中,具有下列任何一个及以上的糖尿病危险因素者。

(1)年龄≥40 岁。

(2)有血糖调节受损史。

(3)超重(BMI≥24 千克/米^2)或肥胖(BMI≥28 千克/米^2)和(或)中心型肥胖(男性腰围≥90 厘米,女性腰围≥85 厘米)。

(4)静坐生活方式。

(5)一级亲属中有 2 型糖尿病家族史。

(6)有巨大儿(出生体重≥4 千克)生产史或妊娠糖尿病史的妇女。

(7)高血压[收缩压≥140 毫米汞柱和(或)舒张压≥90 毫米汞柱(1mmHg=0.133Pa)],或正在接受降压治疗。

(8)血脂异常[高密度脂蛋白胆固醇(HDL-C)≤0.91 毫摩/升(≤35 毫克/分升)、甘油三酯≥2.22 毫摩/升(≥200 毫克/分升)],或正在接受调脂治疗。

(9)动脉粥样硬化性心脑血管疾病患者。

(10)有一过性类固醇糖尿病病史者。

(11)多囊卵巢综合征(PCOS)患者。

(12)长期接受抗精神病药物和(或)抗抑郁药物治疗的患者。

2. 儿童和青少年中糖尿病高危人群的定义 在儿童和青少年(≤18 岁)中,超重(BMI>相应年龄值、性别的第 85 百分位)或肥胖(BMI>相应年龄、性别的第 95 百分位)且合并下列任何一个危险因素者。

(1)一级或二级亲属中有 2 型糖尿病家族史。

(2)存在与胰岛素抵抗相关的临床状态(如黑棘皮病、高血压、血脂异常、多囊卵巢综合征)。

(3)母亲怀孕时有糖尿病病史或被诊断为妊娠糖尿病。

在上述各项中,血糖调节异常是最重要的 2 型糖尿病高危人群,每年有 1.5%～10.0%的糖耐量减低患者进展为 2 型糖尿病。

3. 糖尿病筛查的年龄和频率 对于成年人的糖尿病高危人群,不论年龄大小,宜及早开始进行糖尿病筛查,对于除年龄外无其他糖尿病危险因素的人群,宜在年龄≥40 岁时开始筛查。对于儿童和青少年的糖尿病高危人群,宜从 10 岁开始,但青春期提前的个体则推荐从青春期开始。首次筛查结果正常者,应每 3 年至少重复筛查 1 次。

4. 糖尿病筛查的策略 在具备实验室条件的医疗机构中,应对就诊和查体的高危人群进行糖尿病筛查。

5. 糖尿病筛查的方法 空腹血糖检查是简单易行的糖尿病筛查方法,宜作为常规的筛查方法,但有漏诊的可能性。条件允许时,应尽可能行 OGTT(空腹血糖和糖负荷后 2 小时血糖)。暂不推荐把 HbA1c 检测作为常规的筛查方法。

四、糖尿病的分型与特点

(一)糖尿病的分型

目前,国际上通用 WHO 糖尿病专家委员会提出的病因学分型标准(1999)。

1. 1 型糖尿病

(1)免疫介导性。

(2)特发性。

2. 2型糖尿病

3. 其他特殊类型糖尿病

(1)胰岛β细胞功能遗传性缺陷：①第12号染色体，肝细胞核因子-1α(HNF-lα)基因突变(青少年的成人起病型糖尿病3)。②第7号染色体，葡萄糖激酶(GCK)基因突变(青少年的成人起病型糖尿病2)。③第20号染色体，肝细胞核因子-4α(HNF-4α)基因突变(青少年的成人起病型糖尿病1)。④线粒体DNA。⑤其他。

(2)胰岛素作用遗传性缺陷：①A型胰岛素抵抗。②矮妖精貌综合征。③Rabson-Mendenhall综合征。④脂肪萎缩性糖尿病。⑤其他。

(3)胰腺外分泌疾病：胰腺炎、创伤/胰腺切除术后、胰腺肿瘤、胰腺囊性纤维化、血色病、纤维钙化性胰腺病及其他。

(4)内分泌疾病：肢端肥大症、库欣综合征、胰升糖素瘤、嗜铬细胞瘤、甲状腺功能亢进症、生长抑素瘤、醛固酮瘤及其他。

(5)药物或化学品所致的糖尿病：N-3吡啶甲基N-P硝基苯尿素、喷他脒、烟酸、糖皮质激素、甲状腺激素、二氮嗪、β-肾上腺素能激动剂、噻嗪类利尿剂、苯妥英钠、a-干扰素及其他。

(6)感染：先天性风疹、巨细胞病毒感染及其他。

(7)不常见的免疫介导性糖尿病：僵人综合征、胰岛素自身免疫综合征、胰岛素受体抗体及其他。

(8)其他与糖尿病相关的遗传综合征：Down综合征、Klinefeher综合征、Tumer综合征、Wolfram综合征、Friedreich共济失调、Huntington舞蹈病、Laurence-Moon-Beidel综合征、强直性肌营养不良、卟啉病、Prader-Willi综合征及其他。

4. 妊娠糖尿病

糖尿病临床分期指在疾病自然进程中，不论其病因如何，都会经历的几个阶段。疾病最初血糖正常，以后血糖随疾病进展而变化。首先出现空腹血糖和(或)负荷后血糖升高，但尚未达到糖尿病诊断标准，称葡萄糖调节受损（IGR），包括空腹血糖调节受损（IFG）和（或）IGT，二者可同时存在。IGR代表了正常葡萄糖稳态和糖尿病高血糖之间的中间代谢状态，曾称之为“糖尿病前期”。达到糖尿病诊断标准后，某些患者可通过控制饮食、运动、减肥和（或）口服降血糖药而使血糖得到理想控制，不需要用胰岛素治疗；随着病情进展，一些患者需用胰岛素控制高血糖，但不需要胰岛素维持生命；而有些患者胰岛细胞破坏严重，已无残存分泌胰岛素的功能，必须用胰岛素维持生命。

在各种类型的糖尿病中，最重要的是鉴别1型糖尿病和2型糖尿病，由于二者缺乏明确的生化或遗传学标志，主要根据以上所述疾病的临床特点和发展过程，从发病年龄、起病急缓、症状轻重、体重、酮症酸中毒倾向、是否依赖胰岛素维持生命等方面，结合胰岛β细胞自身抗体和β细胞功能检查结果而进行临床综合分析判断。年轻糖尿病患者的分类尤为困难，因为1型、2型糖尿病在青年人群中发病率相近。我国2型糖尿病在20～30岁年龄组发病的人数逐渐增加，而且目前同样的情形也出现于青少年前期儿童。血清C肽和GADA及其他与1型糖尿病相关的自身免疫标记物的检测有助于鉴别诊断，但不作为建立诊断的必要证据。从上述各方面来说，二者的区别都是相对的，有些患者暂时不能明确归为1型糖尿病或2型糖尿病，可随访而逐渐明确分型。如果不确定分类诊断，可先做一个临时性分类，用于指导治疗。然后，依据对治疗的初始反应及追踪观察其临床表现再重新评估、分型。

（二）1型糖尿病的特点

1型糖尿病具有以下特点。

（1）发病年龄通常小于30岁。

（2）起病迅速。

（3）中度至重度的临床症状。

(4)明显体重减轻。

(5)体型消瘦。

(6)常有酮尿或酮症酸中毒。

(7)空腹或餐后的血清C肽浓度明显降低或缺如。

(8)出现自身免疫标记,如谷氨酸脱羧酶抗体(GADA)、胰岛细胞抗体(ICA)、人胰岛细胞抗原2抗体(IA-2A)等。

(三)2型糖尿病的特点

一般认为,90%糖尿病患者为2型糖尿病。本病可发生在任何年龄,但多见于成人,常在40岁以后起病;多数发病缓慢,症状相对较轻,半数以上无任何症状;不少患者因慢性并发症、伴发病或仅于健康检查时发现。很少自发性发生糖尿病酮症酸中毒,但在感染等应激情况下也可发生。2型糖尿病的IGR和糖尿病早期不需胰岛素治疗的阶段一般较长,随着病情进展,相当一部分患者需用胰岛素控制血糖、防治并发症或维持生命。常有家族史。临床上常同时伴有代谢综合征的其他成分,如肥胖、血脂异常、脂肪肝、高血压、冠心病等。有的早期患者进食后胰岛素分泌高峰延迟,餐后3～5小时血浆胰岛素水平不适当地升高,引起反应性低血糖,可成为这些患者的首发临床表现。

(四)儿童和青少年2型糖尿病的特点

既往儿童糖尿病多为1型,但近年来儿童和青少年2型糖尿病的发病率正在不断增加。大多数2型糖尿病患者肥胖,起病隐匿,有较强的2型糖尿病家族史。极少数为急性起病,表现为多饮、多尿、酮症,而需要暂时性胰岛素治疗,在临床上和1型糖尿病鉴别尤为困难(表4)。

表 4　青少年 1 型和 2 型糖尿病的鉴别要点

鉴别点	1 型糖尿病	2 型糖尿病
发　病	急性起病，症状明显	缓慢起病，症状不明显
临床特点	体重下降 多尿 烦渴、多饮	肥胖 较强的 2 型糖尿病家族史 有高发病率种群 黑棘皮病 多囊卵巢综合征
酮症	常见	通常没有
C 肽	低/缺乏	正常/升高
抗体	ICA 阳性 GADA 阳性 IA-2A 阳性	阴性 阴性 阴性
治疗	胰岛素	生活方式、口服降糖药或胰岛素
相关的自身免疫性疾病	并存概率高	并存概率低

注：ICA：胰岛细胞抗体。GADA：谷氨酸脱羧酶抗体。IA-2A：人胰岛细胞抗原 2 抗体

（五）成人晚发自身免疫性糖尿病的特点

某些成年 1 型糖尿病患者，起病缓慢，早期临床表现不明显，经历一段或长或短的糖尿病不需胰岛素治疗的阶段，称为“成人隐匿性自身免疫性糖尿病（LADA）”。属于免疫介导性 1 型糖尿病的亚型。LADA 约占临床初诊 2 型糖尿病患者的 10%，其早期临床表现貌似 2 型糖尿病，而以胰岛 β 细胞遭受缓慢的自身免疫损害为特征。流行病学研究表明 LADA 可能占到糖尿病患者总数的 2%～12%。典型的 LADA 患者通常超过 35 岁，不肥胖；糖尿病起初可用饮食控制，然而短时期后（数月至数年）即失效，需使用

口服降糖药,并进展至必须使用胰岛素治疗。一般认为,与抗体阴性且肥胖的2型糖尿病患者相比,LADA患者较快发展至胰岛素依赖阶段。这些患者的临床表现包括体重减轻、酮症倾向、血糖水平不稳定及C肽贮备严重减少。目前LADA尚无统一诊断标准。为了使LADA有一个统一的定义,中国LADA专家共识认为LADA的诊断标准为:糖尿病诊断成立后,排除妊娠糖尿病或其他特殊类型糖尿病,并具备下述3项:①胰岛自身抗体阳性。②年龄≥18岁。③诊断糖尿病后至少半年不依赖胰岛素治疗。LADA患者在确诊后应避免使用磺脲类药物以保留残存的胰岛β细胞。在临床实践中,主张早期诊断并进行有效干预。旨在保护LADA患者的胰岛β细胞功能。改善其预后。

五、糖尿病的控制目标

(一)糖尿病综合控制目标

我国2型糖尿病综合控制目标见表5。

表5 我国2型糖尿病综合控制目标

指 标	目标值
血糖(毫摩/升)[a] 空腹	4.4～7.0
非空腹	10
糖化血红蛋白(%)	<7
血压(毫米汞柱)	<140/80
总胆固醇(毫摩/升)	<4.5
高密度脂蛋白胆固醇(毫摩/升)男性	>1.0
女性	>1.3

续表

指　标		目标值
低密度脂蛋白胆固醇(毫摩/升)	未合并冠心病	<2.6
	合并冠心病	<1.8
甘油三酯(毫摩/升)		<1.7
体重指数(千克/米^2)		<24
尿白蛋白/肌酐比值[毫克/毫摩(毫克/克)]	男性	<2.5(22.0)
	女性	<3.5(31.0)
尿白蛋白排泄率[毫克/毫摩/升(毫克/日)]		<20.0(30.0)
主动有氧活动(分钟/周)		≥150.0

注:[a] 毛细血管血糖

(二)血糖控制目标的个体化原则

糖尿病患者血糖控制目标应该遵循个体化原则,即对血糖控制的风险与获益、成本与效益和可行性方面进行科学评估,寻找较为合理的平衡。糖尿病患者居住地区、经济、受教育程度、医疗保障及医疗水平等诸多影响血糖控制的因素差别极大,地域差别较强,因此临床医生在设定糖尿病血糖控制目标时除考虑病理生理因素即病情外,还必须考虑社会因素。比如,自我血糖监测(SMBG)在我国开展不普遍,因此防范严重低血糖的发生必须放在首位,HbA1c 目标的制定应统筹考虑安全性、可行性和科学性。因此,中华医学会内分泌学分会推荐根据病情分层和社会因素的差异给 2 型糖尿病患者相对合理的 HbA1c 值建议,力争做到安全达标。

对中国成人 2 型糖尿病 HbA1c 目标值的适用人群以 HbA1c 水平分层,总结于表 6。

表6 中国成人2型糖尿病HbA1c目标值建议

HbA1c水平	适用人群
<6.0%	新诊断、年轻、无并发症及伴发疾病，降糖治疗无低血糖和体重增加等不良反应；无须降糖药物干预者；糖尿病合并妊娠；妊娠期发现的糖尿病
<6.5%	<65岁无糖尿病并发症和严重伴发疾病；糖尿病计划妊娠
<7.0%	<65岁口服降糖药物不能达标合用或改用胰岛素治疗；≥65岁，无低血糖风险，脏器功能良好，预期生存期>15年；胰岛素治疗的糖尿病计划妊娠
≤7.5%	已有心血管疾病(CVD)或CVD极高危
<8.0%	≥65岁，预期生存期5～15年
<9.0%	≥65岁或恶性肿瘤预期生存期<5年；低血糖高危人群；执行治疗方案困难者如精神或智力或视力障碍等；医疗等条件太差

注：达标的前提是安全可行；HbA1c较高者应防止高血糖症状、急性代谢紊乱和感染

总之，糖尿病患者的血糖控制目标要因人而异，有些患者可适当放宽，不要因为过分强调HbA1c达标或正常化而增加患者低血糖和死亡风险。

(三)住院患者高血糖管理目标

对住院患者的高血糖管理不可能以HbA1c为目标，而是以血糖为目标值。中华医学会内分泌学分会提出高血糖管理总体原则：针对不同患者制定个体化的血糖控制目标；一般情况下不必快速降糖和快速达标；糖尿病患者住院期间血糖不一定要达标；降糖治疗应尽量避免低血糖，尽量避免超重及肥胖患者体重增加；另一方面，不能因采用宽松血糖管理而增加感染和高血糖危象的风险。

1. 血糖控制目标分层

(1)一般控制:FBG 或餐前血糖(PMBG):6～8 毫摩/升;2hPG 或不能进食时任意时点血糖水平:8～10 毫摩/升。

(2)宽松控制:FBG 或 PMBG:8～10 毫摩/升;2hPBG 或不能进食时任意时点血糖水平:8～12 毫摩/升,特殊情况可放宽至 13.9 毫摩/升。

(3)严格控制:FBG 或 PMBG:4.4～6.0 毫摩/升;2hPBG 或不能进食时任意时点血糖水平:6～8 毫摩/升。

2. 不同病情患者血糖控制目标的建议

(1)非手术住院患者

①新诊断、病程较短、无并发症和严重伴发疾病的非老年(＜65 岁)糖尿病患者。若降糖治疗无低血糖及体重增加(超重和肥胖患者)等不良反应,且有医疗条件和健康需求,依从性好,采用严格标准,即 FBG 或 PMBG 4.4～6.0 毫摩/升,2hPBG 或不能进食时任意时点血糖 6～8 毫摩/升。

②低血糖高危人群。糖尿病病程＞15 年、有无感知性低血糖病史、有严重伴发病如肝肾功能不全或全天血糖波动大并反复出现低血糖症状的患者,住院治疗期间加强血糖监测、避免低血糖的发生是血糖管理的前提条件,采用宽松标准,即 FBG 或 PMBG 8～10 毫摩/升,2hPBG 或不能进食时任意时点血糖水平 8～12 毫摩/升,甚至最高血糖可放宽至 13.9 毫摩/升。

③心脑血管病患者及脑心血管病高危人群。对已患有心脑血管病的患者,采用宽松目标,即 FBG 或 PMBG 8～10 毫摩/升,2hPBG 或不能进食时任意时点血糖水平 8～12 毫摩/升,甚至最高血糖可放宽至 13.9 毫摩/升。对心脑血管病高危人群,采用一般标准,即 FBG 或 PMBG 6～8 毫摩/升,2hPBG 或不能进食时任意时点血糖水平 8～10 毫摩/升。

④特殊人群。肝肾功能不全:采用宽松标准,即 FBG 或 PMBG

8～10 毫摩/升，2hPBG 或不能进食时任意时点血糖水平 8～12 毫摩/升，甚至最高血糖可放宽至 13.9 毫摩/升。糖皮质激素治疗：采用一般标准，即 FBG 或 PMBG 6～8 毫摩/升，2hPBG 或不能进食时任意时点血糖水平 8～10 毫摩/升。老年患者：年龄≥80 岁的患者采用宽松标准，即 FBG 或 PMBG 8～10 毫摩/升，2hPBG 或不能进食时任意时点血糖水平：8～12 毫摩/升，甚至最高血糖可放宽到 13.9 毫摩/升。预期寿命＜5 年，如癌症、精神或智力障碍、老年独居、胃肠外营养或胃肠营养等：采用宽松标准，即 FBG 或 PMBG 8～10 毫摩/升，2hPBG 或不能进食时任意时点血糖水平 8～12 毫摩/升，甚至最高血糖可放宽至 13.9 毫摩/升。独居的非老年患者：若无低血糖风险及脑心血管病等，采用一般标准，即 FBG 或 PMBG 6～8 毫摩/升，2hPBG 或不能进食时任意时点血糖水平 8～10 毫摩/升。

(2)重症监护病房(ICU)患者：包括外科 ICU(SICU)及内科 ICU(MICU)，采用宽松标准，即 FBG 或 PMBG 8～10 毫摩/升，2hPBG 或不能进食时任意时点的血糖水平 8～12 毫摩/升。

表 7　非手术住院及重症监护病房患者高血糖控制目标

病情分类	血糖控制目标		
	宽松	一般	严格
新诊断、非老年、无并发症及伴发疾病，降糖治疗无低血糖和体重增加等不良反应			√
低血糖高危人群	√		
心脑血管病患者及心脑血管病高危人群	√	或√	
特殊群体			
肝肾功能不全	√		
糖皮质激素治疗		√	

续表

病情分类	血糖控制目标		
	宽松	一般	严格
高龄老年	√		
预期寿命<5年(如癌症等)	√		
精神或智力障碍	√		
独居			
老年	√		
非老年		√	
重症监护病房(ICU)			
胃肠内或外营养	√		
外科ICU(SICU)	√		
内科ICU(MICU)	√		

(3)围手术期高血糖患者：①择期手术术前、术中及术后。普通大中小手术：若以HbA1c标准，术前HbA1c<8.5%即可；若以血糖为标准，术前、术中及术后采用宽松标准，即FBG或PMBG 8～10毫摩/升，2hPBG或不能进食时任意时点血糖水平8～12毫摩/升，短时间<15毫摩/升也可接受。对非老年患者，如身体状况良好，无心脑血管并发症风险，或单纯应激性高血糖，可采用一般标准，即FBG或PMBG 6～8毫摩/升，2hPBG或不能进食时任意时点血糖水平8～10毫摩/升。精细手术(如整形等)：采用严格标准，即FBG或PMBG 4.4～6.0毫摩/升，2hPBG或不能进食时任意时点血糖水平6～8毫摩/升。器官移植手术：采用一般标准，即FBG或PMBG 6～8毫摩/升，2hPBG或任意时点血糖水平：8～10毫摩/升。②急诊手术术中及术后。血糖控制目标与相应手术类型的择期手术术中及术后相同。围手术期血糖管理目标归纳见表8。

表8 中国成人围手术期住院患者高血糖管理目标

病情分类	血糖控制目标		
	宽松	一般	严格
择期手术(术前、术中、术后)			
大中小手术	√		
精细手术(如整形)			√
器官移植手术		√	
急诊手术(术中、术后)			
大中小手术	√		
精细手术(如整形)			√
器官移植手术		√	

(四)妊娠时血糖控制目标

1. GDM患者 妊娠期血糖应控制在餐前及餐后2小时的血糖值分别为≤5.3毫摩/升、6.7毫摩/升(95毫克/分升、120毫克/分升),特殊情况下可测餐后1小时血糖≤7.8毫摩/升(140毫克/分升);夜间血糖不低于3.3毫摩/升(60毫克/分升);妊娠期HbA1c宜<5.5%。

2. PGDM患者妊娠期血糖控制应达到下述目标 妊娠早期血糖控制勿过于严格,以防低血糖发生;妊娠期餐前、夜间血糖及FPG宜控制在3.3~5.6毫摩/升(60~99毫克/分升),餐后峰值血糖5.6~7.1毫摩/升(100~129毫克/分升),HbA1c<6.0%。

第二章 口服降糖药的临床应用

糖尿病口服降糖药分为磺脲类(胰岛素促泌剂)、双胍类、α-糖苷酶抑制剂、噻唑烷二酮(胰岛素增敏剂)、非磺脲类胰岛素促泌剂、格列汀类(DPP-4 抑制剂)、钠-葡萄糖协同转运蛋白 2(SGLT2)抑制剂。

一、双胍类降糖药

(一)双胍类药物的种类

双胍类口服降糖药包括苯乙双胍(降糖灵)和盐酸二甲双胍。盐酸二甲双胍有:格华止,每片 500 毫克、850 毫克;迪化糖锭,每片 500 毫克;二甲双胍,每片 250 毫克、500 毫克;美迪康,每片 250 毫克;盐酸二甲双胍肠溶片,每片 250 毫克;盐酸二甲双胍缓释片,每片 500 毫克。

盐酸二甲双胍是目前国际、国内临床上主要应用的双胍类,已有 50 多年的历史。许多国家和国际组织制定的糖尿病诊治指南中推荐二甲双胍作为 2 型糖尿病患者控制高血糖的一线用药和药物联合中的基本用药。2010 年起,《中国 2 型糖尿病指南》根据药物卫生经济学、疗效和安全性等方面的临床证据,结合我国国情,将二甲双胍列为 2 型糖尿病患者的一线首选治疗药物。若无禁忌证,二甲双胍应一直保留在糖尿病的治疗方案中。一些医生和患者可能会担忧应用二甲双胍后的乳酸性酸中毒的风险。但没有来自前瞻性的研究显示会增加乳酸性酸中毒的发生风险。相反,大量的数据显示在适应证范围内使用二甲双胍是安全的，不会增加乳酸性酸中毒的发生率。

(二)二甲双胍的作用机制

1. 改善胰岛素的敏感性，增加外周组织（如肌肉、脂肪）对葡萄糖的摄取和利用　二甲双胍虽不能刺激胰岛素分泌，但可增加靶细胞膜上胰岛素受体的数目和对胰岛素的亲和力，加强受体的作用，使胰岛素的敏感性增加，促使葡萄糖在外周组织中的利用，降低血糖。

2. 抑制糖异生和糖原分解　可减少肝糖输出，以降低空腹血糖。

3. 延缓葡萄糖在胃肠道的吸收　抑制肠壁对葡萄糖吸收，同时还抑制氨基酸、脂肪、胆固醇、胆盐、维生素 B_{12}、钠及水的吸收。同时增加活性胰高血糖素样肽-1(GLP-1)浓度，以降低餐后血糖；降低游离脂肪酸水平。

4. 增加肌肉对葡萄糖的无氧酵解　动物实验表明，二甲双胍可加速肌肉组织对葡萄糖的无氧酵解，使门静脉的乳酸浓度升高，但大部分乳酸可被肝脏摄取，作为空腹时糖原异生的底物，防止低血糖的发生。

总之，二甲双胍的作用机制主要抑制肝糖原的异生与肝糖的输出，改善肝脏胰岛素抵抗；通过延缓肠道对葡萄糖的吸收，增加肌肉对葡萄糖的摄取和利用；并且不刺激胰岛素分泌，有效控制体重，改善血脂水平。

(三)二甲双胍的作用特点与剂量

二甲双胍生物利用度好，50％主要由小肠吸收，90％在 12～24 小时内由以原形经肾脏排泄，对肾脏没有损害，多项证据显示二甲双胍良好的肾脏安全性。

肝脏安全性方面，二甲双胍进入血液循环后几乎不与血浆白蛋白结合，也不经过肝脏代谢，不竞争肝细胞色素 P450 酶(CYP)，因此不增加肝脏负担。

二甲双胍可延缓肠道对葡萄糖的吸收，抑制肝糖输出，减轻体重，改善胰岛素抵抗，增强胰岛素的敏感性，降低血脂。

二甲双胍可以使 HbA1c 下降 1.0%～1.5%，并可减轻体重。二甲双胍的疗效与体重无关。

糖尿病领域的里程碑式研究——UKPDS 研究已证实，服用二甲双胍还可使肥胖型糖尿病患者的全因死亡风险相对下降 36%，心肌梗死风险下降 39%。在我国伴冠心病的 2 型糖尿病患者中开展的针对二甲双胍与磺脲类药物对再发心血管事件影响的临床随机分组对照试验结果显示，二甲双胍的治疗与主要心血管事件的显著下降相关。

单独使用二甲双胍不导致低血糖，但二甲双胍与胰岛素或胰岛素促泌药联合使用时可增加低血糖发生的风险。双胍类药物作用特点与剂量见表 9。

表 9　常见双胍类药物作用特点与剂量

名　称	每片剂量（毫克）	每日剂量（毫克）	特　点
苯乙双胍	25、50	25～150	消化道反应明显，大剂量可引起乳酸性酸中毒，现已很少用
二甲双胍	250	250～2000	50%主要小肠吸收，主要是胃肠道反应，不易引起乳酸性酸中毒，单独应用不引起低血糖。目前是 2 型糖尿病药物的首选。65 岁以上老年人慎用，监测肾功能
格华止	500、850		
迪化糖锭、二甲双胍	500		
美迪康	250		

续表

名　称	每片剂量（毫克）	每日剂量（毫克）	特　点
二甲双胍肠溶片	250	250～2000	降糖作用、不良反应、禁忌证同二甲双胍，不刺激胃黏膜
二甲双胍缓释片	500	500～2000	长效制剂，降糖作用、不良反应、禁忌证同二甲双胍。建议整片吞服，单次服用，建议晚餐时服用

(四)二甲双胍的适应证和禁忌证

1. 适应证

(1)2 型糖尿病患者，特别是肥胖型糖尿病患者，经饮食、运动等基础治疗后未能控制病情时，本药为首选用药。

(2)对 1 型糖尿病患者可以试用二甲双胍与胰岛素联合应用，能减少胰岛素用量。

(3)磺脲类药控制血糖不满意者，加服二甲双胍常可有效。

(4)磺脲类药有变态反应或发生继发性失效者，可服用二甲双胍。

(5)胰岛素抵抗的糖尿病患者，加用二甲双胍可减少胰岛素剂量及改善胰岛素抵抗。

(6)糖尿病伴有高脂血症者可选用。

2. 禁忌证

(1)糖尿病并发酮症酸中毒、乳酸性酸中毒、高渗性昏迷、失血、脱水、重症感染、创伤、高热、接受大型手术，均不宜服用。

(2)有肝肾功能损害、慢性胃肠病、消瘦、黄疸者不宜选用。当肾功能不全[血肌酐水平男性>133 微摩/升(1.5 毫克/分升),女性>124 微摩/升(1.4 毫克/分升)或肾小球滤过率(GFR)<45 毫升/分钟]时,不宜服用。

(3)有心力衰竭、心肌梗死或缺氧者,不宜服用。

(4)服用二甲双胍后,有严重的恶心、呕吐、腹痛、腹泻等消化道症状而不能耐受者,不宜选用。

(5)有严重并发症的糖尿病患者,对二甲双胍十分敏感,必须禁用。

(6)酒精成瘾、以往有乳酸性酸中毒史、使用静脉造影剂、长期服用西咪替丁者,不宜服用。

(7)慢性营养不良、极度消瘦的糖尿病患者及 1 型糖尿病患者不可单独使用本药。

(8)在造影检查使用碘化造影剂时,应暂时停用二甲双胍。

(五)二甲双胍的不良反应

1. 胃肠道反应 腹泻、恶心、腹部不适,从小剂量开始并逐渐加量是减少其不良反应的有效方法。可在餐中或餐后服用;亦可服用复方氢氧化铝、氢氧化铝减轻消化道反应。

2. 维生素缺乏 二甲双胍可减少肠道吸收维生素 B_{12},导致维生素 B_{12}、叶酸吸收不良,使血红蛋白生成减少,可产生巨红细胞贫血。

3. 低血糖 二甲双胍单独应用不会引起低血糖,但在与磺脲类口服降糖药或胰岛素合用时,也会出现低血糖。

4. 乳酸性酸中毒 二甲双胍较少引起。有严重的心、肾、肝疾病的患者和慢性缺氧的患者忌用双胍类药物,以避免并发乳酸性酸中毒的危险。

5. 其他不良反应 有时表现疲倦乏力、头晕、体重减轻,少数患者偶见皮疹。

（六）双胍类药物的临床应用方法

1. 苯乙双胍的作用特点与使用方法　苯乙双胍属于双胍类降糖药物，但是在二甲双胍广泛应用于临床后，由于其不良反应（主要是乳酸性酸中毒）明显，限制了它的应用。现苯乙双胍在欧美及日本已被禁用，但在我国边远农村地区仍有部分人群使用。

2. 格华止、迪化糖锭等的作用特点与使用方法

（1）格华止的特点及用法：格华止单独使用不引起低血糖反应。格华止降血糖作用肯定，对空腹、餐后高血糖均有明显的降低作用，有利于糖尿病长期控制。但过量可引起维生素 B_{12} 吸收不良。

（2）格华止的服用方法：每片 500 毫克，开始剂量 500～1 000 毫克，一般用量每日 500～2 000 毫克，每日维持量 500 毫克，最大量不宜超过 2 000 毫克。餐前或进餐中、餐后服用，以后视疗效调整用量。

（3）迪化糖锭、二甲双胍、美迪康：均为二甲双胍降血糖药，它们的主要特点大同小异。

3. 盐酸二甲双胍肠溶片的作用特点与使用方法　盐酸二甲双胍肠溶片的降糖作用与其他双胍类的降糖药物一样，具有增强胰岛素敏感性，减少胃肠道对葡萄糖的吸收，不增加体重等效应，显著特点为：

（1）药片进入体内在小肠崩解，溶出药物并吸收，从而避免了上消化道不良反应的出现，如厌食、恶心等，使更多的糖尿病患者能接受该药物的治疗。

（2）药片在小肠崩解吸收，避免了胃酸造成的损耗，比普通片剂的生物利用度要高，增强了降糖作用，更有效地控制餐后血糖水平。

盐酸二甲双胍肠溶片的服用方法：盐酸二甲双胍肠溶片每片

为250毫克，一般每次250～500毫克，每日3次，在饭前30分钟服用，使血糖浓度与餐后血糖高峰更趋同步，逐渐加量。充血性心力衰竭，肝、肾功能不全，糖尿病并发酮症酸中毒和急性感染时禁用，孕妇慎用。

4. 盐酸二甲双胍缓释片的作用特点与使用方法 为长效制剂；降糖作用、不良反应、禁忌证同二甲双胍。每片500毫克，建议整片吞服。单次服用，建议晚餐时服用，最大量不宜超过2 000毫克。

（七）二甲双胍用药技巧与医患对话

二甲双胍自1957年问世，应用于临床已有50多年的历史，是当前全球应用最广泛的口服降糖药之一。在我国，二甲双胍已经有近20年的使用经验，是糖尿病治疗中的基石。然而，在实际应用中，仍有许多患者对二甲双胍的使用（有效性、用法、安全性）存在误区，现在我们就来一一解答。

【医患对话一】 是否餐前半小时服用二甲双胍？

答：餐前半小时服用的降糖药主要有磺脲类降糖药。而二甲双胍主要在小肠吸收，进食时服用，药物的吸收速度和吸收程度略减少。因此，该药可以餐前服用，但为了避免引起胃肠道反应而影响食欲，可以进餐时或餐后立刻服用。

【医患对话二】 二甲双胍会不会加重肾损害？

答：二甲双胍不会加重肾损害。二甲双胍主要以原形由肾脏从尿中排出，清除迅速，12～24小时大约可清除90％。二甲双胍肾清除率约为肌酐清除率的3.5倍，且经肾小管排泄是二甲双胍清除的主要途径。因此，二甲双胍对肾脏没有损害。有肾损害的人不能使用二甲双胍，只是因为肾损害、肾功能排泄障碍以后，二甲双胍的排泄也减慢了，血药浓度就高了，会加重二甲双胍本身的不良反应，如乳酸酸中毒。

【医患对话三】　2 型糖尿病患者，血肌酐轻微升高，可以使用二甲双胍吗？

答：对于肌酐轻微的升高，我们以两个标准判断二甲双胍的禁忌证：①血清肌酐水平，男性＞133 微摩/升(1.5 毫克/分升)，女性＞124 微摩/升(1.4 毫克/分升)。②GFR＜45 毫升/分钟。

达到这两个标准，就不能使用二甲双胍了。

【医患对话四】　服用二甲双胍时不能做增强 CT，需停药 48 小时后才能做？

答：碘造影剂对肾脏血管的影响是先扩张，后收缩，肾脏氧消耗和代谢率增加，肾功能出现失代偿，可能导致急性肾小管坏死。患者肾脏受到损害可延缓二甲双胍通过肾脏的排泄，引起二甲双胍体内蓄积，极有可能引起乳酸酸中毒，进而导致恶心、呕吐、嗜睡、上腹痛、食欲减退、过度呼吸、昏睡、腹泻和口渴等，甚至死亡。肾血管改变及损伤的过程多数发生在应用造影剂后 24～48 小时内，故在此时期内用药需特别注意。

因此，为避免二甲双胍与造影剂协同作用加大肾功能损害的可能性，防止乳酸酸中毒，在对使用二甲双胍的糖尿病患者血管内注射含碘造影剂前，建议测定血清肌酐水平。

临床中常用的碘造影剂有：碘普罗胺、碘比醇、碘海醇、泛影葡胺、泛影酸钠、碘化油等。在给糖尿病患者安排碘造影的检查时，如增强 CT、心脑血管造影，一定要告知患者停用二甲双胍的注意事项，影像科的医生如果遇到糖尿病患者进行相关检查时，也一定要再次询问有无服用二甲双胍，以免酿成大祸。

(1)肾功能正常的患者：在注射造影剂前，不必停用二甲双胍，而用后必须停用 48～72 小时(停药期间可咨询内分泌科医师换用其他降糖药)，复查肾功能正常后才可恢复用药。

(2)肾功能异常的患者：使用造影剂之前 48 小时须暂停二甲双胍，之后还须停药 48～72 小时，复查肾功能正常后才可恢复用药。

【医患对话五】 做眼底检查，使用眼底荧光造影剂时需要停用二甲双胍吗？

答：眼底荧光造影剂多使用的是荧光素钠，与上面提到的碘造影剂不同，且使用剂量比较小，一般情况下是不用停二甲双胍。

【医患对话六】 肝功能损害的病人能否使用二甲双胍？

答：二甲双胍不经过肝脏代谢，无肝脏毒性。目前肝功能不全患者使用二甲双胍的临床资料较少。肝功能严重受损会明显限制乳酸的清除能力，建议血清转氨酶超过3倍正常上限时应避免使用。血清转氨酶轻度升高的患者使用时应密切监测肝功能，不能看到转氨酶升高，就将二甲双胍判为死刑。

【医患对话七】 患者出现蛋白尿，因此不能使用二甲双胍？

答：二甲双胍本身不会对肾功能有影响，无论是血肌酐升高也好，还是出现蛋白尿，都不能作为限制二甲双胍的唯一标准。

专家建议，根据GFR的水平调整二甲双胍的使用：①GFR≥60毫升/分钟无须减量。②GFR在45～60毫升/分钟之间时减量。③GFR＜45毫升/分钟，一般不用药。

【医患对话八】 老年患者不能使用二甲双胍吗？

答：年龄并非二甲双胍治疗的禁忌。虽然说明书上提到有年龄限制，是因为药物在注册时，超过75岁以上的老年人不能作为注册的受试者。几年前有报道研究二甲双胍在老年人群当中的安全性，301医院老年科里80多岁的患者也在使用。实际上，二甲双胍的主要限制是重度肾功能减退，如果GFR小于45毫升/分钟以下，一般不用；第二个禁忌证是全身缺氧性疾病，如肺心病、心衰等。年龄不是主要限制，到了80岁，只要没有出现上述禁忌证，也是可以使用的。

（八）二甲双胍的临床应用与展望

二甲双胍是世界范围内使用最广泛的口服抗糖尿病药物。它能够抑制肝糖原异生，同时增加外周组织胰岛素敏感性，以降低血糖和改善胰岛素抵抗。然而，近年来越来越多的研究发现，二甲双胍不仅具有降血糖作用，还有抗衰老、抗肿瘤、延长寿命等作用，因此有人将其戏称为“神药”。

1. 二甲双胍或可给肠道细菌带来正能量 来自欧洲和中国的研究人员对来自丹麦、瑞典及中国的2型糖尿病患者及健康个体机体中的肠道细菌群落进行研究分析，总共合计对784人进行了研究，目的在于揭示肠道微生物群落的改变和摄入特定药物引发疾病改变之间的关联。

研究发现，常用于治疗高血糖的药物二甲双胍可以引发2型糖尿病患者机体肠道微生物的有利改变，从而增强细菌产生特殊类型的短链脂肪酸的能力，如丁酸和丙酸等。这些脂肪酸可以以多种不同途径有效降低血糖水平。然而众所周知，二甲双胍对于胃肠道有不良反应，如会引发胃胀气，本文研究为科学家们提供了一种可能性的解释，即利用二甲双胍治疗的患者或许机体肠道中存在较多的大肠埃希菌，而这种细菌是引发胃部不适的原因。

2. 二甲双胍让你也可以活到120岁 在去年，一项涉及超过18万人的研究表明，正在接受二甲双胍治疗的糖尿病患者，不仅寿命要高于其他糖尿病患者，而且其寿命要高于健康的对照组的人群。在动物身上的实验也指出，该药物不仅可以延长寿命，还可以保持动物的身体健康。

在进行的被称为“二甲双胍治疗人体老化”临床试验中，研究人员们试图了解，这种药物是否能够减慢人体的功能衰退，以及了解该药物对心脏功能的治疗作用。该药物的作用在于，它可以使我们的细胞更好地完成氧化过程，从而可以提高我们的健康。增加氧化对于健康益处背后的机制尚不完全清楚。但科学家们并不感到意外，有的情况下，额外的氧气对我们的身体会产生积极的影响。

3. 二甲双胍降低糖尿病患者的胆固醇水平 二甲双胍除了影响血糖水平外，还会影响血脂水平，来自德国糖尿病研究中心的研究人员就发现二甲双胍还会影响机体的血脂水平，尤其是可以使得有害的低密度脂蛋白胆固醇水平下降。

研究者表示，二甲双胍或许对糖尿病患者患心血管疾病的确有一种额外的附加有益效应，目前，这种作用机制尚不清楚，但后期研究者将通过更多深入的研究来阐明二甲双胍如何降低糖尿病患者机体的低密度脂蛋白胆固醇水平的。

4. 二甲双胍可降低糖尿病非吸烟者患肺癌风险 在患有糖尿病的非吸烟者中，那些服用糖尿病药物二甲双胍的人患肺癌的风险减少。

研究人员进行了一项回顾性队列研究，其中涉及 47 351 名糖尿病患者(54%为男性)，这些参与者年龄在 40 岁或以上，他们完成了 1994 年和 1996 年之间的健康相关调查，研究者从电子药房记录收集他们的糖尿病药物信息。

在 15 年的随访研究中，747 例患者被诊断为肺癌。其中，80 人为不吸烟者，而 203 名当前正好是吸烟者。研究人员表示虽然二甲双胍的使用与肺癌风险无相关性，然而当我们看所有糖尿病患者时，我们的研究结果表明，肺癌风险的差异可能是由吸烟史不同导致的，二甲双胍的服用会减少非吸烟者的风险，增加吸烟者的风险。

5. 二甲双胍对肥胖儿童的影响 对于肥胖儿童，二甲双胍似乎可以降低饥饿感和增加饱腹感觉。二甲双胍治疗的减肥效果可能与它减少肥胖高胰岛素血症儿童能量摄入的能力相关。因此二甲双胍可以作为饮食、运动和行为治疗的辅助，对于肥胖儿童的控制是非常有用的。

6. 二甲双胍和钠-葡萄糖协同转运蛋白 2(SGLT2)抑制剂组合有效降低血糖水平 二甲双胍和钠-葡萄糖协同转运蛋白 2

(SGLT2)抑制剂组合后，可更有效地降低血糖水平，两药组合的降血糖功效显著高于单独用药。

SGLT2 抑制剂能够增加尿中葡萄糖的排泄，从而降低血液中的糖。二甲双胍和 SGLT2 抑制剂组合可以有效地、长期地降低血糖水平。尤其是饭后血糖峰值。在糖尿病小鼠中，二甲双胍和 SGLT2 抑制剂组合治疗，仅在两个星期内，就能导致长期血糖水平的改善。二甲双胍和 SGLT2 抑制剂组合有效降低血糖的同时，产生的不良反应也小。

7. 研究发现二甲双胍抗癌的直接证据　一些回顾性研究表明，二甲双胍可以使癌症患者受益。尽管有这样一个有趣的相关性，但一直不清楚二甲双胍如何发挥其抗癌作用。有研究实验结果表明，线粒体 DNA 突变和葡萄糖利用缺陷可作为生物标志物用于预测双胍的灵敏度，以确定是否一个癌症患者可能从这些药物中受益。这是第一次有研究表明，这一类药物包括二甲双胍和苯乙双胍，直接的细胞毒性作用，其机制为通过其对癌细胞线粒体作用介导。

8. 二甲双胍抑制胰腺癌进展　最近，美国的研究人员发现了糖尿病治疗药物二甲双胍抑制胰腺癌进展的新机制。在该项研究中，研究人员首先发现对于服用二甲双胍进行治疗的超重或肥胖病人来说，其肿瘤样本中一种细胞外基质成分——透明质酸的含量比未服用二甲双胍的病人少 30%。在胰腺癌肥胖小鼠模型中，二甲双胍治疗也能够降低透明质酸和 1 型胶原的表达，同时激活的胰腺星状细胞(PSC)也更少。研究人员利用培养的细胞进行研究，发现二甲双胍能够抑制 PSC 用于合成透明质酸和 1 型胶原的信号通路，同时还会阻止肿瘤相关巨噬细胞的募集。

研究人员表示，深入理解二甲双胍抑制癌症进展的机制能够帮助发现潜在生物学标记物，帮助癌症病人更好地选择药物。目前，他们也在进行临床研究，进一步探索二甲双胍对癌症的治疗作用。

9. 二甲双胍对肝癌有抑制作用 中国的科研人员研究发现，降血糖药物二甲双胍对肝癌具有抑制作用。相关研究论文以封面文章的形式发表在国际肿瘤学领域刊物《临床癌症研究》杂志上。专家认为，该研究为肝癌的治疗提供了一种新思路。

在研究中，科研人员对 273 名肝癌患者的样品进行了分析，发现肝癌细胞中蛋白激酶（AMPK）的活性降低，且低水平 AMPK 活性与患者预后差相关。二甲双胍可激活肝癌细胞中的 AMPK，抑制糖细胞增殖，降低其体内成瘤能力。科研人员解析了这一作用的分子机制，即二甲双胍通过激活 AMPK 发挥抑制转录因子 NF-KB 信号通路活性的作用。该研究揭示，二甲双胍在治疗肝细胞癌方面具有极大的潜力。

10. 老药新用——经典抗糖尿病药物可靶向胰腺癌干细胞 来自英国的科学家们发现胰腺癌干细胞实际上更倾向于利用有氧代谢过程，根据这一特性可以使用糖尿病治疗药物二甲双胍抑制胰腺癌干细胞生长。

在这项研究中，研究人员发现一般癌细胞高度依赖糖酵解，而胰腺癌干细胞更加倾向于利用氧化磷酸化，这也导致其代谢可塑性非常有限。因此，利用二甲双胍抑制胰腺癌干细胞的线粒体能够造成细胞能量危机并诱导细胞发生凋亡。研究人员指出，我们或许可以利用一些现成的药物靶向癌症干细胞对氧气的依赖性，通过切断它们的能量供应达到治疗目的，并且从长远来看，这也为胰腺癌病人提供了更多的治疗选择。

11. 二甲双胍或可防治特定致盲疾病 美国研究人员在他们完成的动物研究显示，常用糖尿病药物二甲双胍可以预防并治疗常见的致盲疾病——葡萄膜炎。给患有葡萄膜炎的小鼠喂食二甲双胍，小鼠炎症显著减轻。而在小鼠患病前喂食二甲双胍，则可起到预防作用。研究人员发现，二甲双胍的作用机制在于它能激活一种名为 AMPK 的酶，后者可抑制细胞核因子酉乙蛋白的活性，使维持葡萄膜炎所需的细胞活素、趋化因子两类炎症信号分子难以生成。

12. 二甲双胍可能成为脂肪肝治疗药物　脂肪肝目前还没有特别有效的专治药物，二甲双胍与此病的治疗似乎风马牛不相及。但美国科学家经小鼠实验证明，二甲双胍对糖尿病患者常见的并发症脂肪肝有效。

研究者对有肥胖、胰岛素抵抗的脂肪肝小鼠给予二甲双胍，并与未给药的对照小鼠进行比较。结果显示，接受二甲双胍小鼠的脂肪肝完全治愈。脂肪肝亦可因吃得过多所致，而二甲双胍有减少食欲作用，但仅靠限制摄取热量只能稍微改善脂肪肝。为阐明二甲双胍的作用机制，研究者解剖小鼠进行组织和血液学分析，发现给药小鼠的肝内肿瘤坏死因子 α（TNF-α）呈低值。TNF-α 是炎症组织产生的蛋白质，可引起胰岛素抵抗性。因而推测，二甲双胍通过抑制肝内 TNF-α 的产生而改善胰岛素抵抗性，从而抑制脂肪在肝脏的蓄积。

二、磺脲类降糖药

（一）磺脲类药物的种类

1. 第一代磺脲类药物

（1）氯磺丙脲：每片 100 毫克。

（2）甲苯磺丁脲（D860）：每片 500 毫克。

2. 第二代磺脲类药物

（1）格列本脲（优降糖）：每片 2.5 毫克。

（2）格列吡嗪（美吡达）：每片 5 毫克；迪沙片，每片 2.5 毫克。

（3）格列吡嗪控释片（瑞易宁）：每片 5 毫克。

(4)格列齐特(达美康):每片80毫克。

(5)格列喹酮(糖适平):每片30毫克。

3. 第三代磺脲类药物

(1)格列美脲(亚莫利、万苏平):每片2毫克。

(2)格列美脲(迪北):每片1毫克。

(二)磺脲类药物的作用机制

1. 刺激胰岛β细胞释放胰岛素 作用的主要靶部位是ATP敏感型钾通道,ATP位于钾通道胰岛β细胞膜上,是钾离子进出细胞的调节通道,在磺脲类及葡萄糖刺激胰岛素分泌方面起着重要作用。磺脲类的降血糖作用有赖于机体尚保存有相当数量(30%以上)有功能的胰岛β细胞组织。

2. 增强周围组织胰岛素受体的敏感性 磺脲类药能增强周围组织中胰岛素受体作用,使体内组织对胰岛素的敏感性增加,以致强化周围组织对糖的充分利用,使血糖下降。

3. 促进细胞内葡萄糖运转 服用磺脲类药后能使肝糖原合成增加,减少肝糖输出,抑制肝糖原异生,而使空腹血糖下降。

总之,磺脲类作用机制主要是通过与胰岛素β细胞上特异性受体结合,抑制 K^+ 通道,导致细胞膜去极化和 Ca^{2+} 进入细胞内,从而促使胰岛素的分泌与释放。其次是增强周围组织胰岛素受体和受体后的敏感性。促进脂肪细胞内葡萄糖运转,促进糖原合成,减少肝糖产生而达到降血糖的目的。此外,部分磺脲类药物还有抗凝和改善微循环作用,有利于减轻或延缓糖尿病微血管并发症的发生。

(三)磺脲类药物的作用特点与剂量

磺脲类药物属于胰岛素促泌药,主要药理作用是通过刺激胰岛β细胞分泌胰岛素,增加体内的胰岛素水平而降低血糖。临床试验显示，磺脲类药物可使 HbA1c 下降 1.0%～1.5%，是目前许多国家和国际组织制定的糖尿病诊治指南中推荐的控制 2 型糖尿病患者高血糖的主要用药。前瞻性、随机分组的临床研究结果显示，磺脲类药物的使用与糖尿病微血管病变和大血管病变发生的风险下降相关。磺脲类药物的降糖作用强弱依次为：格列本脲（优降糖）、格列美脲（亚莫利）、格列吡嗪（美吡达）、格列齐特（达美康）、格列喹酮（糖适平）。格列本脲（优降糖）在预防糖尿病微血管病变方面不如格列齐特；格列本脲改善脂代谢不如格列吡嗪。格列吡嗪小剂量治疗有短效降糖作用，随着剂量增大，其降糖作用延长。格列喹酮是唯一不要经过肾脏排泄的磺脲类药物，肝肾不良反应较低。格列美脲显著特点为每天用药 1 次，用量小，见效快、作用持续时间长。在所有磺脲类药物中，格列美脲产生最佳代谢控制所需剂量最小，比格列本脲还能更好地对胰岛素分泌进行生理性调节，故出现低血糖的危害较小。磺脲类药物作用特点与剂量见表 10。

表 10　常用磺脲类药物作用特点与剂量

名　称	每片剂量（毫克）	每日剂量（毫克）	特　点
甲苯磺丁脲（D860）	500	500～3000	第一代磺脲类药物。口服后吸收迅速，半衰期 4～6 小时，在肝脏代谢，从尿排出，目前很少应用
氯磺丙脲	100	100～500	第一代磺脲类药。60%以上从肾脏排泄，肾功能不全者禁用，由于作用时间长，并有蓄积作用，易引起低血糖，临床少用
格列本脲	2.5	2.5～15	第二代磺脲类药物。降糖作用强，易出现低血糖

续表

名称	每片剂量（毫克）	每日剂量（毫克）	特点
格列齐特（达美康）	80	80～400	第二代磺脲类药物。代谢物大部分从尿中排出，作用时间大于12小时，高峰见于3～4小时，兼有抗血小板聚集功能，无明显不良反应
格列吡嗪（美吡达、迪沙）	5	5～30	第二代磺脲类药物。降糖作用较强，作用快而短，肝内代谢，代谢产物无活性，由肾脏排出，不易发生低血糖。有利于纠正脂代谢紊乱。适合餐后血糖较高者
格列吡嗪控释片（瑞易宁）	5	5～20	全天保持稳定的格列吡嗪血药浓度，6～12小时达到最大浓度
格列喹酮（糖适平）	30	30～180	第二代磺脲类药物。降糖作用较弱，吸收迅速，2～3小时可达高峰。95%代谢物经胆管与肠道排泄，为糖尿病老年患者及肾功能不全患者首选。无明显不良反应
格列美脲（亚莫利、万苏平）	2	1～8	第三代磺脲类药物。降糖作用强。每日1次，有效控制24小时血糖。刺激胰岛素分泌，有胰腺外降糖作用、改善胰岛素抵抗，对心血管系统影响小，不同于传统的磺脲类药物
迪北	1	1～8	

(四)磺脲类降血糖药物的失效现象

1. 磺脲类降血糖药物的原发性和继发性失效

(1)原发性失效：在严格饮食控制下，给予足量的治疗量，而在

1个月内未能控制病情，为原发性失效。多见于肥胖的2型糖尿病患者。一般情况下，在服用磺脲类降血糖药中，约有半数治疗效果明显，1/3处在边缘状态，1/5无效。此时可考虑加用二甲双胍、α-葡萄糖苷酶抑制剂降血糖药物，改用胰岛素或加用胰岛素联合治疗。

(2)继发性失效：开始1个月或更长一些时间有效，病情控制较满意，而于治疗后1～3年效果减弱，最后失效，为继发性失效。早期失效见于口服治疗6个月内，失效率为5%～20%；晚期失效见于2年后，失效率为3%～30%。引起失效的原因：①病例选择不当。②饮食控制不严。③用药量不足。④暂时性应激而不能坚持用药。⑤合并感染，心、脑、肾等糖尿病并发症。⑥其他，大多为原因不明。发生继发性失效时，应检查可能存在可消除的诱因，如应激、饮食治疗依从性差等，应予以纠正。一般继发性失效随用药逐年增加，若选用药物恰当，或继发性失效者经加服二甲双胍类后，能得到满意的控制，继发性失效率可降低。

2. 引起磺脲类降血糖药产生继发性失效的原因

(1)磺脲类口服降糖药，如格列本脲、格列吡嗪、格列齐特等长期使用后，胰岛β细胞功能逐年减退，耗竭，内源性胰岛素分泌功能进一步减少，形成胰岛素绝对缺乏状态。

(2)基础肝糖生成增加，周围组织的胰岛素抵抗使用组织对糖的利用受损，导致内源性胰岛素分泌功能紊乱或出现内源性胰岛素绝对缺乏时，为明显高血糖症。

3. 磺脲类降糖药产生继发性失效是应用胰岛素治疗的理由

(1)应用外源性胰岛素以补充患者体内缺乏的内源性胰岛素，使自身的β细胞得到充分休息，从而可能部分恢复残存的β细胞分泌功能。

(2)高血糖得到控制后，外周组织对胰岛素的敏感性得到改善，有利于减少并发症的发生和发展。

(3)同时减少磺脲类药物对肾脏的毒性作用。

(五)磺脲类药物的适应证和禁忌证

1. 适应证

(1)中年以上起病的2型糖尿病,经饮食治疗及运动治疗仍未能满意控制血糖者,可选用。

(2)2型糖尿病病史<5年,空腹血糖>11.1毫摩/升(200毫克/分升),未曾用过胰岛素治疗,体重正常或轻、中度肥胖者。

(3)2型糖尿病每日仅需胰岛素量<40单位,不愿继续使用胰岛素治疗,可试改用磺脲类药物替代。如胰岛素日需量<20单位者效果更好。

(4)2型糖尿病虽然病史较长,但经检测血浆胰岛素、C-肽水平,证实胰岛尚有一定分泌功能者。

2. 禁忌证

(1)1型糖尿病或胰源性糖尿病者。

(2)1型糖尿病合并酮症酸中毒、高渗性昏迷或乳酸性酸中毒者。

(3)1型糖尿病合并严重感染、高热、外伤、外科手术和各种明显的心、脑、肝、肾、眼、神经等病发症者。

(4)妊娠和哺乳期高血糖者。

(5)有黄疸、造血系统受抑制、白细胞减低者。

(6)对磺脲类、磺胺类药物有不良反应及过敏史者。

(六)磺脲类药物的不良反应与低血糖反应特点

1. 磺脲类降糖的不良反应

(1)引起低血糖,以氯磺丙脲和格列本脲最多见。老年患者更易发生低血糖,应高度警惕。

(2)可出现食欲减退、恶心呕吐、腹痛、腹泻等消化道反应,减量或停药后症状可缓解。

(3)引起皮肤瘙痒、红斑、荨麻疹、麻疹样皮疹及斑丘疹等皮损，这些皮肤反应于药量减少或停用后，可以逐渐消退。如出现严重的剥脱性皮炎时，应立即停用。

(4)发生暂时性白细胞和血小板下降、溶血性贫血、全血细胞减少等血液系统反应。因此，于服药期间要注意检查血常规。

(5)出现胆红素滞留性黄疸、谷丙转移酶及碱性磷酸酶升高以致损害肝功能，甚至可引起中毒性肝炎(罕见)。

(6)可出现低血糖昏迷、癫痫、嗜睡、眩晕、四肢震颤、共济失调等神经系统症状，以格列本脲多见。

2. 磺脲类降糖药引起低血糖反应的特点　磺脲类口服降血糖药是引起药物性低血糖症的主要原因，可能与该类药物的半衰期较长有关，从而增加了低血糖反应的机会。该类药物引起的低血糖反应，常常不如胰岛素那样引起人们的重视，易被误诊或漏诊而错过最佳治疗机会。而且低血糖反应持久，短期难以纠正，增加了治疗上的困难，以致死亡率高。尤其老年糖尿病患者，由于诸多的原因，易引起低血糖反应，应高度警惕。

3. 影响磺脲类降糖药物效应的有关药品　在服用磺脲类降糖药时，必须注意与治疗其他疾病药物的相互影响与干扰。根据药物对低血糖调节的影响，影响磺脲类降糖药物效应的药物大致分为以下两大类。

(1)加强磺脲类降血糖作用的药物：①水杨酸类、保泰松、吲哚美辛、磺胺类、青霉素、丙磺舒、双香豆素类、抗凝血药(华法林)、氨甲蝶呤等，能在磺脲类药与血浆蛋白结合部分发生竞争置换，使磺脲类药游离而增强其降血糖作用，但对第二代磺脲类药则无此作用。②氯霉素、保泰松、双香豆素及磺胺苯吡唑等因抑制酶系统，有协同降糖作用。③能从肾小管分泌与氯磺脲等发生竞争，抑制磺脲类排泄的药物，如丙磺舒、保泰松、双香豆素和其他有机酸类药物，亦可加强磺脲类的降血糖作用。④普萘洛尔(β-肾上腺素能非选择性阻滞药)、胍乙啶(神经节阻滞药)，能抑制儿茶酚胺、胰高糖素，加强降血糖的效果，必须慎用。⑤雄激素、大量饮酒、氯贝丁酯、土霉素、丙咪嗪等，亦可增强磺脲类的降糖作用。

（2）拮抗磺脲类降血糖作用的药物：①糖皮质激素、雌激素（如女性避孕药），能抑制胰岛素受体敏感性而使血糖升高。②肾上腺素、去甲肾上腺素、苯丙胺、麻黄素及其他拟交感神经制剂，因抑制胰岛素分泌及促进肝糖原分解，所以可使糖尿病病情加重。③噻嗪类利尿剂通过抑制胰岛细胞释放胰岛素，促使血糖升高，作用最强的是二氮嗪。④链脲霉素对胰岛细胞具有直接抑制作用，动物实验证实，能促进糖尿病发生。⑤烟酸药可引起糖耐量下降，并通过末梢组织抑制对葡萄糖的利用。⑥甲状腺激素有对抗胰岛素降低血糖的作用。

（七）磺脲类药物的临床应用方法

1. 格列本脲（格列本脲）的特点与使用方法

（1）作用特点：①格列本脲的降血糖作用强而迅速，其强度为D860的200倍，即1片2.5毫克的格列本脲大致相当于1片500毫克的D860。格列本脲和格列吡嗪相比，其降糖效果略高于格列吡嗪。②格列本脲继发性失效低，耐受性好，口服15分钟血糖下降，强而快，90分钟达高峰，此后虽逐渐降低，但可持续24小时。因此，鉴于格列本脲半衰期较长，小剂量治疗时以早餐前1次服药为宜。口服第一天内，其代谢产物经胆汁和肾排出者各约占50%。③格列本脲除了具有一般磺脲类药的作用外，还有抗血小板聚集和促进周围组织对葡萄糖利用的作用。④格列本脲引起低血糖，往往不像胰岛素那样被人们所认识，易延误治疗。如低血糖持久，则难以纠正且死亡率高。因此，老年糖尿病患者和并发心、脑、肾病变及过度肥胖者，当慎用或不用。

（2）格列本脲的服用方法：规格为每片2.5毫克及5毫克两种。开始每日剂量2.5～5毫克，一般每日用量2.5～10毫克，每日最大限量为10～20毫克，但一般不超过15毫克/日。格列本脲每日不超过10毫克者，于早饭前1次服为宜，亦可分服；超过10毫克/日，应分为2～3次，口服。

服药时间，须注意低血糖反应及其他不良反应。

(3)格列本脲引起的低血糖反应的特点：①突然发生低血糖症。②血糖下降幅度快而迅速，血糖值可低达0.3～2.2毫摩/升。③临床症状严重，常出现脑部症候群，并迅速进入昏迷。④病情持续时间长，可达10～20小时或数日。⑤病情严重程度与剂量无关。⑥高龄患者抢救不及时，预后差，死亡率高达11%。

(4)格列本脲与胰岛素联合治疗：临床发现，在2型糖尿病患者中格列本脲始用有效，继用无效时，可在继续服用格列本脲的基础上，于睡前再加小剂量中效胰岛素(NPH)进行联合治疗，3个月空腹血糖和餐后血糖均下降，糖化血红蛋白亦下降。

2. 格列吡嗪(格列吡嗪)的作用特点与使用方法

(1)作用特点：①格列吡嗪的降血糖强度为D860的100倍，仅略低于格列本脲，为作用强且持久、速效性口服降糖药。②格列吡嗪主要由肝脏代谢，代谢产物无活性，长期使用无蓄积作用，并在24小时内经肾脏排出97%，故不会有持续的低血糖发生。③格列吡嗪可抑制血小板聚集和促进纤维蛋白溶解，亦可降低甘油三酯和总胆固醇，并能促进血中高密度脂蛋白胆固醇升高，有利于纠正糖尿病患者脂质代谢紊乱和预防心血管并发症。

(2)格列吡嗪的服用方法：每片5毫克，每日2.5～15毫克，最大剂量每日30毫克。每日10毫克以内，应于餐前30分钟服，超过10毫克应分服。30分钟后开始生效。

总之，糖尿病患者餐前30分钟服用格列吡嗪，会达到最大降糖效应。有些患者在早餐前服用全量，会得到很好的控制效果，但有些分次服用亦显示良好的疗效。曾使用长效磺脲类药的糖尿病患者，换用格列吡嗪时，应小心观察至少1周血糖的变化，这是基于药物间潜在的相加作用。

3. 格列吡嗪(迪沙片)的作用特点与使用方法

(1)作用特点:迪沙片和格列吡嗪的通用名均为格列吡嗪,主要作用为刺激胰岛β细胞分泌胰岛素,其作用机制是与β细胞膜上的磺酰脲受体异形结合,从而使 K^+ 通道关闭,引起膜电位改变,于是 Ca^{2+} 通道开启,细胞液内 Ca^{2+} 升高,促使胰岛素分泌。此外,格列吡嗪还有胰腺外效应,包括减轻肝脏对外周组织(肌肉、脂肪)胰岛素抵抗状态。

迪沙片吸收快,口服后 1～2.5 小时,血药浓度达峰值,清除半衰期为 3～7 小时。主要经肝代谢失去活性。第一天 97%排出体外,第二天 100%排出体外。65%～80%经尿液排出,10%～15%随粪便排出。

(2)迪沙片的服用方法:每片 2.5 毫克,口服,开始每次 2.5 毫克(1 片),也可以每次 1.25 毫克(半片),每日 2～3 次,三餐前服用,必要时 7 日后每日递增 2.5 毫克(1 片)。一般每日剂量为 5～15 毫克(2～6 片),最大剂量每日不超过 20～30 毫克(8～12 片)。

4. 格列吡嗪控释片(瑞易宁)的作用特点与使用方法

(1)作用特点:格列吡嗪控释片能促进胰岛素分泌,增加外周组织对胰岛素的敏感性,降低肝糖的输出,可显著降低空腹血糖和餐后血糖水平,有效控制全天血糖的输出,不增加低血糖发生率。由于瑞易宁的活性成分为格列吡嗪,采用“胃肠道治疗系统”制备为控释片剂,每日 1 次服药,可全天保持稳定的格列吡嗪血药浓度。对照研究提示,瑞易宁能促进胰岛素“按需分泌”,显著提高胰岛素敏感性,与普通格列吡嗪片比较,可显著降低空腹血糖水平。口服瑞易宁,2～3 小时后血浆格列吡嗪逐渐增加,6～12 小时达到最大浓度,全天血药浓度波动小。服药 5 天后血药浓度达到稳定,老年患者达稳定时间需 6～7 天。

(2)服用方法:格列吡嗪控释片,每片 5 毫克,起始剂量为 5 毫克，推荐与早餐同服。根据血糖控制情况调整剂量，每次加 5 毫克，最大剂量为 20 毫克，每日 1 次。常用剂量为 5～10 毫克。

(3)注意事项：同其他磺脲类药物一样，瑞易宁亦有可能产生低血糖。患有严重胃肠疾患，如严重胃肠狭窄、严重腹泻者不宜使用。瑞易宁应整片吞服，不应嚼碎或掰开服用。粪便中如出现片剂样物为正常现象，此为包裹片剂的不溶性外壳。

5. 格列齐特Ⅱ(达美康)的作用特点与使用方法

(1)作用特点：格列齐特是第二代磺脲类降糖药。其降糖强度为 D860 的 10 倍，疗效弱于格列本脲，作用温和，耐受性好，无明显不良反应，最适宜老年糖尿病患者及肥胖型患者。格列齐特能改善糖类的新陈代谢，使过高的血糖稳定地恢复正常水平，并通过减低血小板的粘连和集结，防止毛细血管纤维的异常积聚，有抗毛细血管栓塞的作用，减低毛细血管对肾上腺素的过度感应，格列齐特能防治糖尿病引起血管组织上的各种并发症，如糖尿病性心脏病、糖尿病性脑血管病、视网膜毛细血管病(失明)、糖尿病性肾病(肾衰竭)、神经系统毛细血管病(神经营养失调性损害)等。

格列齐特服药后 2～6 小时血浆浓度达到高峰，一般每日服药 2 次即可获得最佳疗效。其高峰浓度过后，虽然作用逐渐降低，但可维持 24 小时。格列齐特与其他磺脲类降糖药一样，在肝内代谢，其代谢产物 60%～70%自肾脏排泄，10%～20%自胃肠道排出。

格列齐特药理作用特点：①促进胰岛素 β 细胞分泌胰岛素，恢复胰岛素早期分泌峰，增强胰岛 β 细胞对葡萄糖的生理反应，改善胰岛素受体对胰岛素的敏感性。②降低血小板黏附力及血黏度，改善微循环。③减缓和防止糖尿病视网膜等病症的恶化。④对糖尿病肾病，随着血糖和血压良好的控制，能显著降低尿蛋白。

(2)格列齐特的服用方法：格列齐特每片为 80 毫克，用法用量视病情而选用。通常开始服量为每日 2 片，于早晚餐前各服 1 片，连服 3 周，再复查血糖、尿糖，根据化验结果，可减为每日 1 片或增至每日 3 片，如糖尿病被控制，且较满意，可每日 1 片维持治疗；如治疗效果不佳，患者血糖仍高者，可与胰岛素连用。

(3)注意事项：肾功能不全者应慎用。可连同抗凝药物应用。服药期间，应经常做血糖测定。

(4)格列齐特Ⅱ与格列齐特Ⅰ的区别：①溶出速率不同。格列齐特Ⅱ溶出度不仅适合患者的病理特点，也可以帮助患者减少低血糖的发生。格列齐特Ⅱ在 60～180 分钟内溶出量为 50%～70%，格列齐特Ⅰ半小时溶出度为 75%，溶出度比格列齐特Ⅱ快很多。②胰岛素水平不同。服用格列齐特Ⅰ治疗的病人，治疗后空腹胰岛素水平明显比治疗前高，而餐后胰岛素水平却降低。服用格列齐特Ⅱ空腹胰岛素水平前后无变化，餐后胰岛素水平却明显提高，因此格列齐特片Ⅱ比格列齐特片Ⅰ具备生理性恢复胰岛素分泌的特点，同时发生低血糖的危险性也比格列奇特Ⅰ低。

6. 格列齐特缓释片的作用特点与使用方法

(1)作用特点：①格列齐特缓释片与其他磺脲类药物的区别在于它能够恢复胰岛素早期分泌峰，增强胰岛素敏感性，由此在治疗的初期即起效。②本药既可以防止低血糖和继发性 β 细胞功能衰竭，又影响体重，患者对其耐受性良好。③本药的生物利用度几乎为 100%，清除半衰期为 17 小时，不受进食影响，每日 1 次只需 30 毫克(1 片)的剂量，有效控制 24 小时血糖，这种作用可以长期维持，提高了患者的治疗顺应性。④本药独特的血管保护性可以防止 2 型糖尿病时的血栓形成过程。

(2)格列齐特缓释片服用方法：治疗的初始剂量为 30 毫克，早餐时服用。此为临床有效剂量，根据需要可把剂量增加到每日 120 毫克。对老年、肾功能不全和肥胖型糖尿病等各类患者格列齐特缓释片能够有效控制 24 小时血糖水平。可单独应用，亦可与双胍类药物、a-糖苷酶抑制剂或胰岛素联合应用，均有治疗较好的效果。

7. 格列喹酮(糖适平)的作用特点和使用方法

(1)格列喹酮的作用特点:格列喹酮降糖效果与 D860 相仿。排泄不受肾功能影响,95%主要从胃肠道排出,不到 5%从肾脏排泄。在磺脲类药中,格列喹酮为唯一排泄不受肾功能影响的药物,同时具有低血糖发生率低(0.06%)、继发失效率亦低(5%～10%)等不良反应小和容易耐受的特点,为糖尿病合并肾病之首选药,尤适宜于老年糖尿病及对已有肾功能不全而肝功能良好的糖尿病患者。

(2)格列喹酮的服用方法:每片 30 毫克,剂量因病情而异,通常每日剂量最小 15 毫克,最大量为 180 毫克。由于格列喹酮的作用时间短,其剂量可根据患者情况灵活调整。剂量范围每日 1～3 次,可适应每个人的要求。此外,它能使治疗从开始时的控制稳定阶段到后期整个疗程都安全有效。

(3)注意事项:所有磺脲类药物都能引起低血糖。对老年人和肾功能不全者,长效的磺脲类药物是特别危险的。因此,对这些患者建议使用短效的磺脲类药物。对有轻、中度肾功能不全者,格列喹酮更为适合。

8. 格列美脲(亚莫利、万苏平、迪北)的作用特点与使用方法

(1)作用特点:格列美脲对胰岛素分泌和抵抗具有双重作用,为第三代磺脲类降糖药,作用于胰岛 β 细胞,也有胰外降血糖作用,有节省胰岛素的效果,剂量有 1 毫克/片,2 毫克/片。低剂量,每日 1 次,有效控制 24 小时血糖。剂量范围 1～6 毫克/日,最大剂量 6 毫克/日,一次服用,提高了患者对磺脲类药物的顺应性,服用时间宽松。增强胰岛素敏感性和模拟胰岛素作用,即发挥独特的节省胰岛素作用,在较少刺激内源性胰岛素分泌的情况下,能较好地控制血糖,较少的低血糖反应,尤其是服药的头两周内,对心血管系统影响很小,提高了服用的安全性。继发性失效发生率低于其他磺脲类药物。由于格列美脲具有节省胰岛素的作用,故对调节血脂及减轻体重方面也有一定的益处。

(2)格列美脲药理作用特点：①刺激胰岛素分泌。格列美脲的降糖活性明显高于传统的磺脲类药物，这主要得益于它能够与β细胞小分子蛋白受体结合，从而更有力、更灵活地促进胰岛素分泌。②对 ATP 敏感 K^+ 通道的选择性强。对心肌细胞、血管平滑肌上的该类通道结合明显减弱，所以对心血管系统的影响较小。③胰外降血糖作用。磺脲类药物具有胰外降血糖作用，或称为非胰岛依赖的降糖作用。比较格列美脲和格列苯脲通过刺激葡萄糖代谢的关键酶及改善葡萄糖转运去磷酸化，激活糖原合成酶的活性，格列美脲是格列苯脲的 2.5 倍；激活脂肪合成酶的能力，格列美脲是格列苯脲的 1.9 倍。格列美脲在磺脲类药物中的胰外降糖作用最强，它能提高糖原合成 2.5 倍，脂肪合成 4 倍，其作用是第二代磺脲类药物格列本脲的 2 倍，继发性失效发生率低于其他磺脲类药物。④格列美脲能降低体重、降低总胆固醇和低密度脂蛋白胆固醇。用格列美脲治疗，胰岛素分泌较少，因而较少引起饥饿。病人进食减少，则体重不会增加，提高坚持饮食控制的顺应性。格列美脲能使外周组织对葡萄糖的摄取和利用增加，使葡萄糖转化为脂肪的量减少。格列美脲的降脂作用，可能与肥胖者服药后对外周葡萄糖利用增加，血糖改善，而使已是高胰岛素血症的病人胰岛素分泌进一步增加有关。

(3)格列美脲服用方法：每日 1 次，有效控制 24 小时血糖浓度。格列美脲 6 毫克每日 1 次与 3 毫克每日 2 次，对 24 小时的血糖控制程度相同，每日 1 次的优势在于能显著增加患者对治疗的顺应性，而这在老年患者中尤其明显。与传统磺脲类药物不同，格列美脲在餐前即刻服用与餐前半小时服用的降糖作用相同，建议在餐前即刻服用。

(4)亚莫利服用方法：每片 2 毫克。亚莫利的活性成分为格列美脲，属磺脲类降糖药。亚莫利用量一般应视血糖水平而定，应使用获得血糖满意控制的最小剂量。根据定期血糖检测结果确定亚莫利的初始剂量及维持剂量，检测血糖、糖化血红蛋白确定该药是否出现原发或继发性失效。初始剂量及剂量调整：初始剂量为1毫克，每日1次。若需要，可以增加每日的剂量。建议根据血糖检测结果，逐渐增加剂量，如每1～2周按以下步骤增加剂量：1毫克→2毫克→3毫克→4毫克→6毫克，仅个别病人需用至8毫克。在医生指导下使用亚莫利，并据医生处方按时按量服用。若发生服药差错，如漏服1次药，不可于下次服药时以大剂量来纠正。对这些差错(特别是漏服1次药)或在患者不能按时服药的某些情况下，患者需事先与医生讨论，并获同意方可采取相应措施。如果发现服用量过高或服用了额外的剂量，必须立即通知医生，由医生根据患者的生活方式确定其服药时间。一般每日1次顿服即可，建议于早餐之前服用，若不吃早餐，则于第一次正餐之前即刻服用。尤其应注意，服药后不要忘记进餐。服用片剂时，不得嚼碎，并以足量的水(约半杯)送服。获得糖尿病良好控制的剂量范围：一般讲，糖尿病得到良好控制的患者，每日剂量为1～4毫克，仅少数患者每日剂量大于6毫克。随着糖尿病症状的改善，胰岛素敏感性的增加，亚莫利需要量也应逐渐减少，为避免低血糖发生，应及时减少药量。亚莫利与其他口服降糖药没有确切的剂量关系。当用亚莫利代替其他口服降糖药时，建议起始剂量为每日1毫克，即使正在使用最大剂量的其他口服降糖药时也应该如此。所有亚莫利剂量的增加，都应该遵照“初始剂量及剂量调整方法”的要求去做。有的时候，考虑到以前降糖药的效力及持续作用时间，需要中断一下治疗，以避免药物累加作用引起低血糖。

(5)万苏平的服用方法：万苏平每片2毫克，起始剂量为1～2毫克，每日1次，早餐或第一次进餐前给药。推荐最大剂量8毫克。根据血糖控制情况增加剂量，每1～2周剂量上调不超过2毫克。

(6)迪北的服用方法：迪北每片1毫克，首次剂量为每日1毫克。一般每天早餐时随餐1次顿服。以后根据血糖检测结果，在医生指导下，每 1～2 周可逐步调整剂量，每次调整剂量以 1 毫克为单位，建议每日最大剂量不超过 8 毫克。用本药代替其他类口服降糖药时，请在医生指导下，考虑以前所服降糖药物影响，避免药物累加作用而引起低血糖。用本药代替传统磺脲类口服降糖药时，可以直接替换而无须断药。

9. 消渴丸的作用特点与使用方法

(1)作用特点：消渴丸是中西药结合的产品。消渴丸主要成分有北芪、生地黄、天花粉、格列本脲(每丸含 0.25 毫克)，具有益气养阴、生津止渴之功效，能改善多饮、多尿、多食、消瘦症状，使血糖、尿糖逐渐正常。不良反应同格列本脲。适用于 2 型糖尿病患者，对初发病、轻度、中度的患者疗效显著。

(2)消渴丸的用法：初服者 5 丸(1.25 毫克格列本脲)，每日 3 次，根据血糖情况，逐渐增减。如未见疗效时，可从每次 5 丸递增至 10 丸(2.5 毫克格列本脲)，每日 3 次，饭前 30 分钟服用，至出现疗效时，逐渐减少为每日 2 次的维持量。使用期间严禁加服格列本脲药物。肝功能不全患者慎用，1 型糖尿病及有严重并发症的患者禁用。

总之，磺脲类在临床应用已达半个多世纪之久，其临床疗效被大量循证医学证据及实践经验所证实。磺脲类既可单用于胰岛β细胞具有一定分泌功能且无禁忌证的 2 型糖尿病患者，也可与包括二甲双胍在内的多种降糖药联合应用。在新型降糖药不断涌现、循证医学证据不断累积的今天，磺脲类仍然是各国临床指南推荐的核心降糖药物之一。

中国 2 型糖尿病防治指南(2013 年版)指出，生活方式干预是 2 型糖尿病的基础治疗措施，如果单纯生活方式干预的治疗不能使血糖控制达标，必须开始药物治疗。对于不适合二甲双胍治疗者，可选择包括磺脲类在内的胰岛素促泌药作为替代二甲双胍的一线备选降糖药物。如单独使用二甲双胍而血糖仍未达标，可加用胰岛素促泌药。磺脲类如果使用不当可导致低血糖，特别是在老年患者和肝、肾功能不全者。磺脲类还可以导致体重增加。有肾功能轻度不全的患者，宜选择格列喹酮。患者依从性差时，建议每日 1 次服用磺脲类。

美国糖尿病学会（ADA）和欧洲糖尿病研究协会（EASD）2015 年更新了《2 型糖尿病患者的高血糖管理：以患者为中心的治疗声明》。在二甲双胍治疗 3 个月血糖控制不佳后，可考虑在二甲双胍的基础上联用磺脲类，对于用餐时间不规律或使用磺脲类时出现餐后低血糖的患者，可用速效促泌药（氯茴苯酸类）替换磺脲类。针对磺脲类的特点，指南指出其具有临床用药经验丰富、降低微血管病变风险（UKPDS 研究证实）及价格低廉的优点。但同时其可导致低血糖、体重增加，耐久性较差，且对于降低心肌缺血预适应方面仍存有争议。

国际糖尿病联盟（IDF）指南指出，磺脲类可作为一线备选及二线治疗药物。对于胰岛素分泌不足、体重较轻的 2 型糖尿病患者，以及初始 HbA1c 水平较高、需要接受联合降糖药物治疗的 2 型糖尿病患者，磺脲类仍不失为二甲双胍较为理想的联合用药选择。

由于患者的耐受性、依从性及经济条件差别较大，因此在临床实践中应根据患者特点选用合适的磺脲类，并制定个体化降糖方案。随着新一代药物的研发，其不良反应、降糖效果、药代动力学均在不断改进。

三、α-葡萄糖苷酶抑制剂

（一）α-葡萄糖苷酶抑制剂的种类

α-葡萄糖苷酶抑制剂（AGI）是在我国 2 型糖尿病治疗中应用广泛的一线治疗药物，其经典作用机制是通过延缓糖类（碳水化合物)吸收而降低餐后高血糖。目前,临床应用的α-葡萄糖苷酶抑制剂有:阿卡波糖(拜糖平、卡博平),每片50毫克和伏格列波糖(倍欣、华怡平),每片0.2毫克。

(二)α-葡萄糖苷酶抑制剂的作用机制

主要作用在小肠内皮细胞刷状缘内竞争性抑制各种α-葡萄糖苷酶,如葡萄糖淀粉酶、蔗糖酶和麦芽糖酶的活性,使淀粉分解成麦芽糖(双糖)、麦芽三糖及糊精(低聚糖)进而分解成葡萄糖的速度减慢,使蔗糖分解成葡萄糖和果糖的速度亦减慢,从而缓解餐后高血糖。阿卡波糖对α-葡萄糖苷酶抑制剂不是完全的,而是可逆的。此外,未被小肠分解和吸收的糖类,进入大肠后可经细菌代谢转化为短链脂肪酸被吸收和利用。故其作用结果是延缓葡萄糖的吸收,长期治疗及一般剂量不会引起热能损失和糖类的吸收障碍。α-葡萄糖苷酶抑制剂还可调节肠道菌群,降低餐后抑胃肽和其他胃肠肽激素的升高,并有缓解餐后高胰岛素血症的作用。

α-葡萄糖苷酶抑制剂(AGI)对乳糖酶无抑制作用,故对乳汁或乳制品中的乳糖消化吸收无影响。此外,AGI还可降低脂肪组织的体积与重量,降低甘油三酯水平,防止动脉粥样硬化,增加胰岛素敏感性。

AGI提高胰岛素敏感性的机制,可能为经过本药治疗后血糖水平下降,减少葡萄糖的毒性作用,从而最终改善胰岛素的敏感性。还有的专家认为,AGI可能改变结肠内糖类消化吸收产物(如脂肪酸),进而对胰岛素的敏感性产生影响。

(三)α-葡萄糖苷酶抑制剂的作用特点与剂量

α-葡萄糖苷酶抑制剂在临床应用最为广泛的是阿卡波糖。既往研究已证实,阿卡波糖单药治疗可降低糖化血红蛋白(HbA1c)达1.4%,显著降低餐后血糖。当阿卡波糖与其他口服降糖药物或胰岛素等联合应用时，还可进一步改善血糖控制，减少血糖波动。阿卡波糖单药治疗一般不导致低血糖，并且可以显著降低2型糖尿病患者的体重。STOP-NIDDM研究和MeRIA7研究还证实，阿卡波糖治疗可降低糖代谢异常患者心血管事件风险。2013年，探讨中国新诊断2型糖尿病患者初始治疗方案的大型随机对照研究——MARCH研究正式发表，该研究比较了阿卡波糖与二甲双胍治疗中国新诊断2型糖尿病患者的疗效与安全性，结果显示阿卡波糖100毫克每日3次可降低新诊断2型糖尿病患者HbA1c达1.11%，与二甲双胍疗效相当；与二甲双胍相比，阿卡波糖更显著降低餐后血糖水平。MARCH研究除了证实阿卡波糖的降糖疗效，还发现阿卡波糖100毫克，每日3次治疗能够节约患者胰岛素分泌，持续显著升高患者胰高血糖素样肽-1（GLP-1）水平，并显著降低患者体重。常用α-葡萄糖苷酶抑制剂作用特点与剂量见表11。

表11　常用的α-葡萄糖苷酶抑制剂作用特点与剂量

名　称	每片剂量（毫克）	每日剂量（毫克）	特　点
阿卡波糖（拜糖平、卡博平）	50	50～300，维持量 50～100，小剂量开始，渐加量	抑制α-葡萄糖苷酶，延缓葡萄糖吸收，降低餐后血糖。长期使用不引起热能损失和糖的吸收障碍，降低体重和血脂水平，防止动脉硬化。不良反应为腹胀、肠鸣。与第一口饭咀嚼同服
伏格列波糖（倍欣、华怡平）	0.2	0.2～0.8，维持量 0.2～0.4，小剂量开始，逐渐加量	抑制麦芽糖酶和蔗糖酶起作用

(四)α-葡萄糖苷酶抑制剂的适应证与禁忌证

1. 适应证

(1)1 型糖尿病可在应用胰岛素的基础上联合应用。

(2)2 型糖尿病,空腹血糖≤11.1 毫摩/升(200 毫克/分升),餐后血糖升高者,可配合饮食及运动疗法应用。如空腹、餐后血糖均升高,可联合胰岛素,或联合磺脲类药物应用。

(3)早期 2 型糖尿病有低血糖反应者。有些早期 2 型糖尿病由于第一时相的胰岛素分泌缺陷,第二时相分泌延缓,餐后肝糖输出得不到控制,加之餐后葡萄糖的吸收,餐后血糖很高,刺激仍有分泌功能的胰岛 β 细胞分泌胰岛素,使之在午、晚餐前有低血糖反应发生。阿卡波糖可使餐后血糖及胰岛素水平均降低,是一种有效的治疗。

(4)用于糖耐量异常阶段的治疗。

2. 禁忌证

(1)18 岁以下的患者。

(2)有明显消化和吸收障碍的消化道疾患及胃肠功能紊乱者。

(3)孕期及哺乳期。

(4)有肝、肾功能损害者慎用或禁用。

(5)对本药成分有过敏史、重症酮症或重症感染、严重肝肾功能障碍、腹部手术、严重疝气、肠梗阻、明显消化吸收障碍的慢性肠功能紊乱者。

(五)α-葡萄糖苷酶抑制剂的不良反应

1. 不良反应

(1)消化道反应:可有腹部不适、胀气、肠排气增多、恶心、呕吐、肠鸣或腹泻等消化道反应,可于减少药量后而减轻。对本药的耐受性随着长期应用可逐渐增加。注意服本药时,如进食大量果糖或山梨醇可引起消化不良，进食大量蔗糖（家用普通食糖）可引起腹部不适。

（2）低血糖反应：阿卡波糖本身不会引起低血糖反应，但当与胰岛素或磺脲类药物合用时，则可能发生低血糖反应。此时必须静脉注射或口服葡萄糖治疗，而不应服用蔗糖或淀粉类食物，因本药可抑制蔗糖和淀粉的分解、吸收，使低血糖不易纠正。

（3）肝酶升高：国外报道有极少数患者服后可出现肝酶增高，停药后可恢复正常。

（4）其他不良反应：个别病例可能出现诸如红斑、皮疹和荨麻疹等皮肤变态反应。

2. 注意事项

（1）患者应遵医嘱调整剂量。

（2）如果患者在服药 4～8 周后疗效不明显，可以增加剂量。如果患者坚持严格的糖尿病饮食仍有不适时，就不能再增加剂量，有时还需适当减少剂量。平均剂量阿卡波糖为每次 100 毫克，每日 3 次。

（3）个别患者，尤其是在使用大剂量时会发生无症状的肝酶升高。因此，应考虑在用药的头 6～12 个月监测肝酶的变化，但停药后肝酶值会恢复正常。

（4）本药具有抗高血糖的作用，但它本身不会引起低血糖，如果本药与磺脲类药物、二甲双胍或胰岛素一起使用时，血糖会下降至低血糖的水平，故需减少磺脲类药物、二甲双胍或胰岛素的剂量。

（5）本药可使蔗糖分解为果糖和葡萄糖的速度更加缓慢，因此如果发生急性的低血糖，不宜使用蔗糖，而应该使用葡萄糖纠正低血糖反应。

（6）服用本药期间，避免同时服用考来烯胺、肠道吸附药和消化酶类制剂，以免影响本药的疗效。

（7）遮光，密闭，在阴凉处保存。当温度高于 25℃，相对湿度高于75%时，没有包装的药片会发生变色。因此，药片应当在服用之时当即从包装中取出。

(六)α-葡萄糖苷酶抑制剂的临床应用方法

1. 阿卡波糖(拜糖平、卡博平)的作用特点与使用方法

(1)作用特点：阿卡波糖作为α-葡萄糖苷酶抑制剂，通过抑制食物多糖的分解，糖的吸收相应减缓，因而阿卡波糖可以减少餐后血糖浓度的增高。小肠内糖吸收的减缓和大肠内糖的调节吸收，使一天内血糖浓度平衡，平均值下降，拉平了血糖的昼夜曲线。阿卡波糖作为单独治疗药有明显疗效，不会引起低血糖，也不影响体重。由于阿卡波糖基本不进入循环系统，故无全身不良反应。还通过调节糖尿病前期、2型糖尿病患者的肠道菌群，进而改善胰岛素抵抗，可能是阿卡波糖治疗2型糖尿病的又一可能机制。

(2)阿卡波糖的服用方法：阿卡波糖每片50毫克，开始量每次50毫克，每日3次，逐渐根据药效进行调整。普通剂量为100毫克，每日3次。最大剂量为200毫克，每日3次。阿卡波糖应与第一口食物一起嚼服，饮食成分中应有一定量的碳水化合物，否则AGI不能发挥作用。可与磺脲类、二甲双胍类降糖药或胰岛素联用，此时，为避免发生低血糖，可能需要调整磺脲类、双胍类药物或胰岛素剂量。在治疗中仍应遵守饮食规定。阿卡波糖单独应用不会引起低血糖。当阿卡波糖与其他口服降糖药或胰岛素合用时，因加强了降糖效果而可能产生低血糖，应注意预防。

2. 伏格列波糖(倍欣、华怡平)的作用特点与使用方法 伏格列波糖主要抑制麦芽糖酶和蔗糖酶起作用，每次0.2毫克，每日3次。与第一口食物一起嚼服。

总之，α-葡萄糖苷酶抑制剂，如阿卡波糖、伏格列波糖等，能降低餐后高血糖，从而改善整体血糖控制。它们可以作为一线药物配合饮食使用，或与磺脲类、双胍类药物及胰岛素合用。它们能使糖耐量减低恢复正常，因此可以延缓糖尿病的进展。为了减少其胃肠道的不良反应，推荐从小剂量开始，逐步地增加剂量。

四、胰岛素增敏剂噻唑烷二酮类药物

(一)噻唑烷二酮类药物的种类

噻唑烷二酮类，又称格列酮类，主要有吡格列酮(艾汀、卡司平)、罗格列酮(文迪雅)、曲格列酮、恩格列酮、环格列酮，为胰岛素增敏剂。目前临床应用的有吡格列酮(艾汀)，每片15～30毫克；吡格列酮(卡司平)，每片30毫克；罗格列酮(文迪雅)，每片2毫克，4毫克。本品增加胰岛素敏感性及减轻胰岛素抵抗，临床常作为胰岛素增敏剂来使用。

(二)噻唑烷二酮类药物的作用机制

噻唑烷二酮药物(TZD)不刺激胰岛素的分泌，但主要通过与过氧化物酶体增殖激活受体(PPARγ)结合起作用。PPARγ受体被激活后通过诱导脂肪生成酶和与糖代谢调节相关蛋白的表达，促进脂肪细胞和其他细胞的分化，并提高细胞对胰岛素的敏感性，减轻胰岛素抵抗。噻唑烷二酮与磺脲类不同，在改善血糖控制的同时伴随着胰岛素水平的下降。

胰岛素增敏剂噻唑烷二酮药物的主要靶分子为过氧化物酶体增殖激活受体(PPARγ)，一种在脂肪细胞内丰富表达的由配体活化的核受体。噻唑烷二酮药物与PPARγ的亲和力与其增加胰岛素敏感性的作用有很强的相关性。PPARYγ在体内激活后可以改善2型糖尿病对胰岛素作用抵抗的三种关键组织——肝脏、骨骼肌和脂肪组织对胰岛素的敏感性。专家认为噻唑烷二酮类药物对胰岛素增敏作用的主要动力来自过氧化物酶体增殖激活受体

(CPPARγ)在脂肪组织内的活化。过氧化物酶体增殖激活受体(CPPARγ)的活化可以促进脂肪组织内前脂肪细胞的活化和葡萄糖的转运，并可在一定程度上减弱炎性细胞肿瘤坏死因子-α(TNF-α)诱导脂肪分解作用和改善脂肪组织对胰岛素的敏感性。

(三)噻唑烷二酮类药物的作用特点与剂量

噻唑烷二酮类药物可直接减轻胰岛素抵抗，显著改善β细胞功能，实现血糖的长期控制，并可减低并发症发生的危险因素，具有延缓糖尿病进展的潜力和良好的耐受性与安全性。

循证医学提示：胰岛素增敏剂对2型糖尿病患者的血脂谱具有良好作用，包括高密度脂蛋白胆固醇的升高和甘油三酯的降低。同时胰岛素增敏剂还可通过直接对血管平滑肌壁细胞的作用而防止动脉粥样硬化的形成，可改善炎症标志物C-反应蛋白，起到改善代谢综合征进程的作用，从而改善2型糖尿病心血管疾病的危险因素。

研究还证实，胰岛素增敏剂可通过提高胰岛素敏感性来实现其降压作用。糖尿病合并高血压者经胰岛素增敏剂治疗后，其收缩压和舒张压均明显下降。

越来越多的资料显示：胰岛素增敏剂可通过调节低密度脂蛋白胆固醇、甘油三酯及调节血管重建，来降低血管损伤所致的内膜增生，从而减少冠脉支架植入术后的血管重建和再狭窄，改善2型糖尿病患者的内皮细胞功能异常。因此，在2型糖尿病中早期应用胰岛素增敏剂，不但能改善糖脂代谢，且可能对改善代谢综合征乃至治疗心血管疾病均有益处。在临床上，如果2型糖尿病患者的胰岛素抵抗和血脂谱都异常，是使用胰岛素增敏剂的最佳指征。但是反过来，只有血脂谱异常的患者不能用胰岛素增敏剂来调脂。

多囊卵巢综合征是引起年轻女性月经紊乱及不孕症的最常见病因。越来越多的研究证实，多囊卵巢综合征的发生、发展与胰岛素抵抗密切相关。众多循证医学资料证实:胰岛素增敏剂治疗多囊卵巢综合征取得了良好效果。可以确信,胰岛素增敏剂必将在多囊卵巢综合征的治疗中扮演着越来越重要的角色。但是,目前并未将多囊卵巢综合征列为胰岛素增敏剂的适用证,因而在应用时,要使患者做到“知情同意”。噻唑烷二酮类降糖药物作用特点与剂量见表12。

表12　噻唑烷二酮类降糖药物作用特点与剂量

名　称	每片剂量（毫克）	每日剂量（毫克）	特　点
罗格列酮（文迪雅）	2、4	4～8	为胰岛素增敏剂,具有减轻胰岛素抵抗和改善胰岛β细胞功能,具有长期持续的血糖控制作用,有良好的耐药性,个体化剂量
吡格列酮（艾汀、卡司平）	15、30	15～45	降糖作用同上,但是弱于罗格列酮,肾功能不全时无须改变剂量,主要由肝脏代谢

(四)噻唑烷二酮类药物的适应证与禁忌证

1. 适应证

(1)用于治疗2型糖尿病。

(2)单一使用可改善饮食和运动控制仍不满意,有明显胰岛素抵抗的超重或肥胖的2型糖尿病患者。

(3)与二甲双胍合用,以改善单用二甲双胍控制不住的2型糖尿病患者。

(4)与磺脲类合用,以改善单用磺脲类控制不住的2型糖尿病患者。

(5)与胰岛素类合用,以改善单用胰岛素控制不住的2型糖尿病患者。

(6)对于伴有血脂异常、高血压等心血管危险因素的非肥胖2型糖尿病患者也可应用。

2. 禁忌证

(1)已知对本药或其中成分过敏者。

(2)不宜用于1型糖尿病。

(3)糖尿病酮症酸中毒患者禁用。

(4)水肿患者慎用。

(5)不适用于3、4级心功能不全者，主要由于噻唑烷二酮类药物可引起液体潴留，有加重充血性心衰的危险。

(6)有活动性肝脏疾病的临床表现或血清谷丙转氨酶高于正常上限2.5倍者禁用。

(7)不推荐18岁以下患者服用。

(8)妊娠和哺乳妇女应避免服用。

(五)噻唑烷二酮类药物的不良反应

1. 不良反应

(1)轻、中度的贫血和水肿。

(2)本药与磺脲类药物或二甲双胍合用时，所发生的不良反应类型与单用本药相似，如低血糖、腹胀等消化道症状。

(3)本药与二甲双胍合用，贫血的发生率高于单用本药或与磺脲类药物合用。

2. 注意事项

(1)使用前检测肝功，最初一年每2个月复查肝功，以后定期检查。

(2)本药仅在胰岛素存在的条件下才可发挥作用，故不宜用于1型糖尿病或糖尿病酮症酸中毒患者。

(3)本药与其他口服降糖药或胰岛素联合应用时，有发生低血糖的危险，可根据患者血糖监测情况酌情调整合用药物的剂量；与胰岛素联用时，可减少胰岛素的剂量。

(4)老年患者服用本药时无须因年龄而调整剂量。

(5)肾损害患者单用本药无须调整剂量。

(6)合并多囊卵巢综合征的患者，使用本药治疗后，有潜在的受孕可能。

(六)噻唑烷二酮类药物的临床应用方法

1. 罗格列酮(文迪雅)的作用特点与使用方法

(1)作用特点：罗格列酮为胰岛素增敏剂，属于噻唑烷二酮类降糖药。文迪雅可直接减轻胰岛素抵抗，改善胰岛β细胞功能，具有长期持续的血糖控制作用；单用或与其他抗糖尿病药物合用都有效，并具有良好的耐受性，不引起与相关药物的低血糖、肝毒性等不良反应，明显降低血浆胰岛素水平和游离脂肪酸水平，可降低总胆固醇与低密度脂蛋白胆固醇、甘油三酯及血压舒张压水平，在老年人和肾功能不全患者中有良好的耐受性。每日1～2次服用，不受进餐影响。长期而持久控制血糖，无须经常变更治疗方案。

(2)文迪雅的服用方法：文迪雅剂量分别为每片2毫克，4毫克。本药初始推荐剂量为4毫克，每日1次。需进一步控制血糖的患者，剂量可增至8毫克/日。文迪雅可空腹或随食物服用，顿服或分次服用。个体化的剂量使文迪雅治疗能满足各类患者需要，而且文迪雅不依赖进餐时间，使其应用更灵活。在老年人和不同程度肾功能不全者中无须调整剂量。

单药治疗：本药的起始用量为4毫克/日，可单次或分2次服用。临床试验表明，服用4毫克/次，每日2次可更明显降低患者的空腹血糖和糖化血红蛋白水平。

与磺脲类药物合用：与磺脲类药物合用时，本药的起始用量为4毫克/日，可单次或分2次服用。如患者出现低血糖，需减少磺脲类药物用量。

与二甲双胍合用：与二甲双胍合用时，本药的起始用量通常为4毫克/日，可单次或分2次服用。在合并用药期间，不会发生因低血糖而需调整二甲双胍用量的情况。最大推荐剂量：本药最大推荐剂量为8毫克/日，可单次或分2次服用。临床研究表明，此剂量单药服用或与二甲双胍合用均安全有效。目前尚无本药以4毫克以上剂量与磺脲类药物合用的足够临床实验资料。临床实验表明，8毫克/日剂量降低空腹血糖和糖化血红蛋白最明显。与磺脲药物或二甲双胍合用，无需改变原二甲双胍或磺脲类药物的治疗剂量。

2. 吡格列酮(艾汀、卡司平)的作用特点与使用方法

(1)作用特点：吡格列酮为噻唑烷二酮类胰岛素增敏剂。降糖作用弱于罗格列酮，而肝的毒性比曲格列酮小。有肾功能损害者对吡格列酮及其代谢产物的排出没有明显影响。吡格列酮主要由肝代谢。

(2)吡格列酮的服用方法：吡格列酮每片15～30毫克，每日1次。剂量范围为15～45毫克。

2007年发表在《新英格兰医学杂志》上的一篇文章，报告了罗格列酮(文迪雅)可能会显著增加心血管事件风险，这一度成为众人关注的焦点。2013年，基于RECORD研究中罗格列酮未显著增加心血管疾病风险的试验数据，美国食品和药物管理局(FDA)解除了对包含罗格列酮类药物的处方和使用限制，涉及的药物包括：文迪雅(马来酸罗格列酮)、文达敏(罗格列酮/二甲双胍复方制剂)、Avandaryl(罗格列酮/格列苯脲复方制剂)及罗格列酮的仿制药。

总之，胰岛素增敏剂不仅能很好地控制血糖，同时可通过调控脂代谢紊乱、降血压及改善血管内皮功能、抗炎、抗凝等作用，来控制大血管病变的危险因素，以降低糖尿病大血管病变的发生率，延缓 2 型糖尿病出现并发症的时间，改善患者生活质量。同时，胰岛素增敏剂在治疗多囊卵巢综合征、降低尿白蛋白排泄等方面，也取得了令人鼓舞的效果。

五、非磺脲类促胰岛素分泌剂

(一)非磺脲类促胰岛素分泌剂的种类

主要有瑞格列奈(诺和龙、孚来迪)、那格列奈(唐力)，为餐时血糖调节剂。诺和龙每片 0.5 毫克，1 毫克，2 毫克；孚来迪，每片 0.5 毫克。那格列奈(唐力)每片 60 毫克，120 毫克。

(二)非磺脲类促胰岛素分泌剂的作用机制

非磺脲类促胰岛素分泌剂即非磺脲类促泌剂，为餐时血糖调节药，能够改善 2 型糖尿病患者的代谢调控，而且不会引起体重增加，还可以降低低血糖的发生。不论是以前从未接受过治疗的患者，还是从使用其他口服抗糖尿病药物转为使用瑞格列奈的患者，或者采取瑞格列奈与其他药物联合治疗的患者，均可以有相同的效果。餐时血糖治疗的方法还可以使患者的进餐时间更加灵活，其作用机制：①主要通过刺激胰岛 β 细胞分泌胰岛素，并保持胰岛 β 细胞胰岛素的生物合成，是胰岛 β 细胞介导的餐时血糖调节剂。②瑞格列奈关闭 β 细胞膜上 ATP 敏感性钾通道起作用，它的特异性在于恢复胰岛素早期分泌时相，降低餐时血糖高峰。③其特征为模拟生理性胰岛素分泌，快进快出，安全性高，有明确的降低空腹和餐后血糖效果，尤其降低餐后血糖更为明显，有效控制整体血糖水平。④不进入 β 细胞内或者不通过其他作用机制引起胰岛素释放。

(三)非磺脲类促胰岛素分泌剂的作用特点及剂量

非磺脲类促泌剂对于2型糖尿病患者餐后胰岛素分泌的早期(15～30分钟)有更强的促进作用,而格列本脲无此作用。糖尿病相对早期时表现为餐后胰岛素分泌受损,适当快速且短效的促胰岛素分泌剂治疗从原理上讲是恰当的治疗方法。餐前立即(1分钟内)或餐前30分钟之内使用。常用非磺脲类促泌药作用特点与剂量见表13。

表13 常用非磺脲类促泌剂作用特点与剂量

名　称	每片剂量(毫克)	每日剂量(毫克)	特　点
瑞格列奈(孚来迪、诺和龙)	0.5、1、2	0.5～4,最大剂量16	快速释放胰岛素,快速降糖,快速吸收和代谢的“快进快出”的特点,为餐时血糖调节剂。92%从粪胆途径代谢,无肝肾不良反应。低血糖风险小,肾功能不全的可以选用,且服药方式方便
那格列奈(唐力)	60、120	60～120	为氨基酸衍生物,依赖于葡萄糖水平刺激胰岛素分泌,更好地刺激初相胰岛素分泌,有效控制餐时血糖高峰,低血糖风险很小

(四)非磺脲类促胰岛素分泌剂的适应证与禁忌证

1. 适应证

(1)通过饮食和运动控制血糖不满意的2型糖尿病患者。

(2)在一些血糖控制不佳的患者中,非磺脲类促泌剂与其他口服降糖药联合应用,最常见的是将二甲双胍与瑞格列奈联合治疗,这些患者血糖调控得到明显改善,而低血糖发生率并没有增加。

(3)在一些血糖控制不佳的患者中,也可以与胰岛素联合应用,能减少胰岛素用量。

(4)2 型糖尿病老年患者,中度肝、肾损害者有良好的耐受性。

2. 禁忌证

(1)对本药成分过敏者。

(2)1 型糖尿病。

(3)糖尿病酮症酸中毒。

(4)严重肝、肾功能不全者。

(5)糖尿病妊娠和哺乳者。

3. 不良反应

(1)与其他口服促胰岛素分泌剂一样,可引起轻度低血糖反应。

(2)偶见一过性肝酶增高、皮疹、瘙痒等反应。

(3)短暂的视力障碍、胃肠功能紊乱。

(五)非磺脲类促胰岛素分泌剂的临床应用方法

1. 瑞格列奈(诺和龙)的作用特点与使用方法

(1)作用特点:瑞格列奈是一种餐时血糖调节剂,主要通过抑制胰岛 β 细胞 ATP 敏感的钾通道起作用。它特异性恢复胰岛素早期分泌时相,降低餐时血糖高峰,有明确的减低空腹和餐后血糖的效果,尤其降低餐后血糖更明显。服药 12 周还可明显降低血红蛋白水平,为 2 型糖尿病的理想降糖药物。瑞格列奈的安全性好,12 周观察无明显肝肾功能损害等不良反应。作用特点如下:①瑞格列奈使胰岛素从胰岛 β 细胞内快速释放,快速降低血糖,并能被机体快速吸收和代谢,不加速 β 细胞功能衰竭,显示出“快进、快出”的特点。起效时间 0～30 分钟,达高峰时间 1 小时。②主要通过胆汁排泄,在肝脏代谢,无肝毒性作用,胃肠反应罕见。

③92%经粪胆途径排出，无肾毒性作用，适用于各种程度的肾功能不全的糖尿病患者。很多2型糖尿病患者都会并发不同程度的肾功能不全，此时其他口服降糖药代谢下降，作用时间延长，低血糖危险性增加。而瑞格列奈仅有8%经肾脏代谢，其余部分通过肝脏降解，特别适用于肾功能不全的患者。近期，基于两项在欧洲进行的研究证明，轻至中度肾功能损伤的患者，肾功能不全对于瑞格列奈的吸收与代谢没有影响。瑞格列奈对于肾功能不全的患者具有良好的降血糖效果和安全性，是单一药物治疗的正确选择。只要严格调整剂量，对于严重肾功能不全的患者也同样适用。④恢复胰岛素早期分泌时相，降低餐时高血糖为瑞格列奈的又一显著特点，对空腹和餐后血糖有明确的治疗效果，提供24小时糖代谢控制，从而改善整体血糖水平。⑤采用“进餐服药、不进餐不服药”的灵活餐时服药方式，不会引起体重增加，并可以降低低血糖的发生。⑥在老年2型糖尿病和中度肝脏或肾损害的患者有良好的耐受性。⑦瑞格列奈能够将治疗与进餐有机地结合起来，仅在需要时发挥刺激胰岛素释放的作用。此外，瑞格列奈在体内的清除并非是肾脏依赖性的。包括餐时血糖调节剂瑞格列奈在内的对照性临床实验资料显示，与传统磺脲类药物治疗相比，瑞格列奈治疗组的低血糖发生率和严重程度均有下降。

(2)瑞格列奈的服用方法：每片0.5毫克，1毫克，2毫克。在每次主餐前推荐的初始剂量为0.5毫克，最大单剂量为每次主餐前4毫克，每日总的最大剂量不应超过16毫克，进餐时服用。瑞格列奈是2型糖尿病有效的一线单一治疗用药。

2. 瑞格列奈(孚来迪)的作用特点与使用方法

(1)作用特点：孚来迪和诺和龙一样，是一种餐时血糖调节药，有效控制餐时及餐后高血糖，纠正餐时及餐后异常的胰岛素分泌模式，模拟生理性胰岛素分泌。起效快，30分钟内控制血糖，1小时与餐后血糖达高峰时间一致，避免低血糖期间的高胰岛素血症，夜间低血糖发生率低。肾功能不全亦可用。

(2)孚来迪的用法：每片 0.5 毫克，主餐前服用初始剂量 0.5 毫克，最大单剂量为 4 毫克，每日总的最大剂量不超过 16 毫克。也在餐前 1 分钟或 30 分钟服用。一餐一剂，不进餐不用药，服用简便。

3. 那格列奈(唐力)的作用特点与使用方法

(1)作用特点：那格列奈为氨基酸衍生物，口服抗糖尿病药，它的出现为解决初相胰岛素分泌消失及有效控制餐时血糖高峰提供了机会。那格列奈完全不同于其他口服降糖药，没有磺脲类的分子结构，在化学性质上不同于磺脲类和瑞格列奈。那格列奈的作用依赖于胰岛 β 细胞的功能。通过与 β 细胞膜上的 ATP 敏感性钾通道受体结合并将其关闭，使细胞去极化，钙通道开放，钙内流，刺激胰岛素的分泌，降低血糖。它依赖于葡萄糖水平，在葡萄糖水平较低时，促胰岛素分泌减弱。那格列奈有高度的组织选择性，与心肌、骨骼肌的亲和力低。在 2 型糖尿病的治疗中，那格列奈比其他口服降糖药能更好地刺激初相胰岛素分泌，有效控制餐时血糖高峰。餐前服用那格列奈可控制餐时血糖高峰，从而改善总体血糖控制。服用那格列奈发生低血糖的危险性很小。

(2)服用方法：那格列奈每片 60 毫克，120 毫克。常用剂量为餐前 120 毫克。餐前立即(1 分钟内)或餐前 15 分钟之内服用。那格列奈可以和二甲双胍、噻唑烷二酮类药物联合使用，单独使用能有效控制餐时血糖高峰及糖化血红蛋白水平。

(3)注意事项：对某些影响糖代谢的药物，因可使其降血糖作用增加或减弱，在接受那格列奈治疗时加用或停用这些药物，应严密观察血糖的变化。开车或操纵机器者慎用。

由于瑞格列奈能够有效刺激胰岛 β 细胞、模拟生理性的胰岛素分泌、快速恢复早相胰岛素分泌，因此在二甲双胍基础上联合瑞格列奈则能够纠正 2 型糖尿病的早相缺失。在降糖作用上，二甲双胍和瑞格列奈也具有互补性：二甲双胍以降低空腹血糖为主，瑞格列奈主要针对餐后血糖。依据国外的研究，瑞格列奈可使餐后血糖降低 3.7～7.2 毫摩/升，使空腹血糖降低 1.8～3.9 毫摩/升，HbA1c 降低 1.5%～2.0%。Moses RG 等发表于 Diabetes Care 的研究显示，二甲双胍和瑞格列奈联合治疗较单药治疗可以明显提高达标率。此外，2009 年发表的一项前瞻性、开放标签、观察性研究——REPAMET 研究显示，二甲双胍单药治疗失败时联合瑞格列奈可显著提高达标率且不增加低血糖发生率。

总之，瑞格列奈的降糖作用与磺脲类相当，可显著降低严重低血糖的发生率。第二，瑞格列奈可恢复患者早时相（第Ⅰ时相）胰岛素分泌，降低餐后血糖，继而使空腹血糖也得到控制，肾功能不全的患者亦可应用。第三，联合使用瑞格列奈与二甲双胍，可使血糖进一步降低。第四，瑞格列奈普遍适用于 2 型糖尿病患者，尤其是新诊断的和老年 2 型糖尿病患者。

六、二肽基肽酶-4 抑制剂

（一）二肽基肽酶-4 抑制剂的种类

二肽基肽酶-4（DPP-4）抑制剂是一种新型降糖药，可能有些患者还不太了解。目前，在我国上市的 DPP-4 抑制剂有五种，分别是西格列汀（捷诺维）、沙格列汀（安立泽）、维格列汀（佳维乐）、利格列汀（欧糖宁）和阿格列汀（尼欣那）。捷诺维，每片 100 毫克；安立泽，每片 5 毫克；佳维乐，每片 50 毫克；欧糖宁，每片 5 毫克；尼欣那，每片 25 毫克。随着 DPP-4 抑制剂的广泛应用 20 年，不同种类的 DPP-4 抑制剂相继批准上市，包括长效与短效制剂，以及和二甲双胍的复合制剂，已在欧美国家上市，这里就不一一赘述。

(二)二肽基肽酶-4抑制剂的作用机制

这类药物开辟了2型糖尿病治疗的新方法，主要通过抑制二肽基肽酶-4(DPP-4)，减少胰高血糖素样多肽-1(GLP-1)在体内的失活，增加体内GLP-1的水平而发挥降糖作用。同时增加葡萄糖依赖的胰岛素分泌，抑制胰高血糖素释放和肝脏葡萄糖输出，延缓肠排空和抑制食欲。

(三)二肽基肽酶-4抑制剂的作用特点及剂量

这类药物主要通过抑制二肽基肽酶-4(DPP-4)而减少胰高血糖素样多肽-1(GLP-1)在体内的失活，增加体内GLP-1的水平而发挥降糖作用。西格列汀、沙格列汀、维格列汀、利格列汀和阿格列汀。这5种药物的降糖作用，剂量不尽相同，但是均为每日1～2次，进食与不进食服用均可。常用DPP-4抑制剂作用特点与剂量，见表14。

表14　常用DPP-4抑制剂作用特点与剂量

名　称	每片剂量（毫克）	每日剂量（毫克）	特　点
西格列汀（捷诺维）	50、100	50～100，最大剂量100	适用于2型糖尿病患者，用于运动、饮食、药物控制不佳时，单独使用不增加低血糖发生的风险，不增加体重。通过肾脏排泄，在中度和重度肾功能不全患者，建议减少剂量
沙格列汀（安立泽）	2.5、5	2.5～5	适用于大多数2型糖尿病患者，单药可有效控制血糖，与二甲双胍或磺脲类联合治疗可更早、更有效地控制血糖

续表

名 称	每片剂量（毫克）	每日剂量（毫克）	特 点
维格列汀（佳维乐）	50	50	适用于2型糖尿病患者，单药可有效控制血糖，可与二甲双胍、磺脲类、噻唑烷二酮类药物合用。同类药物中唯一能与其他降糖药物广泛联合使用的药物
利格列汀（欧唐宁）	5	5	适用于2型糖尿病患者。可与二甲双胍、磺脲类合用。利格列汀主要通过胆汁代谢，不经肾脏代谢，是肾功能不全终末期及血液透析的患者使用时唯一一个不需要调整剂量的DPP-4抑制剂
阿格列汀（尼欣那）	25	25	适用于2型糖尿病患者，单药可有效控制血糖，可与二甲双胍合用控制血糖

(四)二肽基肽酶-4抑制剂的适应证与禁忌证

1. 适应证

(1)通过饮食和运动控制血糖不满意的成人2型糖尿病患者。

(2)西格列汀可配合饮食和运动，单药或与二甲双胍联合使用，改善血糖控制。沙格列汀和阿格列汀可在饮食和运动的基础上单药治疗，也可以在单独使用二甲双胍血糖控制不佳时与二甲双胍联合使用。维格列汀在二甲双胍作为单药治疗用到最大耐受剂量仍不能有效控制血糖时，与二甲双胍联合使用。利格列汀可配合饮食控制和运动，与二甲双胍和磺脲类药物联合使用。

2. 禁忌证

(1)对本药成分过敏者。

(2)1 型糖尿病。

(3)糖尿病酮症酸中毒。

(4)严重肝、肾功能不全者。

(5)糖尿病妊娠和哺乳者。

3. 不良反应

(1)偶见一过性肝酶增高、皮疹、瘙痒等过敏反应。

(2)上呼吸道感染,鼻咽炎。

(五)二肽基肽酶-4 抑制剂的临床应用方法

1. 西格列汀(捷诺维)的作用特点与使用方法

(1)作用特点:二肽基肽酶(DPP-4)抑制剂通过抑制二肽基肽酶-4 而减少 GLP-1 在体内的失活,增加 GLP-1 在体内的水平。GLP-1 以葡萄糖浓度依赖的方式增强胰岛素分泌,抑制胰高血糖素分泌。适用于 2 型糖尿病患者,用于运动、饮食、药物控制不佳时。我国 2 型糖尿病患者的临床试验显示西格列汀可降低 HbA1c 0.7%～0.9%。单独使用不增加低血糖发生的风险,不增加体重。肾功能不全患者用药:本药可通过肾脏排泄。为了使肾功能不全患者的本药血浆浓度与肾功能正常患者相似,在中度和重度肾功能不全患者,以及需要血液透析或腹膜透析的终末期肾病患者中,建议减少本药的剂量。与磺脲类药物联合使用时可发生低血糖,与其他抗高血糖药物和磺脲类药物联合使用时的情况相似,当本药与已知可导致低血糖的磺脲类药物联合使用时,可以考虑减少磺酰脲类药物的剂量。目前尚未充分研究本药与胰岛素的联合使用。超敏反应:本药上市后在患者的治疗过程中发现了以下严重超敏反应。这些反应包括过敏反应、血管性水肿和剥脱性皮肤损害,包括 Stevens-Johnson 综合征。

(2)西格列汀的服用方法：每片 50 毫克，100 毫克。每日 1～2 次，最大剂量 100 毫克，与进食无关。

2. 沙格列汀(安立泽)的作用特点与使用方法

(1)作用特点：进餐后 GLP-1 在肠道即时分泌，进而刺激胰腺产生葡萄糖依赖性胰岛素分泌，同时抑制胰高血糖素分泌，延迟胃排空。在生理状态下，DPP-4 可快速降解 GLP-1 和葡萄糖依赖性促胰岛素肽(GIP)，使其失去活性，而服用 DPP-4 抑制剂可以使内源性 GLP-1 水平升高 3～4 倍，有效降低 HbA1c 和餐后血糖，且不影响体重，没有明显的低血糖风险。沙格列汀降低 HbA1c 的作用在各年龄、性别、种族、体质指数(BMI)、地理分布和糖尿病病程的患者中均一致，适用于大多数 2 型糖尿病患者。我国 2 型糖尿病患者的临床试验显示沙格列汀可降低 HbA1c 0.4%～0.5%。沙格列汀单药可有效控制血糖，与二甲双胍或磺脲类联合治疗可更早、更有效地控制血糖，提高患者血糖达标率，同时安全性和耐受性良好。

(2)安立泽的服用方法：每片 2.5 毫克，5 毫克。每日 1 次，与进食无关。

3. 维格列汀(佳维乐)的作用特点与使用方法

(1)作用特点：我国 2 型糖尿病患者的临床试验显示维格列汀可降低 HbA1c 0.5%。在对比研究中维格列汀与阿卡波糖的降低 HbA1c 的作用相似。维格列汀可与二甲双胍合用，尤其是当单用二甲双胍使用耐受剂量仍不能有效控制血糖时；维格列汀可与磺脲类药物合用，尤其是当单用磺脲类药物使用耐受剂量仍不能有效控制血糖、由于禁忌或不耐受等原因不适合使用二甲双胍时；维格列汀可与噻唑烷二酮类药物，当不能有效控制血糖时和对于适合使用噻唑烷二酮类药物的患者。该药是同类药物中唯一能与其他降糖药物广泛联合使用的药物。肾功能不全时：轻度(肌酐清除率≥50 毫升/分钟)无需调整给药剂量。中度或重度肾功能损伤患者或进行血液透析的终末期肾病(ESRD)患者，不推荐使用维格列汀。肝功能损伤患者，包括开始给药前 ALT 或 AST>正常值上限 3 倍的患者不能使用维格列汀。老年(≥65 岁)患者无需调整给药剂量。75 岁或 75 岁以上的患者使用经验有限，所以应慎用维格列汀。

(2)维格列汀的服用方法：每片 50 毫克，每日 1 次，与进食无关。

4. 利格列汀(欧唐宁)的作用特点与使用方法

(1)作用特点：适用于 2 型糖尿病患者。我国 2 型糖尿病患者的临床试验显示，利格列汀可降低 HbA1c 0.68%。利格列汀可配合饮食控制和运动，与二甲双胍和磺脲类药物联合使用。与磺脲类药物联合使用时易出现低血糖。有研究与胰岛素联用，可有效降低 HbA1c 和空腹血糖。利格列汀主要通过胆汁代谢，不经肾脏代谢，是肾功能不全终末期及血液透析的患者使用时唯一一个不需要调整剂量的 DPP-4 抑制剂。对于利格列汀，有个别报道出现例如荨麻疹，血管水肿，或支气管超敏性超敏反应史。

(2)利格列汀的服用方法：每片 5 毫克，每日 1 次，与进食无关。

5. 阿格列汀(尼欣那)的作用特点与使用方法

(1)作用特点：我国 2 型糖尿病患者的临床试验显示阿格列汀可降低 HbA1c 0.57%～0.68%。阿格列汀可在饮食和运动的基础上单药治疗，也可以在单独使用二甲双胍血糖控制不佳时与二甲双胍联合使用。肾功能不全的患者使用时需要根据肾功能调整剂量。有出现包括过敏反应、血管性水肿和严重皮肤不良反应(包括 Stevens-Johnson 综合征)的报道。

(2)阿格列汀的服用方法：每片 25 毫克，每日 1 次，可与食物同时或分开服用。

我国最新版的《中国 2 型糖尿病防治指南》(2013 年版)明确指出这类药物的降低糖化血红蛋白的幅度在 0.4%～0.9%。无论单药还是联合其他降糖药治疗，DPP-4 抑制剂均可有效改善血糖，且低血糖风险小、不增加体重、不良事件少。此外，DPP-4 抑制剂具有良好的耐受性，包括在老年人、肾功能受损者、心血管疾病高风险人群中的应用。格列汀类对心血管系统存在多方面的影响，有降低主要心血管不良事件发生率的倾向，但是目前对于格列汀类与改善心血管结局之间的确切关系仍未阐明，需要临床专家和学者进行相关的研究来论证。因此，应用时需要考虑到心血管的安全性，做到合理用药。

七、钠-葡萄糖协同转运蛋白2抑制剂

（一）钠-葡萄糖协同转运蛋白2抑制剂的种类

列净类即为钠-葡萄糖协同转运蛋白2(SGLT2)抑制剂，是一种新型降糖药，主要通过抑制表达于肾脏的SGLT2，减少肾脏的葡萄糖重吸收，增加尿液中葡萄糖的排泄，从而降低血浆葡萄糖水平，且降糖效果不依赖于β细胞功能和胰岛素抵抗。全球现已批准SGLT2抑制剂类降糖药6种。中国正在申报及审批的有5种，分别是达格列净片、卡格列净片、伊格列净片、恩格列净片、依帕列净片。这里主要介绍进行临床验证最多的达格列净片。达格列净片，每片5毫克，10毫克。

（二）钠-葡萄糖协同转运蛋白2抑制剂的作用机制

SGLT2抑制剂主要通过抑制表达于肾脏的SGLT2，减少肾脏的葡萄糖重吸收，增加尿液中葡萄糖的排泄，从而降低血浆葡萄糖水平。而且降糖效果不依赖于β细胞功能和胰岛素抵抗。

（三）钠-葡萄糖协同转运蛋白2抑制剂的作用特点及剂量

SGLT2抑制剂是一种有很多优势的口服抗高血糖药物，每日1次口服，可以降低HbA1c、空腹血糖、餐后血糖，没有严重低血

糖的不良反应。它还可以降低体重和体脂，还有一部分的降压作用。由于它的独特降糖机制，不依赖胰岛功能，不受胰岛素抵抗影响，可以和现有任何一种降糖药物合用，还有用于1型糖尿病(T1MD)的可能。SGLT2抑制剂其优势在于"与其他很多降糖药的作用依赖于胰岛素不同，其作用完全不依赖于胰岛素"。众所周知，糖尿病患者的β细胞处于一种应激状态。而随着时间的推移，可产生胰岛素的β细胞数量不断减少，最终导致机体无法产生足够的胰岛素，从而使依赖胰岛素发挥降糖作用的药物失效。一般来说，应用一种降糖药两年后，随着β细胞的死亡，其血糖控制效果欠佳，此时需加用另一种降糖药。而随后发生更多的β细胞死亡，患者开始需要注射胰岛素。而SGLT2抑制剂的降糖作用不依赖于胰岛素，因此其降糖作用也不会随着时间的推移而减弱。此外，在血糖水平较高(如餐后因食物吸收，导致餐后血糖水平增高)时，其能更有效地降低血糖，抑制血糖高峰，减少β细胞应激，从而延缓2型糖尿病的进展。常用SGLT2抑制剂作用特点与剂量见表15。

表15　常用SGLT2抑制剂作用特点与剂量

名　称	每片剂量（毫克）	每日剂量（毫克）	特　点
达格列净	5、10	5～10，最大剂量10	降糖效果已获多项证据，不仅单药初始治疗降低HbA1c效果与二甲双胍相当，与二甲双胍、磺脲类、DPP-4抑制剂、胰岛素等各类降糖药物联合治疗的研究也一致显示了其降糖疗效

(四)钠-葡萄糖协同转运蛋白2抑制剂的适应证和禁忌证

1. 适应证 通过饮食和运动控制血糖不满意的成人2型糖尿病患者。

2. 禁忌证

(1)对本药成分过敏者。

(2)1型糖尿病。

(3)糖尿病酮症酸中毒。

(4)严重肝、肾功能不全者。

(5)糖尿病妊娠和哺乳者。

(6)早期的短暂的脱水、多尿、口渴的患者不推荐使用。

(7)中度及以上肾功能不全的患者不推荐使用。

3. 不良反应

(1)主要的不良反应就是泌尿道感染,生殖器真菌感染。

(2)增加尿量,容易口干,如果不及时补充水分,可能会导致脱水。

(3)对肾小球滤过率<60毫升/分钟者应谨慎使用。

(4)远期的肾功能、心血管影响仍在评估中,骨量减少/骨折风险、引起胰高血糖素分泌增加、糖异生增加、糖尿病酮症酸中毒等情况仍需进一步的研究来明确。

(五)钠-葡萄糖协同转运蛋白2抑制剂的临床应用方法

1. 达格列净的作用特点与使用方法

(1)作用特点:达格列净的降糖效果已获多项证据,不仅单药初始治疗降低HbA1c效果与二甲双胍相当,达格列净与二甲双胍、磺脲类、二肽基肽酶-4(DPP-4)抑制剂、胰岛素等各类降糖药物联合治疗的研究也一致显示了其降糖疗效。达格列净单药或联合治疗亦可减轻体重。在降低血压方面,与二甲双胍联用时,达格列净较磺脲类降压更持久。另有研究显示,在高血压伴T2DM患者中，达格列净 10 毫克与血管紧张素转换酶抑制剂(ACEI)或血管紧张素受体拮抗药(ARB)联用，可额外降低收缩压 4.3 毫米汞柱。SGLT2 抑制剂的心血管安全性汇总Ⅱb/Ⅲ期研究显示，达格列净不增加严重心血管不良事件发生率。EMPA-REG 研究证实，达格列净组主要终点发生率、全因死亡率、心血管死亡率、心衰住院率均显著降低。纳入全球 17 150 例患者的随机、双盲 DECLARE 研究是唯一纳入中国人群的 SGLT2 抑制剂心血管预后研究，期待其结果。

(2)达格列净的服用方法：每片 5 毫克，每日 1 次，必要时可增加至 10 毫克。

(六)钠-葡萄糖协同转运蛋白 2 抑制剂的临床应用前景

SGLT2 抑制剂带来治疗新希望，肾脏葡萄糖重吸收增加是糖尿病重要发病机制之一。肾脏每日滤过和重吸收葡萄糖达 180 克，其中 90%由 SGLT2 完成。SGLT2 抑制剂可减少肾脏葡萄糖重吸收，每天排出葡萄糖约 70 克。此外，还具有减轻体重、降低血压等多重作用优势。已获批上市的 SGLT2 抑制剂都有明确的降 HbA1c 作用，以及降体重，降血压的作用，目前的各大糖尿病指南，包括 ADA、AACE、CDA 都将 SGLT2 抑制剂推荐为二甲双胍失效后的可选择二线药物。不管是单药、联合口服药还是联合胰岛素，它都能有很好的降 HbA1c 作用，且不良反应较少。该类药物与胰岛素联用时，还可降低将血糖控制在适宜范围内所需的胰岛素剂量。一般来说，随着时间的推移，糖尿病患者维持适宜血糖水平所需的胰岛素量会有所增加，但应用 SGLT2 抑制剂治疗时，上述增速会减少，因此患者的低血糖发生风险更小，所需胰岛素治疗的成本也会降低。SGLT2 还有望用于糖尿病前期，T1DM，减肥，预防、治疗糖尿病肾病的领域。

目前来说，SGLT2 抑制剂广泛应用所面临的最大挑战是其作为一种新型降糖药的成本问题。另外，医学界还没有充分地认识到 SGLT2 抑制剂的所有益处。不过尽管如此，曾应用过 SGLT2 抑制剂的人们还是对其抱有极大的热情和信心。它将为糖尿病的治疗提供一种全新的方法。

八、口服降糖药的联合应用及注意事项

(一)2 型糖尿病联合用药的意义与原则

1. 2 型糖尿病联合用药的意义　联合疗法的益处主要是改善糖脂代谢及β细胞功能，延缓β细胞衰退，减轻胰岛素的抵抗状态，同时也希望延迟、减少糖尿病并发症的发生。在胰岛素抵抗的持续作用下，2 型糖尿病患者的胰岛功能逐渐衰竭，这在今天仍是难以解决的“定律”，不论胰岛素促泌剂还是胰岛素增敏剂都无法逆转或阻止这一趋势。正如 UKPDS 研究显示，随访期内单药治疗可以维持糖化血红蛋白（HbA1c）＜7％的患者比例逐年下降，提示单药治疗无法长期有效地控制血糖。2008 年，ACCORD 和 ADVANCE 研究结果显示，绝大多数 2 型糖尿病患者需要多于一种降糖药物治疗。因此，美国糖尿病学会（ADA）指南也提到：多数患者最终需要联合治疗。

2006 年，我国 30 家医院糖尿病专科的 2 型糖尿病患者用药调查显示：与 1998 年相比，单药治疗患者比例明显下降（75％至 50％），联合用药患者比例则达到 60％。与此同时，患者血糖控制得到明显改善（1998 年：8.7％±2.0％；2006 年：7.6％±1.6％），HbA1c＜7％的患者比例显著增加。在这种背景下，规范临床联合用药显得非常紧迫。

2. 2 型糖尿病联合用药的原则

(1)降糖药物联合用药首先要掌握指征。并不是所有患者一

开始就用联合疗法，可根据病人具体情况，如病情严重程度、肥胖与否及血胰岛素的水平来确定。当糖尿病进展到一定程度，单一药物无法有效控制血糖时，或当临床有某种原因不能使用胰岛素时，就要及早地联合用药。及早是非常重要的，不要等待某种药物完全失效了才联合用药。双胍类、磺酰脲类、噻唑烷二酮类和 α-糖苷酶抑制剂等口服降糖药可联合使用，还可和胰岛素合用。小剂量各种药物的联合应用，可减少单一药物的不良反应。

(2)要选用作用方式不同的药，以尽量发挥药物各自的优点，减轻这些药物不足之处及不良反应，目的是提高疗效及安全性。

(3)一般联合应用 2 种药物，必要时可用 3 种药物，当然还要考虑费用与效果的因素。

(4)联合用药应综合考虑药物的作用机制、体重、年龄、并发症、肝肾功能及常见不良反应。

(二)联合用药方法

一旦出现口服降糖药失效，就应该及时调整治疗，联合用药，而不能继续坚持原来的治疗方案。以下为常用的联合治疗方案。

1. 磺脲类药物联合二甲双胍　当磺脲类药物或二甲双胍单独应用不能有效控制血糖时，较常用的方法是加用另外一种药物，往往就能有效控制血糖。磺脲类加二甲双胍应用得很早。二甲双胍在美国批准很迟，到 1995 年才批准上市，而在欧洲很早就开始用了。磺脲类促进胰岛素分泌，而二甲双胍可加强胰岛素的作用，是合理的搭配。联合应用后空腹、餐后血糖、糖化血红蛋白都下降明显，对脂代谢也有益，同时血胰岛素水平不会太高，因为二甲双胍不刺激胰岛素分泌。这种联合治疗方法一般能在原血糖基础上再降低血糖 20％～40％，而且减少了单用磺脲类药物时体重增加的不良作用。当出现低血糖时，应先减少磺脲类药物。此两药的联合应用从药物经济学角度是最便宜的，也用得最多。全世界范围内，磺脲类加二甲双胍是最主要的 2 型糖尿病的联合用药。但这两种药物的联合用药，对心血管并发症的发生率及病死率尚有待进一步研究。

2. 磺脲类药物联合α-葡萄糖苷酶抑制剂 当单用磺脲类药物而餐后血糖仍不能有效控制时，联合应用α-葡萄糖苷酶抑制剂多能取得良好效果，一般可使餐后血糖降低约 30%。磺脲类加阿卡波糖可改善糖代谢，餐后血糖下降显著，因为阿卡波糖主要降低餐后高血糖，空腹血糖也有降低，糖化血红蛋白也明显降低。治疗过程中由于应用了阿卡波糖，磺脲类药物用量平均比以前减少 18%，同时餐后血浆胰岛素上升的幅度也比单用磺脲类时改善，可以减轻胰岛β细胞的负担。

3. 胰岛素和磺脲类药物联合应用 这两种药物联合应用具有“胰岛素节约效应”。磺脲类药物及胰岛素联合应用的治疗方案：磺脲类药物主要是通过促进胰岛素分泌与释放，减少肝脏对胰岛素的消除率、改善外周组织对胰岛素的敏感性而起作用。许多临床试验研究资料均提示，磺脲类药物与胰岛素联合应用具有胰岛素节约效应，可减少以达到某一既定的血糖控制目标所需的胰岛素用量的 30%，并且可以轻度改善血糖控制。该联合治疗方案是糖尿病患者从单一磺脲类药物治疗到胰岛素治疗的一个过渡阶段。一些研究表明，联合应用磺脲类药物及胰岛素治疗不会引起血糖大幅度的增加及白天严重低血糖的发生，但应监测睡眠中期的血糖情况，以防止夜间低血糖反应的发生。联合使用注意事项：如睡前注射中效或长效胰岛素后，要加餐，以防夜间出现低血糖；磺脲类药物加中效或长效胰岛素，如有一天用量＞24 单位仍疗效不佳，应及时改用单纯胰岛素治疗；联合治疗 3 周后如疗效不佳，可换用另外一种磺脲类药物，也可加用双胍类药物；如仍无效，应改为单纯胰岛素治疗。

近年来，随着对糖尿病发病机制和口服降糖药物药理作用的不断深入研究，胰岛素和磺脲类药物或胰岛素和双胍类药物的联合应用越来越受到重视。临床实践证明，联合用药较单纯的胰岛素或口服降糖药物治疗有许多优点，如能有效地控制糖尿病患者的高血糖，可改善糖代谢。同时可明显地减少胰岛素的用量，从而减少胰岛素治疗引起的外源性高胰岛素血症和体重增加，减少胰岛素抵抗，减少低血糖反应的发生。

4. 磺脲类药物联合睡前加用胰岛素　通常的方法是磺脲类和胰岛素都是白天用药，但实践证实这种联合用药方法有许多不足。如清晨空腹血糖控制仍不佳，患者的体重将明显增加。而磺脲类加睡前中效胰岛素（NPH）是联合疗法里最早的用法之一（另一个是磺脲类加二甲双胍）。空腹、餐后血糖与糖化血红蛋白都明显下降，但不足之处是低血糖发生率较高，血浆胰岛素水平略高。不同磺脲类的作用不同，新一代磺脲类制剂，如格列美脲、格列吡嗪控释剂在增加体重、提高血胰岛素水平方面比格列苯脲（格列本脲）有改善。目前，多在原用磺脲类药物的基础上，加上睡觉前注射1次小剂量中效胰岛素就足够了。这样的联合用药方案，可控制夜间基础血糖水平，且白天磺脲类的降糖作用可被加强，其优点是无须住院治疗，患者容易接受。

5. 口服药继发性失效后采用联合胰岛素方案

（1）空腹血糖高水平，口服药加睡前中效胰岛素（NPH）。

（2）餐后血糖高水平，早餐前 NPH 加口服药。

（3）空腹、餐后血糖高水平，早餐前 NPH 加口服药加睡前 NPH 补充胰岛素剂量接近生理量（30～36 单位/日）时，改成胰岛素替代治疗。

6. 胰岛素和二甲双胍的联合应用

（1）具有“减弱胰岛素抵抗”作用：双胍类药物由于可抑制肠壁对糖的吸收，降低餐后高血糖，促进外周组织对糖的利用，加速糖的无氧酵解，抑制糖异生，使基础血糖下降；增加胰岛素受体的数量和亲和力，促进胰岛素介导的葡萄糖的摄取和代谢作用，同时可抑制脂肪分解，降低血浆游离脂肪酸的水平，故可减弱或消除胰岛素抵抗。

(2)胰岛素和二甲双胍联合应用的优点：通过生理剂量的胰岛素改善空腹高血糖，使胰岛β细胞得以充分休息，二甲双胍促进葡萄糖摄取和代谢，增加内源胰岛素的分泌和组织对胰岛素的敏感性，减少胰岛素抵抗。胰岛素和二甲双胍联合应用，在降低血糖，尤其空腹血糖方面可与胰岛素产生叠加或协同的作用，还可以避免应用胰岛素引起的高胰岛素血症和体重增加，减少胰岛素用量。

(3)选用胰岛素替代治疗和二甲双胍联合方案应用指征：肥胖型的2型糖尿病应用磺脲类药物继发性失效者；2型糖尿病存在明显的胰岛素抵抗者；1型糖尿病，胰岛素用量较大，但血糖波动，病情不稳定者。胰岛素与双胍类联合应用尤适用于1型糖尿病血糖波动较大者。联用后不仅有利于血糖的稳定，还可减少胰岛素用量(约25%)及减少体重的增加。联合治疗方案：目前临床上胰岛素与双胍类药物联合应用，主要是和二甲双胍联合应用。二甲双胍的初用剂量为0.5～1.0克/日，分2次餐中或餐后服。然后根据血糖逐渐调整剂量，一般2～3周后可达到降糖效果，此时须注意及时调整胰岛素用量。

(4)二甲双胍联合睡前胰岛素：睡前胰岛素(NPH)加二甲双胍，同样可使空腹、餐后血糖及糖化血红蛋白显著下降，低血糖发生率较低，对脂代谢起着有益的作用，增加胰岛素敏感性，体重增加比单用胰岛素减少，血浆胰岛素水平较低，心血管危险因子减少，因为二甲双胍能使纤维蛋白溶解作用改善。临床研究结论指出，在用胰岛素联合治疗中，二甲双胍比磺脲类效果好些。因为它们的作用方式不同，胰岛素是提供外源性的胰岛素，二甲双胍能增加胰岛素的敏感性，而磺脲类本身主要还是刺激内源性的胰岛素，同时还有胰外作用。

7. 非磺脲类促泌药联合二甲双胍　两者药物可以相互作用而增强血糖控制。临床研究证实，瑞格列奈、那格列奈加二甲双胍联合治疗与单独用二甲双胍或瑞格列奈、那格列奈治疗相比，在空腹血糖水平、糖化血红蛋白两个指标上产生显著效果。数据表明，瑞格列奈、那格列奈加二甲双胍联合治疗后，大部分 2 型糖尿病患者可达到理想的代谢控制。这种代谢控制的改善有利于减少发生糖尿病并发症的危险，瑞格列奈、那格列奈具有与二甲双胍一样的降糖效果，但瑞格列奈、那格列奈与二甲双胍联合治疗在 2 型糖尿病患者中可产生协同的降糖作用。

8. 胰岛素和阿卡波糖药物联合应用　这两种药物联合应用后具有“减轻体重效应”。阿卡波糖可通过延缓食物中糖类的吸收来降低餐后高血糖，可能会减轻胰岛素治疗时体重增加的不良作用，同时可明显地减少胰岛素的用量，从而减少胰岛素治疗引起的外源性高胰岛素血症和体重增加，减少胰岛素抵抗及低血糖反应的发生。但须注意使用阿卡波糖应该从小剂量开始，逐渐加量，以尽量减少胃肠道的不良反应。

9. 二甲双胍联合阿卡波糖　二甲双胍加阿卡波糖使糖代谢明显好转，餐后 90 分钟的血糖高峰可下降 63 毫克/分升，空腹血糖平均下降 27 毫克/分升，糖化血红蛋白下降 0.8%。

10. 胰岛素和噻唑烷二酮类药物联合应用　具有“胰岛素节约效应”，噻唑烷二酮类药物能增强外周组织对胰岛素敏感性，降低胰岛素抵抗。许多研究表明，该方案能有效地改善血糖控制的“降糖效应”，并减少胰岛素的用量。表明噻唑烷二酮类药物具有胰岛素节约效应，但也有研究提示，它有体重增加的趋势。但应注意噻唑烷二酮类药物可能导致少见的肝脏损害，故应监测血谷丙转氨酶的水平。那些血糖控制不佳的患者均可加用本药；那些血糖控制良好并想减少胰岛素用量的患者，也可使用本药。

11. 噻唑烷二酮类药物联合磺脲类　噻唑烷二酮类药物与磺

脲类药物联合治疗可减轻胰岛素抵抗和增加β细胞功能。噻唑烷二酮类药物加磺脲类治疗患者与胰岛素抵抗的程度剂量依赖性地下降。研究表明，磺脲类药物治疗显著加重胰岛素抵抗。磺脲类药物治疗组患者β细胞功能显著增加。β细胞功能增加是因为磺脲类药物能够刺激胰岛分泌胰岛素。可是，噻唑烷二酮类药物加磺脲类联合应用会增加降糖效果，应注意预防低血糖。

12. DPP-4 抑制剂与二甲双胍联合使用 DPP-4 抑制剂在二甲双胍作为单药治疗用到最大耐受剂量仍不能有效控制血糖时，与二甲双胍联合使用。其中，利格列汀可与二甲双胍和磺脲类药物联合使用。

13. 其他 ①SGLT2 抑制剂与二甲双胍、磺脲类、二肽基肽酶-4(DPP-4)抑制剂、胰岛素等各类降糖药物联合治疗的研究也一致显示了其降糖疗效。在降低血压方面，与二甲双胍联用时，达格列净较磺脲类降压更持久。②GLP-1 受体激动剂与二甲双胍或噻唑烷二酮类联用时，如果联用后不会因低血糖而需调整二甲双胍或噻唑烷二酮类的剂量，则可继续沿用原二甲双胍或噻唑烷二酮类的剂量。而与磺脲类联用时，为降低低血糖的风险可考虑减少磺脲类的剂量。

14. 1 型糖尿病联合用药方案 1 型糖尿病病人中，也可以联合用药，如胰岛素联合二甲双胍或 α-葡萄糖苷酶抑制剂等，但绝对不能仅仅用口服降糖药。1 型糖尿病患者血糖波动较大时，可在注射胰岛素的基础上，试加服二甲双胍以减少血糖波动和减少胰岛素用量。

(三)联合用药注意事项

联合用药可使血糖得到更好的控制，但最常见不良反应包括低血糖、体重增加、水钠潴留等，临床上对于这些不良反应往往并没有足够重视。2008 年，由于强化治疗组死亡率增加而结束的

ACCORD 研究给临床工作者带来诸多反思，学者们从不同角度对 ACCORD 研究结果进行了分析与探讨，包括研究中的用药方案。

在该研究中，强化降糖组 3 种以上降糖药联用的比例达到近 60%，且由于胰岛素、磺脲类、噻唑烷二酮类药物均有增加体重的作用，使平均体质指数(BMI)为 32 千克/米^2 的患者体重增加 3.5 千克，其中近 28%的患者体重增加 10 千克以上。众所周知，肥胖本身即是心血管疾病的危险因素，在体重增加过程中，收缩压、舒张压、血清总胆固醇和低密度脂蛋白胆固醇水平均升高，增加心血管疾病的危险性。尽管格列酮类与胰岛素联用对 β 细胞具有积极作用，且有效改善血脂，但其带来的体重增加和水钠潴留风险有协同作用，体重增加也可能同时加重心力衰竭风险。ADA 和欧洲心脏病学会(ESC)/EASD 指南明确指出：纽约心脏学会心功能分级(NYHA)为Ⅲ、Ⅳ级的心衰患者禁用 TZD，心衰及其他心血管疾病患者慎用 TZD。AHA 和 ADA 联合声明：联合胰岛素是 TZD 治疗中发生心衰的危险因素。

另外，ACCORD 研究中采用的激进治疗方案使得强化组低血糖发生率远高于常规组(4.6%对 1.4%)。同时参与过 ACCORD 与 ADVANCE 研究的莱特(Leiter)教授认为，导致死亡风险增加的并非强化降糖本身，不合理的治疗方案才是症结所在。尽管目前对于 ACCORD 研究结果的分析尚无定论，但对于过程的分析仍提示：在血糖干预策略上，要从只注重降糖效果转向同时关注效果与安全。正如 VADT 研究者在对其结果分析中所发现的：严重低血糖是 VADT 研究中全因死亡、心血管死亡和心血管事件的重要危险因素。美国心脏病学会基金会(ACCF)/美国心脏病学会(ACC)/ADA 联合声明也指出，一次严重的医源性低血糖或由此诱发的心血管事件可能会抵消一生将血糖维持在正常范围所带来的益处。这提示，对于可带来低血糖的降糖药的联合使用必须谨慎，如促泌剂和胰岛素的联合。研究发现：与单用二甲双胍相比，胰岛素与磺脲类联用显著增加低血糖风险（$P<0.0001$），即由于二者均可提高体内胰岛素水平而大大增加低血糖的发生率。

磺脲类与双胍类联用是临床常用的方法，在中国2型糖尿病患者的联合降糖方案中占很大比例。但2008年一项荟萃研究显示：磺脲类与双胍类联用虽未显著增加全因死亡风险，但可能显著增加心血管疾病入院和死亡复合终点发生的危险。尽管这一结果仍不被普遍认可，但临床经验与循证结果的矛盾提示，在糖尿病治疗中应更谨慎全面地思考。

糖尿病是一种病因复杂、发生发展涉及诸多病理生理过程的疾病。临床绝大多数2型糖尿病患者最终需要不同作用机制的降糖药物联合治疗。联合用药应特别注意降糖药物之间的合理配伍，避免不良反应的增加。联合用药在2型糖尿病治疗中占据重要地位，合理的联合用药不仅能充分发挥药物之间的协同作用，还能最大限度地减少不良反应，对2型糖尿病治疗将产生深远而积极的影响。临床上联合用药仍存在不规范现象，唯有改进这些现象，才可能使患者血糖安全达标。

第三章 胰高血糖素样肽-1受体激动剂

一、胰高血糖素样肽-1受体激动剂的种类

胰高血糖素样多肽-1(GLP-1)受体激动剂是近年来研究的一种新型降糖药物。目前国内上市的 GLP-1 受体激动剂根据降糖作用时间长短,可分为短效和长效制剂。艾塞那肽注射液(百泌达)为短效制剂,每支 5 微克、10 微克,需要每日注射 2 次。长效制剂有利拉鲁肽注射液(诺和力),每支 1.8 毫克,起始量是 0.6 毫克,可以用到 1.8 毫克,每日注射 1 次。

二、胰高血糖素样肽-1受体激动剂的作用机制

胰高血糖素样多肽-1(GLP-1)受体激动剂是一种能够增强胰岛素分泌的肠道激素,主要通过刺激胰岛 β 细胞分泌胰岛素,同时抑制胰高糖素(体内的升血糖激素之一)分泌,并能抑制食欲,减慢胃排空,减慢食物中葡萄糖进入血液循环的速率等,通过多重机制而达到降低血糖的目的。

三、胰高血糖素样肽-1受体激动剂的作用特点及剂量

胰高血糖素样肽-1(GLP-1)受体激动剂可以有效降低血糖,

显著降低体重，改善甘油三酯和血压。包括我国 2 型糖尿病患者在内的临床研究显示，利拉鲁肽降低糖化血红蛋白的作用与格列美脲相当，使体重下降 1.8～2.4 千克，收缩压下降约 3 毫米汞柱；艾塞那肽可以使糖化血红蛋白降低 0.8%，体重下降 1.6～3.6 千克。GLP-1 受体激动剂可以单独使用或与其他口服降糖药联合使用。常用 GLP-1 受体激动剂作用特点与剂量见表 16。

表 16　常用 GLP-1 受体激动剂作用特点与剂量

名　称	每支剂量	每日剂量	特　点
艾塞那肽（百泌达）	5 微克、10 微克	5～10 微克，最大剂量 10 微克	适用于口服降糖药不能有效控制血糖的 2 型糖尿病患者的辅助治疗。作用时间短，一日需注射 2 次。不与胰岛素同用。主要不良反应是胃肠道反应
利拉鲁肽（诺和力）	0.6 毫克、1.8 毫克	0.6～1.8 毫克最大剂量 1.8 毫克	适用于口服降糖药不能有效控制血糖的 2 型糖尿病患者的辅助治疗。作用时间长，一日需注射 1 次。不与胰岛素同用。胃肠道反应较艾塞那肽轻

四、胰高血糖素样肽-1 受体激动剂的适应证及禁忌证

1. 适应证

(1)通过饮食和运动控制血糖不满意的成人 2 型糖尿病患者。

(2)艾塞那肽是国内上市最早的 GLP-1 受体激动剂，适用于单用二甲双胍、磺脲类及二甲双胍联合磺脲类治疗，血糖仍控制不

佳的患者。

(3)在国内，利拉鲁肽与二甲双胍或磺脲类药物联合应用，适用于单用二甲双胍或磺脲类药物最大可耐受剂量治疗后，血糖仍控制不佳的患者。

2. 禁忌证

(1)对本药产品活性成分或任何其他辅料过敏者。

(2)1 型糖尿病。

(3)糖尿病酮症酸中毒。

(4)严重肝、肾功能不全者。

(5)糖尿病妊娠和哺乳者。

3. 不良反应

(1)主要包括恶心、呕吐、腹泻、腹痛和上腹部不适、消化不良、食欲下降、低血糖等。

(2)罕见的不良反应有胰腺炎、皮疹等。

4. 注意事项

(1)在艾塞那肽和利拉鲁肽的使用中，有少数急性胰腺炎的病例报道，使用该药物的患者应了解急性胰腺炎的特征性症状，如果怀疑发生了胰腺炎，应立即停止使用。

(2)GLP-1 受体激动剂与磺脲类药物合用时低血糖的发生率升高。适当减少磺脲类药物的剂量可降低低血糖风险。联合使用 GLP-1 受体激动剂和磺脲类药物的患者，在驾驶或操作机械时应采取必要措施防止发生低血糖。

(3)在艾塞那肽的使用中，有罕见肾功能改变的报告，因此不推荐艾塞那肽用于终末期肾病或严重肾功能不全(肌酐清除率＜30 毫升/分)的患者。

(4)利拉鲁肽在纽约心脏学会(NYHA)分级Ⅰ～Ⅱ级的充血性心力衰竭的患者中的治疗经验有限；目前，还没有在Ⅲ～Ⅳ级充血性心力衰竭患者中的使用经验。

(5)有甲状腺髓样癌既往史或家族史患者,以及2型多发性内分泌肿瘤综合征患者不能使用利拉鲁肽。

五、胰高血糖素样肽-1受体激动剂的临床用法

1. 艾塞那肽注射液(百泌达)的作用特点与使用方法

(1)作用特点:适用于服用二甲双胍、磺脲类、噻唑烷二酮类、二甲双胍和磺脲类联用、二甲双胍和噻唑烷二酮类联用,不能有效控制血糖的2型糖尿病患者的辅助治疗。首先,葡萄糖依赖性胰岛素分泌:艾塞那肽注射液对胰腺β细胞对葡萄糖的应答性有急性效应,仅在葡萄糖浓度升高的情况下引起胰岛素释放。当血糖浓度下降并接近正常水平时,胰岛素分泌下降。第一相胰岛素反应:在健康个体中,胰岛素大量分泌发生于静脉注射给予葡萄糖后10分钟内。这种分泌称为"第一相胰岛素反应",2型糖尿病患者特征性地缺乏这种分泌。缺乏第一相胰岛素反应是由于2型糖尿病患者早期β细胞受损。给予达到治疗剂量血浆浓度的艾塞那肽注射液能恢复2型糖尿病患者对静脉快速注射葡萄糖的第一相胰岛素反应。第二,胰高血糖素分泌:对于2型糖尿病患者,艾塞那肽能减少高血糖期间胰高血糖素分泌,降低血清胰高血糖素浓度,使肝葡萄糖输出量降低,减少胰岛素需求。但是,艾塞那肽注射液不会损害对低血糖的正常胰高血糖素反应。第三,胃排空:艾塞那肽注射液可以减慢胃排空,从而减慢食物中的葡萄糖进入循环中的速率。第四,摄食:给予艾塞那肽可以减少动物和人类的食物摄取。

(2)艾塞那肽应用方法:艾塞那肽是动物巨蜥唾液中提取的蛋白肽类,可以和人体内的GLP-1受体结合,同源性低,只有50%,作用时间短,一日需注射2次。仅用于皮下注射。应在大腿、腹部或上臂皮下注射给药。艾塞那肽推荐起始剂量为5微克,每日2

次，于早餐和晚餐前60分钟内给药。餐后不可给药。治疗1个月后，可根据临床反应将剂量增加至10微克。艾塞那肽与二甲双胍或噻唑烷二酮类联用时，如果联用后不会因低血糖而需调整二甲双胍或噻唑烷二酮类的剂量，则可继续沿用原二甲双胍或噻唑烷二酮类的剂量。艾塞那肽与磺脲类联用时，为降低低血糖的风险可考虑减少磺脲类的剂量。艾塞那肽是澄清、无色的液体，如果出现颗粒或溶液混浊或有颜色则不能使用。

2. 利拉鲁肽注射液(诺和力)的作用特点与使用方法

(1)作用特点：适用于服用二甲双胍、磺脲类、噻唑烷二酮类、二甲双胍和磺脲类联用、二甲双胍和噻唑烷二酮类联用不能有效控制血糖的2型糖尿病患者的辅助治疗以改善血糖控制。利拉鲁肽在高效控糖的同时，可为T2DM患者带来额外多重获益，包括通过调节食物摄入和能量消耗来减轻体重、心血管保护及抗动脉粥样硬化作用等。利拉鲁肽治疗能显著降低心血管的风险因素，包括腰围、血压和炎症标志物。并能适度改善空腹血脂水平，减少空腹血糖和餐后血糖的波动，改善胰岛β细胞功能和胰岛素敏感性。体重的减轻和血糖控制的改善，可能因此减少了前期糖尿病的发生和延迟了2型糖尿病的发病。同时，利拉鲁肽也显著改善了健康相关的生活质量，特别是生理功能的改善。胃肠道的紊乱是利拉鲁肽治疗过程最常见的短暂不良反应，多为轻至中度。因而，利拉鲁肽有望成为抗肥胖治疗的新武器。很多研究显示，利拉鲁肽无论是单药还是与其他口服降糖药联合使用效果都是不错的。诺和力可用于与二甲双胍联合治疗，而无须改变二甲双胍的剂量。诺和力可用于与磺脲类药物联合治疗。当诺和力与磺脲类药物联用时，应当考虑减少磺脲类药物的剂量以降低低血糖的风险。调整诺和力的剂量时，无须进行自我血糖监测。然而，当诺和力与磺脲类药物联合治疗而调整磺脲类药物的剂量时，可能需要进行自我血糖监测。轻度肾功能损害的患者不需要进行剂量调整，在中度肾功能损害患者中的治疗经验有限。目前，不推荐诺和力用于包括终末期肾病患者在内的重度肾功能损害患者。在肝功能损害患者中的治疗经验有限，因此不推荐诺和力用于轻、中、重度肝功能损害患者。

(2)诺和力应用方法：利拉鲁肽是人 GLP-1 类似物，同源性高有 97%，作用时间长，一日只需注射 1 次。诺和力的起始剂量为每日 0.6 毫克。至少 1 周后，剂量应增加至 1.2 毫克。预计一些患者在将剂量从 1.2 毫克增加至 1.8 毫克时可以获益，根据临床应答情况，为了进一步改善降糖效果，至少 1 周后可将剂量增加至 1.8 毫克。推荐每日剂量不超过 1.8 毫克。每日注射 1 次，可在任意时间注射，无须根据进餐时间给药。诺和力经皮下注射给药，注射部位可选择腹部、大腿或者上臂。在改变注射部位和时间时无须进行剂量调整。然而，推荐诺和力于每天同一时间注射，应该选择每天方便的时间。诺和力不可静脉或肌内注射。利拉鲁肽的减肥效应是通过降低食欲和减少能量摄取起作用的，并有剂量依赖性，需 3 毫克每日 1 次，皮下注射使用。

总之，肠促胰素类药物（包括 DPP-4 和 GLP-1）在 ADA、AACE、IDF 等专业协会各类不同的糖尿病治疗指南中的地位与时俱进，已列为一线用药或仅次于二甲双胍的二线优先用药选择，并且可以联合长效基础胰岛素进行所谓“广义”的强化治疗。目前在中国，CDS 指南中 GLP-1 被列为三线用药。而且需要指出的是，肠促胰素类药物在中国批准的说明书用法里不包括与胰岛素联合应用。GLP-1 与 DDP-4 相比：据文献报道，在增强 GLP-1 的活性、减少胰高糖素的生成、增强 β 细胞功能、增加胰岛素合成与分泌、降低空腹及餐后血糖、减少体重等方面前者略优，而后者的胃肠道不良反应（如恶心、腹胀、呕吐等）更少。

肠促胰素类药物能够同时针对 2 型糖尿病的多重病理生理机制来发挥作用。大量循证研究显示，其对胰岛 β 细胞和 α 细胞具有双重调节作用，即在以葡萄糖浓度依赖性方式促进β细胞分泌胰岛素的同时，还可抑制α细胞分泌胰高糖素。近年来，随着研究的不断深入，α细胞和胰高糖素在糖尿病治疗中的重要作用受到越来越多的关注，关于肠促胰素类药物对胰高糖素影响的具体机制及长期效应，也将成为未来的一个研究热点。

第四章　胰岛素的临床应用

一、概　述

(一)什么是胰岛和胰岛素

人体是由细胞→组织→器官→系统组成，大家耳熟能详的是呼吸系统、循环系统、消化系统等，其实人体的器官具有很多功能。大家知道胰腺这个器官，一般情况是归于消化系统，但是胰腺从组织学分为外分泌腺和内分泌腺两部分。其中内分泌腺由大小不同的细胞团组成了胰岛，胰岛主要由4种细胞组成：α细胞、β细胞、δ细胞、PP细胞。

α细胞分泌胰高血糖素，升高血糖；β细胞分泌胰岛素，降低血糖；δ细胞分泌生长抑素，以旁分泌的方式抑制α、β细胞的分泌；PP细胞分泌胰多肽，抑制胃肠运动、胰液分泌和胆囊收缩。

(二)人体内胰岛素的产生

胰腺的内分泌功能是由胰岛来完成的。β细胞是那些内分泌和外分泌细胞的典范，它们可以合成、储存、分泌多肽产物。β细胞最主要的产物是胰岛素，通常胰岛β细胞产生一种单一的多肽前体，称为前胰岛素原，然后转换为胰岛素原。胰岛素原通过去除氨基酸残基形成胰岛素和C肽。由此产生的胰岛素由20个氨基酸组成的A链和31个氨基酸组成的B链构成，两条链由两个二硫键连接。90%～97%胰岛素和C肽从β细胞释放到门静脉系统。在第一个通道中，被释放到门静脉系统50%的胰岛素被肝脏清除。正常成人胰岛素分泌进入门脉系统的基础水平速度约为1单位/小时，摄取食物后增加5～10倍。胰岛素每日总分泌量约为48单位。胰岛素分泌率在空腹或餐后状态迅速下降以防止适度运动出现的低血糖。

胰岛β细胞受内源性或外源性物质如葡萄糖、乳糖、核糖、精氨酸、胰高血糖素等的刺激后，经过一系列生物学过程而分泌一种蛋白质激素，即胰岛素。胰岛素是机体内唯一降低血糖的激素，同时促进糖原、脂肪、蛋白质合成。

(三)人体内胰岛素的生物学作用

胰岛素是人体胰岛β细胞分泌的一种激素，它是维持人体正常代谢和生长不可缺少的物质。其主要生物学作用如下：

1. 促进葡萄糖转化为肝糖原。
2. 促进葡萄糖进入细胞发挥作用。
3. 抑制蛋白质、脂肪在肝脏内转化为葡萄糖(抑制糖异生)。
4. 抑制肝糖原分解，可起降血糖的作用。

此外，葡萄糖在肝、脑、肠黏膜、肾小管和红细胞等组织中，不受胰岛素的调节，可以自由地透过细胞膜，作为提供热能的基本物质。

(四)外源性胰岛素的发现

胰岛素于1921年由加拿大人班廷和贝斯特首先发现。1922年开始用于临床，使过去不可治的糖尿病患者得到挽救。1955年，英国F·桑格小组测定了牛胰岛素的全部氨基酸序列，开辟了人类认识蛋白质分子化学结构的道路。1965年9月17日，中国科学家人工合成了具有全部生物活力的结晶牛胰岛素，它是第一个在实验室中用人工方法合成的蛋白质。

胰岛素的化学结构是53肽，是蛋白质激素。只有具备这种化学结构的物质才是胰岛素，现在市场上鱼龙混杂的一些药物用胰岛素这个名字命名，但是这些药物没有这种化学结构，只是来模糊概念，大家一定要警惕，要明明白白地治疗。

二、胰岛素制剂的类型

（一）按药效作用时间分类

胰岛素的种类很多。按其作用持续时间的长短，可分为超短效、短效、中效、长效胰岛素 4 类。

1. 超短效胰岛素 为迅速起效的新一代速效胰岛素注射液，是更适合人体生理需要的胰岛素类似物（insulin similitude）。如赖脯胰岛素是氨基酸脯氨酸和赖氨酸占 B 28 和 B 29 互换位置的人胰岛素类似物。虽然赖脯胰岛素与可溶性胰岛素相似，形成六聚体，但皮下注射后分解更迅速。还有短效胰岛素类似物门冬胰岛素，是门冬氨酸在 B 29 位置取代脯氨酸。这种变化降低了相互作用的稳定性，从而导致注射后胰岛素吸收的增加。因此，超短效的胰岛素类似物吸收更快，达到血浆峰浓度比结构不变的胰岛素高 1 倍左右，时间却缩短了一半，最终降低餐后血糖。胰岛素类似物可临餐使用，也称为餐时胰岛素或速效胰岛素。目前的速效胰岛素类似物有门冬胰岛素、赖脯胰岛素和格鲁辛胰岛素。

超短效胰岛素 15 分钟至半小时起作用，30～90 分钟达到峰值，作用时间为 3～4 小时。

2. 短效胰岛素 为可溶性，皮下注射 30 分钟后开始起作用，高峰浓度在 2～4 小时，持续作用 5～8 小时，随剂量增大其作用时间可延长。按其 pH 值又可分为酸性与中性两种：①酸性可溶性胰岛素。包括最早应用的普通（或正规）胰岛素（简称 RI）和后来研制的结晶锌胰岛素酸性溶液（简称 CZI）。胰岛素是一种酸性蛋白，等电点（最低溶解度的pH值）为5.3，在pH值7.4的溶液中虽然会形成一些沉淀，但仍呈高度溶解状态。普通胰岛素及结晶胰岛素的pH值为2.5～3.5，当其与液体一起注射时，由于pH值的改变，会在输液瓶底部沉淀，使其作用很不均匀。②中性可溶性胰岛素。为高度提纯制剂，不但在pH值7.4时极少沉淀，且在体温及常温下，均比前两者稳定。本品与液体一起注射不会产生沉淀。

3. 中效型胰岛素 低鱼精蛋白锌胰岛素，为中性的白色混悬液，只能用于皮下或肌内注射。注射后2～4小时起效，高峰浓度在6～12小时，以后作用渐减，可持续约24小时。本品中的鱼精蛋白锌全部与胰岛素结合在一起，没有多余的部分。胰岛素与鱼精蛋白分离后，才能被吸收，这种分离是逐渐的，所以吸收的速度较慢，维持时间较长。本品可单独用，也可和短效胰岛素混合在一起应用。混合时短效和中效胰岛素按各自吸收的速度发挥作用。常用的中效胰岛素还有慢胰岛素锌悬液。

4. 长效型（慢效型）胰岛素 鱼精蛋白锌胰岛素（简称PZI），为白色中性混悬液，只供皮下和肌内注射。注射后4～6小时起作用，高峰浓度在14～20小时，作用持续24～36小时。本品含鱼精蛋白锌比中效胰岛素为多，吸收速度更慢，维持时间也更长。本品所含的鱼精蛋白锌大部分和胰岛素相结合，其余为未结合的。当和短效胰岛素混合使用时，游离部分的鱼精蛋白锌要与加入的短效胰岛素结合，使其变成鱼精蛋白锌胰岛素。目前，长效胰岛素类似物有甘精胰岛素、地特胰岛素、德谷胰岛素。

（二）按来源分类

1. 动物胰岛素 从猪和牛的胰腺提取。猪胰岛素与人胰岛素仅相差1个氨基酸，牛胰岛素与人胰岛素相差3个氨基酸。因此牛胰岛素抗原性较猪胰岛素强而易于生成抗体，但药效相同。在20世纪70年代前广泛用于临床。

2. 化学合成胰岛素 1965年，我国已成功合成了具有生物活性的结晶牛胰岛素，由于成本高，批量生产困难，一直局限于实验室，未用于临床。

3. 半合成人胰岛素 采用生化酶切技术，将猪胰岛素β链第30位丙氨酸一次性置换苏氨酸，此即半合成人胰岛素。

4. 生物合成人胰岛素 应用重组DNA技术，将带有人胰岛素前体密码的DNA片断植入质粒携带体中，再把质粒酵母细胞（或大肠埃希菌）经过发酵、提取、纯化，获得高纯度的生物合成人胰岛素。此种胰岛素与人体内源性胰岛素的A链、B链氨基酸排列顺序及生物活性完全相同。目前国内应用的主要有四种，我国生产的“甘舒霖”；美国生产的“优泌林”；丹麦生产的“诺和灵”；德国生产的“重和林”。近年来，生物合成人胰岛素已广泛应用于临床。

5. 胰岛素类似物 胰岛素类似物是指通过生物合成制造的与天然人胰岛素结构、生物活性完全一样的胰岛素。胰岛素类似物起源于1963年，首先从人尸体胰腺中进行胰岛素类似物的提取；1974年实现了胰岛素类似物完全的化学合成，从1979年到1981年有两种技术：胰岛素生物合成技术和半合成技术得到了发展。20世纪90年代末，在对人胰岛素结构和成分的深入研究中发现，对肽链进行修饰；利用基因工程技术，改变胰岛素肽链上某些部位的氨基酸组合；改变等电点；增加六聚体强度；以钴离子替代锌离子；在分子中增加脂肪酸链，加大与白蛋白的结合，均有可能改变其理化和生物学特征，从而可研制出更适合人体生理需要的胰岛素类似物。如赖脯胰岛素是氨基酸脯氨酸和赖氨酸占B28和B29互换位置的人胰岛素类似物。

（三）按胰岛素纯度分类

1. 结晶胰岛素 从牛或猪的胰腺中提取并经结晶方式生产的胰岛素制剂，称为结晶胰岛素。目前国内常用的普通胰岛素

(RI)、结晶胰岛素(CZI)、长效胰岛素(PZI)均属此类。此类剂型中,不仅胰岛素原的含量仍很高,为20 000/百万($20\,000\times10^{-6}$)左右,而且还含有胰岛素多肽、生长抑素、舒血管肠TAI及胰蛋白MEI等杂物,具有一定的致敏性及抗原性。纯度约为95%。久用后可导致皮下脂肪萎缩、变态反应,并常产生胰岛素抗体。

2. 纯化胰岛素

(1)单峰胰岛素:如将国产胰岛素进行层析,可有A、B、C三个峰,A峰含胰蛋白酶等;B峰含胰岛素原及降解胰岛素;C峰为胰岛素。如将从动物胰腺中提取的胰岛素反复经过凝胶过滤层析、沉淀、结晶等一系列纯化而得到的C峰胰岛素称“单峰胰岛素”,其胰岛素原含量<10~15/百万($10\times10^{-6}\sim15\times10^{-6}$),无胰腺内其他激素等杂质,纯度为98%。此类胰岛素特点为:由于杂质少,故不良反应减少;免疫原性低,故抗胰岛素抗体减少。

(2)单组分胰岛类:将C峰用离子交换树脂处理而得到更纯的胰岛素为单组分胰岛素。其胰岛素含量<1×10^{-6}(ppm),纯度在99%以上,抗原性极弱。

(3)人胰岛素:包括前述半合成人胰岛素及生物合成人胰岛素。由于其氨基酸含量、结构及生物活性均与天然人胰岛素完全一样,故免疫原性小,注射后吸收快,半衰期短(表17)。

表17 已上市胰岛素种类及特点

胰岛素种类	商品名	起效时间	达峰时间	持续时间	特 点
速效					
谷赖胰岛素	Apidra	5~15min	30~90min	3~5	餐前0~15min或餐后15min内注射;有效控制餐后血糖
赖脯胰岛素	优泌乐	5~15min	30~120min	3.5~4.75h	餐后2~5h及夜间低血糖发生率低
门冬胰岛素	诺和锐	5~15min	30~90min	3~5h	

续表

胰岛素种类	商品名	起效时间	达峰时间	持续时间	特点
短效					
常规人胰岛素 R1	优泌林 R 诺利灵 R 甘舒霖 R 重和林 R	30～60min	2～3h	5～8h(6.5h)	餐前 30～45min 内注射，与生理状态比较，起效慢、效果差，持续时间长，延后的低血糖风险高
中效					
低精蛋白群人胰岛素	优泌林 N	2～4h	4～10h	10～15h	作为基础胰岛素，平台时间短，吸收曲线变异大，低血糖风险高
NPH	诺和灵 N 重和林 N				
长效					
地特胰岛素	诺和平	3～8h	—	5.7～23.2h	T2DM 每日注射 1 次，T1DM 每日可注射 2 次；吸收曲线重复性好
甘糖胰岛素	来得时	2～4h	—	20～24h	
预混					
75% NPH,25%Lispro	优泌乐 25	5～15min	双峰	10～16h	餐前 15min 或餐后即刻注射
50% NPH,50%Lispro	优泌乐 30	5～15min	双峰	10～16h	
70% NPH,30%Aspart	诺和锐 30	5～15min	双峰	10～16h	
70% NPH,30%RI	优泌林 70/30 诺和灵 30R 重和林 N30	30～60min	双峰	10～16h	每日注射 2 次即可覆盖餐后血糖；灵活性低于基础-追加方案
50% NPH,50%RI	诺和灵 50R	30～60min	双峰	10～16h	

注：T2DM：2 型糖尿病；T1DM：1 型糖尿病

(四)胰岛素的其他剂型

1. 吸入型胰岛素 目前吸入型胰岛素在餐前使用，起效快，剂量范围较小，治疗开始的前后可能需要检测肺功能。

2. 口服胰岛素 胰岛素在胃液中极不稳定，可被肠道内消化酶分解而失去生物活性。20多年前，曾有人将含界面活性剂聚氧乙烯月桂醇醚作为非渗透性薄膜包被胰岛素制成口服制剂，有降低血糖作用。少数人服后可发生恶心、呕吐。有报道，用多烷氰烯酸盐微粒胶囊作为胰岛素的载体，口服后取得降低血糖的效果，但尚未用于临床。

3. 鼻用胰岛素 采用结晶胰岛素与10%甘胆碱配成滴鼻液，亦有用短效胰岛素。通过此途径给药的胰岛素15分钟后达峰值，比注射给药更快，但作用时间更短，生物利用度只有静脉给药的10%～70%。

4. 直肠给药 采用胰岛素特殊剂型，直肠给药后20分钟起作用，50分钟达峰值，持续90分钟。给药后约30%胰岛素到达门静脉系统，但此途径给药的生物利用度较低。

二、胰岛素治疗的意义与原则

（一）胰岛素治疗的意义

虽然目前原发性糖尿病的确切病因不明，但在糖尿病的病程中始终存在着胰岛素的相对不足和绝对不足。应用胰岛素治疗糖尿病的最大意义就在于胰岛素可以有效地控制高血糖和纠正高血糖所引发的一系列代谢紊乱及多脏器损害，降低糖尿病的死亡率和致残率，提高生活质量。大量的临床及实验均表明，胰岛素疗法为治疗糖尿病的核心疗法，在糖尿病的治疗中占有极重要的地位。

1. 治疗1型糖尿病患者，主要补充其分泌不足，以对抗体内拮抗胰岛素的激素，从而调整其代谢紊乱与对多种脏器和生长发育的影响。

2. 2型糖尿病患者因周围靶组织胰岛素受体不敏感而引起相

对不足，故使用胰岛素的目的与1型不同，并非补充其不足，而在于调整高血糖、高血脂及控制症状。如果掌握不当，往往可引起高胰岛素血症，促进脂肪合成，引起肥胖，甚至加重胰岛素的抵抗性。长期应用，还易并发动脉粥样硬化，故使用时必须掌握适应证，以便控制病情发展，并避免各种不良反应。

3. 对于多种在微血管病变基础上的慢性糖尿病并发症，可以防止、延缓或抑制微血管病变发生。胰岛素治疗糖尿病的重要意义，决非仅限于短期内可以获得控制代谢紊乱，更重要的是可防治慢性并发症的发生发展。

4. 对妊娠期糖尿病及糖尿病患者妊娠中的胰岛素治疗可较好地调整代谢，有利于胎儿生长发育和顺利分娩，避免产妇及胎儿发生各种并发症，从而减少母体病情恶化、胎儿死亡与难产等问题。

5. 糖尿病患者伴有外科疾病和手术麻醉等情况下，体内儿茶酚胺、胰高糖素、生长激素及糖皮质激素等胰岛素拮抗激素分泌增多，抑制了胰岛素的分泌，降低了胰岛素敏感性，促进糖原分解和糖异生，脂肪与蛋白质分解增加，游离脂肪酸水平升高，血糖控制困难增大。要充分认识手术对糖尿病患者的影响，严格掌握手术适应证，妥善做好围手术期胰岛素的治疗，使患者安全接受手术治疗。

（二）胰岛素治疗的原则

1. 必须严格掌握胰岛素治疗的适应证。

2. 必须熟悉各种剂型胰岛素的作用特点。胰岛素治疗涉及更多环节，如药物选择、治疗方案、注射装置、注射技术、自我血糖监测、根据血糖监测结果所采取的行动等。开始胰岛素治疗后，患者应继续坚持饮食控制和运动，均应通过接受有针对性的教育来掌握胰岛素治疗相关的自我管理技能，了解低血糖发生的危险因素、症状，以及掌握自救措施。

3. 胰岛素治疗的剂量，必须依据患者的具体病情（糖尿病类型、血糖水平、饮食情况、运动量、劳动强度、有无并发症及应激状况）而定。强调个体化，强调因人而异，因病而定，灵活掌握。

4. 选用胰岛素制剂时，必须结合病情需要。糖尿病患者在合并急性并发症（如酮症酸中毒、高渗性昏迷、乳酸性酸中毒）及严重应激状况（重度感染、急性心肌梗死、脑梗死、外伤和大手术）时，应采用短效胰岛素治疗。

5. 初用胰岛素，均应从小剂量开始，然后参照血糖水平每3～5天调整用量1次，直至控制血糖在满意的水平。在维持治疗量阶段，如发现血糖升高或低于正常，首先应消除诱因，不可盲目增减胰岛素剂量，以防血糖大幅度波动。当血糖控制与病情均平稳时，撤减胰岛素剂量速度不宜过快，每次幅度不宜过大。

6. 应用胰岛素治疗期间，不可随意自行中断胰岛素治疗。1型糖尿病除少数在蜜月期可暂停用胰岛素外，都应坚持胰岛素治疗，以利于保护残存的胰岛β细胞的功能，延缓病情的发展及并发症的发生。2型糖尿病在全天胰岛素用量＜20单位，仍能满意控制血糖的情况下，方可考虑换用口服降糖药物。

7. 在胰岛素治疗期间，必须要求患者保持固定的餐饮、进餐时间、饮食量及运动量。要求患者及家属掌握血糖的自我监测技术，并做好记录，以便于胰岛素剂量的调整。

8. 1型糖尿病，尤其是消瘦者，对胰岛素比较敏感，有时胰岛素剂量增减1～2单位即可引起血糖较大的波动。此时除需考虑调整胰岛素的剂量、剂型、注射时间和注射部位外，尚需注意餐次、进餐时间及饮食量的调整。2型糖尿病，由于多对胰岛素不敏感，相对的应用剂量偏大。胰岛素可以刺激食欲，引起进食增多，又可抑制脂肪的分解，此时，易使体重增加。身体越胖，胰岛素的需求量就相应增加。所以，在应用胰岛素治疗时必须强调严格控制饮食，增加活动量，避免增重或设法减肥。

三、胰岛素的适应证

(一)普通胰岛素的适应证

1. 1 型糖尿病，确诊后必须及时采用胰岛素做终生替代治疗，在蜜月期可减少胰岛素剂量。要注意成人晚发型自身免疫性糖尿病(LADA)，其本质是 1 型糖尿病，应及早筛出，并用胰岛素治疗。

2. 经口服降糖药和饮食治疗控制不满意，或口服磺脲类药物继发失效，以及口服降糖药有禁忌而不能耐受的 2 型糖尿病患者中 20%～30%，最终需用胰岛素作为联合治疗或替代治疗。

3. 糖尿病急性并发症，糖尿病酮症酸中毒或非酮症高渗昏迷，乳酸性酸中毒，都必须用胰岛素治疗，视病情可改回原治疗。

4. 2 型糖尿病在严重感染、创伤、接受手术治疗、高热、心肌梗死、脑血管意外等应激状态，宜用胰岛素治疗；应激状态过后，可停用并改回原治疗方案。

5. 严重慢性并发症，如糖尿病伴有增殖性视网膜病变，严重神经病变，糖尿病肾脏、心脏病变，严重皮肤病变及肝硬化、肝炎、重度脂肪肝等，宜用胰岛素治疗。

6. 2 型糖尿病合并肺结核、肿瘤等消耗性疾病，消瘦明显，宜用胰岛素治疗。

7. 妊娠糖尿病和糖尿病妊娠期间，为防止代谢紊乱，保证胎儿正常发育，需使用胰岛素治疗。

8. 继发性糖尿病，如胰源性糖尿病、垂体生长激素瘤、库欣综合征或类固醇糖尿病等，宜用胰岛素治疗。

9. 老年糖尿病患者营养不良，消瘦明显，或难以分型的消瘦患者，宜用胰岛素治疗，常可收到有益效果。

(二)人胰岛素的适应证

所有需要胰岛素治疗的患者都适合用人胰岛素,尤其具有以下情况者:

1. 对动物胰岛素有变态反应者,或免疫抵抗者。

2. 对动物胰岛素发生抗药性,需用大剂量动物胰岛素者。

3. 使用动物胰岛素发生皮下脂肪肥大或萎缩者。

4. 发生胰岛素性水肿者。

5. 妊娠及哺乳期的1型和2型糖尿病及妊娠糖尿病患者或打算怀孕的妇女。

6. 发生急性并发症或手术、外伤或其他应激情况下需用胰岛素者。

7. 因饮食或宗教原因而拒绝或反对使用动物胰岛素者。

8. 刚开始用胰岛素治疗的患者,以及间歇性使用胰岛素者(表18)。

表18 各类学术组织关于胰岛素治疗时机和起始治疗方案的推荐

学术组织	指南/共识	胰岛素起始时机	起始胰岛素方案
ADA	Standards of Medical Care in Diabetes-2011	在LSM和二甲双胍基础上HbA1c≥7.0%;新诊断有明显体重减轻或其他严重高血糖症状的患者	—
ADA/EASD	Management of Hyperglycemia in Type 2 Diabetes: A Consesus Algorithm for the Initiation and Adjustment of Therapy(2006)	在LSM和二甲双胍干预或再加用磺脲类、格列奈类药物的基础上,血糖仍不达标时(HbA1c≥7.0%)	基础胰岛素,2~3个月后HbA1c≥7.0%加用餐时胰岛素

续表

学术组织	指南/共识	胰岛素起始时机	起始胰岛素方案
ADA/ACE	Consensus on Type 2 Diabetcs: An Algorithm for Glycemic Control(2009)	新诊断的2型糖尿病患者HbA1c≥9.0%、有明显糖尿病症状;或使用其他药物不能达标(HbA1c≥6.5%)	基础胰岛素、预混胰岛素、基础-餐时胰岛素或MD1、餐时胰岛素加二甲双胍这4种胰岛素方案中任一种均可作为起始治疗
IDF	Global Guideline for Type 2 Diabetes(2005)	最大剂量口服降糖药HbA1c≥7.5%	基础胰岛素或预混胰岛素或MD1
IDF西太平洋区	Type 2 Diabetts Practical Targets and Treatments (2005)	最大剂量口服降糖药HbA1c≥6.5%;明显体重下降;不确定糖尿病诊断分型	基础胰岛素
IDF欧洲区	A Desktop Guide to Type 2 Diabetes Mellitus(1999)	最大剂量口服降糖药HbA1c≥7.5%;	中效低精蛋白胰岛素(NPH)1日1次/1日2次或预混胰岛素
NICE	Type 2 diabetcs: National clinical guidelinc for management in primary and scondary care (update) (2008)	二甲双胍和碘脲类药物治疗;HbA1c≥7.5%	中效低精蛋白胰岛素
中国台湾地区糖尿病学会	糖尿病临床照护指引(2008)	新诊断HbA1c≥9.0;口服药治疗不达标(HbA1c≥7.5%)	基础胰岛素,不达标改为预混胰岛素或基础+餐时胰岛素方案
CDS	中国2型糖尿病防治指南(2010)	较大剂量多种口服药物联合治疗后HbA1c仍大于7.0%时;无明显诱因的体重下降;血糖较高的初发T2DM	基础胰岛素或预混胰岛素,不达标改为基础+餐时胰岛素或1天3次预混胰岛素类似物

续表

学术组织	指南/共识	胰岛素起始时机	起始胰岛素方案
CDS	中国2型糖尿病防治指南(2013)	新诊断 HbA1c＞或空腹血糖＞11.1毫摩/升；口服药治疗不达标（HbA1c≥7.0%）	基础胰岛素，不达标改为预混胰岛素或基础＋餐时胰岛素方案
		较大剂量多种口服药物联合治疗后 HbA1c 仍大于7.0%时，无明显诱因的体重下降；血糖较高的初发T2DM	基础胰岛素或预混胰岛素，不达标改为基础＋餐时胰岛素1天3次预混胰岛类似物

注：ADA：美国糖尿病学会；EASD：欧洲糖尿病研究协会；AACE：美国临床内分泌医师协会；ACE：美国内分泌学院；UDF：国际糖尿病联盟；NICE：英国国家健康与临床优化研究所；CDS：中华医学会糖尿病学分会；T2DM：2型糖尿病；DM1：每日多次皮下注射胰岛素；LSM：生活方式干预

四、胰岛素治疗方案

(一)胰岛素起始治疗的注意事项

1. 1型糖尿病患者在发病时就需要胰岛素治疗，且需终身胰岛素替代治疗。

2. 新发生的2型糖尿病患者如有明显的高血糖症状、发生酮症或酮症酸中毒，可首选胰岛素治疗。待血糖得到良好控制和症状得到显著缓解后，再根据病情确定后续的治疗方案。

3. 新诊断糖尿病患者与1型糖尿病鉴别困难时，可首选胰岛素治疗。待血糖得到良好控制、症状得到显著缓解、确定分型后，再根据分型和具体病情制定后续的治疗方案。

4. 2型糖尿病患者在生活方式和口服降糖药联合治疗的基础上，若血糖仍未达到控制目标，即可开始口服降糖药和胰岛素的联合治疗。一般，经过较大剂量多种口服药物联合治疗后仍HbA1c>7.0%时，即可考虑启动胰岛素治疗。

5. 在糖尿病病程中(包括新诊断的2型糖尿病)，出现无明显诱因的体重显著下降时，应该尽早使用胰岛素治疗。

6. 根据患者具体情况，可选用基础胰岛素或预混胰岛素起始胰岛素治疗。

(二)胰岛素的常用治疗方案

1. 基础胰岛素的治疗方案

(1)基础胰岛素包括中效人胰岛素和长效胰岛素类似物。当只用基础胰岛素治疗时，保留原有口服降糖药物，不必停用胰岛素促泌剂。

(2)使用方法：继续口服降糖药治疗，联合中效人胰岛素或长效胰岛素类似物睡前注射。起始剂量为2单位/千克/日。根据患者空腹血糖水平调整胰岛素用量，通常每3～5天调整1次，根据血糖水平每次调整1～4单位直至空腹血糖达标。

(3)如3个月后空腹血糖控制理想，但HbA1c不达标，应考虑调整胰岛素治疗方案。

2. 预混胰岛素的治疗方案

(1)预混胰岛素包括预混人胰岛素和预混胰岛素类似物：根据患者的血糖水平，可选择每日1～2次的注射方案。当使用每日2次注射方案时，应停用胰岛素促泌剂。

(2)每日1次预混胰岛素：起始的胰岛素剂量一般为0.2单位/千克/日，晚餐前注射。根据患者空腹血糖水平调整胰岛素用量，通常每3～5天调整1次，根据血糖水平每次调整1～4单位直至空腹血糖达标。

(3)每日2次预混胰岛素：起始的胰岛素剂量一般为0.2～0.4单位/千克/日，按1∶1的比例分配到早餐前和晚餐前。根据空腹血糖和晚餐前血糖分别调整早餐前和晚餐前的胰岛素用量，每3～5天调整1次，根据血糖水平每次调整的剂量为1～4单位，直到血糖达标。

(4)1型糖尿病在蜜月期阶段，可短期使用预混胰岛素每日2～3次注射。预混胰岛素不宜用于1型糖尿病的长期血糖控制。

3. 短期强化胰岛素的使用方案

在大量的短期胰岛素强化治疗研究中证明，空腹血糖＞11.1毫摩/升的患者使用短期胰岛素强化治疗，可以带来β细胞功能的改善，部分患者可以达到长期的血糖缓解。因此指南推荐对于HbA1c＞9%或空腹血糖＞11.1毫摩/升的新诊断2型糖尿病患者可实施短期胰岛素强化治疗，治疗时间在2周至3个月为宜，治疗目标为空腹血糖3.9～7.2毫摩/升，非空腹血糖≤10.0毫摩/升，可暂时不以糖化血红蛋白达标作为治疗目标。胰岛素强化治疗时应同时对患者进行医学营养及运动治疗，并加强对糖尿病患者的教育。胰岛素强化治疗方案包括基础-餐时胰岛素治疗方案[多次皮下注射胰岛素或持续皮下胰岛素输注(CSII)]或预混胰岛素每日注射2～3次的方案(图1)。

(1)多次皮下注射胰岛素：基础＋餐时胰岛素每日1～3次注射。血糖监测方案需每周至少3天，每天3～4次血糖监测。根据睡前和三餐前血糖水平分别调整睡前和三餐前的胰岛素用量，每3～5天调整1次，根据血糖水平每次调整的剂量为1～4单位，直到血糖达标。

(2)每日2～3次预混胰岛素(预混人胰岛素每日2次，预混胰岛素类似物每日2～3次)：血糖监测方案需每周至少3天，每天3～4次血糖监测。根据睡前和餐前血糖水平进行胰岛素剂量调整，每3～5天调整1次，根据血糖水平每次调整的剂量为1～4单位，直到血糖达标。

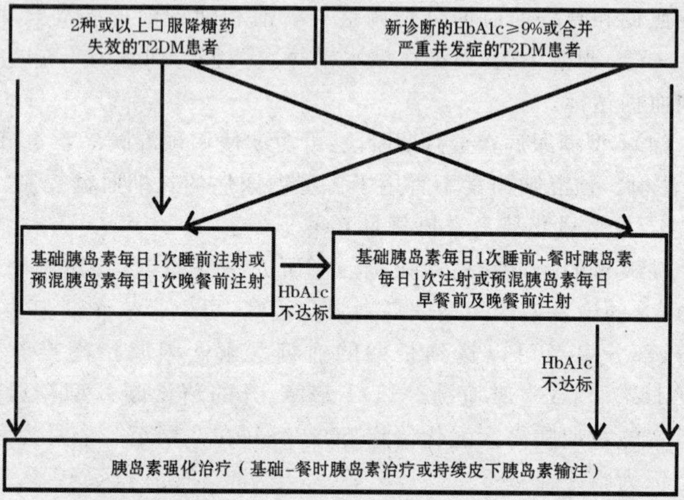

注：①胰岛素起始剂量，基础胰岛素起始剂量 0.1～0.2 单位·千克$^{-1}$·日$^{-1}$；餐时胰岛素一般起始剂量为 4 单位；预混胰岛素每日 1 次起始剂量 0.2 单位·千克$^{-1}$·日$^{-1}$；每日 2 次起始剂量 0.4～0.6 单位·千克$^{-1}$·日$^{-1}$按 1∶1 的比例分配到早餐前和晚餐前。②胰岛素剂量调整原则，若空腹血糖不达标，需要增加 2～4 个单位；若出现低血糖，需要减少 2～4 个单位。③胰岛素剂量调整频率，门诊患者每 3～5 日调整 1 次；住院患者每 2～3 日调整 1 次；T2DM：2 型糖尿病

图 1　胰岛素强化治疗方案

(3)CSII：血糖监测方案需每周至少 3 天，每天 5～7 次血糖监测。根据血糖水平调整剂量直至血糖达标。对于短期胰岛素强化治疗未能诱导缓解的患者，是否继续使用胰岛素治疗或改用其他药物治疗，应由糖尿病专科医生根据患者的具体情况来确定。对治疗达标且临床缓解者可定期（如 3 个月）随访监测；当血糖再次升高，即空腹血糖＞7.0 毫摩/升或餐后 2 小时血糖＞10.0 毫摩/升的患者重新起始药物治疗（表 19，表 20）。

第四章　胰岛素的临床应用

表 19　主要胰岛素治疗方案的特点

治疗方案	患者意愿	患者能力	生活方式	血糖表现
基础	不愿意接受1日2～3次注射；对胰岛素治疗存在心理抗拒；畏惧注射	需要他人给予协助完成注射（每日1次即可）；每日饮食不规律；能够使用注射器或注射笔	碳水化合物摄入量中等；极少吃零食	主要表现为空腹高血糖；餐后高血糖主要依赖口服药
基础＋餐时	期望更严格的血糖控制；愿意接受多次胰岛素注射；愿意监测餐后血糖；因吃零食而愿意注射胰岛素	准确计算碳水化合物的量；具有糖尿病知识，能够根据碳水化合物换算调整胰岛素剂量	生活不规律；进餐时间灵活；运动量变化大；经常出差旅行；倒班工作	空腹血糖高和(或)餐后血糖高
预混	不愿意接受1日2次以上注射；不愿意在中餐注射胰岛素；吃零食但是不愿注射胰岛素	糖尿病自我管理能力有限；患者视力受限；认知功能受限；需要他人给予协助完成注射；能够完成1日2次注射	进餐时间规律；碳水化合物规律；早餐和晚餐间隔时间少于10～12h；很少吃零食	餐后血糖升高(而且)全天血糖均升高

表 20　国家基本医疗保险、工伤保险和生育保险药品目录(2009年版)

分类	编号	中文名称	备注
甲类	339	动物源胰岛素	◇
乙类	340	重组人胰岛素	◇
乙类	341	超短效人胰岛素类似物	◇限反复发作低血糖的1型、脆性糖尿病
乙类	342	长效人胰岛素类似物	◇限反复发作低血糖或有重度并发症的老年糖尿病患者

注：标有◇的药品，因其组成和适应证类似而进行了归类，所标注的名称为一类药品的统称

五、特殊情况下胰岛素的应用

(一)初诊糖尿病患者高血糖的控制

对于血糖较高的初发2型糖尿病患者，口服药物很难在短期内使血糖得到满意的控制并改善高血糖症状。临床试验显示，在血糖水平较高的初发2型糖尿病患者中，采用短期胰岛素强化治疗可显著改善高血糖所导致的胰岛素抵抗和β细胞功能下降。故新诊断的2型糖尿病伴有明显高血糖症状时可短期使用胰岛素治疗，在高血糖得到控制和症状缓解后可根据病情调整治疗方案，如改用口服药物或医学营养和运动治疗。应注意加强血糖的监测，及时调整胰岛素剂量，并注意尽量避免低血糖的发生。

(二)妊娠期糖尿病与糖尿病合并妊娠的胰岛素治疗

迄今为止，妊娠期间糖尿病的标准治疗是胰岛素，口服降糖药物并没有得到中国国家食品和药品监督管理总局(SFDA)的正式批准用于妊娠期。孕期糖尿病的患病率逐年升高，其中大多数为妊娠期糖尿病，其余为孕前1型和2型糖尿病合并妊娠。相较于妊娠期糖尿病，孕前糖尿病合并妊娠的风险更高。

在糖尿病诊断之后妊娠者为糖尿病合并妊娠；在妊娠期间首次发生或发现的糖耐量减低或糖尿病，称为妊娠期糖尿病或妊娠期间的糖尿病。妊娠糖尿病患者中可能包含了一部分妊娠前已有糖耐量减低或糖尿病，在孕期首次被诊断的患者。妊娠期间高血糖的主要危害是围产期母婴临床结局不良和死亡率增加，包括母亲发展为2型糖尿病、胎儿在宫内发育异常、新生儿畸形、巨大儿(增加母婴在分娩时发生并发症与创伤的危险)和新生儿低血糖发生的风险增加等。一般来讲，糖尿病患者合并妊娠时血糖水平波动较大，血糖较难控制，需要使用胰岛素控制血糖。相反，妊娠糖尿病患者的血糖波动相对较轻，血糖容易控制，多数患者可通过严格的饮食计划和运动使血糖得到满意控制，仅部分患者需要使用胰岛素控制血糖。

1. 糖尿病合并妊娠与妊娠期糖尿病胰岛素的应用方法

(1)糖尿病合并妊娠的胰岛素应用方法：基础加餐前注射方案具有最大的灵活性，为了达到控制目标常采用该方案。1 型糖尿病患者中，胰岛素需要量在妊娠期最初 3 个月通常有所下降，其后 3 个月轻度升高，并持续升高至大约 36 周时，分娩后恢复到怀孕前的水平。对于 1 型糖尿病的妇女，注意妊娠早期是胰岛素需要量下降和反复发生低血糖症的一种原因。有报道显示，高达 40％的 1 型糖尿病妇女在怀孕时出现过明显的低血糖事件。因此，在妊娠早期需要提醒她们多加小心。需要胰岛素治疗的 2 型糖尿病妇女通常在妊娠早期给予每日 0.7～0.9 单位/千克。有条件者可使用胰岛素泵治疗。

(2)妊娠期糖尿病的胰岛素应用方法：最初的诊疗是进行饮食指导，10％～30％的患者还需要胰岛素治疗。如果空腹血糖＞6.0 毫摩/升或餐后血糖＞8 毫摩/升，应考虑胰岛素治疗。肥胖并不少见，故也应该强调产后饮食调整和减轻体重的重要性，以降低今后发生 2 型糖尿病的危险性。与怀孕前已知有糖尿病的患者一样，妊娠期间也可出现胰岛素需要量的变化，大多数(而非全部)患者产后将不需要胰岛素治疗。监测可采用在家中进行毛细血管血糖测定，单纯饮食控制者每天 1 次，而使用胰岛素治疗者则需要更频繁的监测。所需要的监测频度取决于所测得的结果，目标是保持全部测定值均＜7.0 毫摩/升。如果单纯饮食控制失败，通常需要基础加餐前注射的胰岛素方案，这与已知患者有糖尿病的孕妇中所使用的方案一样。根据当前高血糖的程度来决定初始的每日胰岛素总剂量，通常为每餐前 4～6 单位。

与妊娠前已知患者有糖尿病的母亲一样，治疗目标是获得正常分娩，更常在38周时终止妊娠，但需取决于胎儿的发育情况。对于所有产后不需要胰岛素治疗的患者，均应在产后6周时进行口服葡萄糖耐量试验，以确定葡萄糖代谢是否恢复正常，此时进一步再次强调饮食和体重控制的建议也是通常的规范。对于产后6周糖耐量试验(OGTT)正常的无症状性妇女，通常建议每年检查空腹血糖水平1次；对于OGTT异常者，则建议进行更仔细地检查。

2. 糖尿病合并妊娠与妊娠期糖尿病应用胰岛素的剂量调整 糖尿病孕妇对胰岛素敏感性降低，应根据血糖结果调整胰岛素的用量。基础加餐前注射方案可减少昼夜血糖波动，使血糖控制在正常或接近正常范围，使尿糖不超过1个加号(＋)。调整胰岛素剂量方法如下：

(1)胰岛素剂量在妊娠早期，因胎盘拮抗激素量较少，早孕反应使摄食减少，以及妊娠期的加速饥饿倾向，可使胰岛素需要量减少约1/3。

(2)孕期(第20周)因胎盘中胰岛素拮抗激素的迅速增加，胰岛素需要量增加1/2甚至2～3倍，给药每日不少于2次，可用基础加餐前注射方案以减少昼夜血糖波动。

(3)妊娠期出现糖尿病酮症酸中毒，可予以小剂量胰岛素及其他相关措施治疗。

(4)临产时，由于子宫强烈收缩，热能需要增加，加以进食减少，极易产生低血糖，此时胰岛素剂量须及时减量。

(5)产后胎盘排出，绝大多数拮抗胰岛素的激素迅速消失，故产后胰岛素的需要量即刻减少至产前的1/3～1/2。一般3～6周后可以恢复孕前的剂量。

具体用法因人而异，胰岛素用法及剂量调整，强调个体化。此外，在整个孕期及产后必须严密监测血糖、尿酮体的变化，随时调整胰岛素用量，使血糖控制在平稳水平。

3. 妊娠期间糖尿病的血糖控制目标 鼓励尽量通过 SMBG 检测血糖，有条件的每日测定空腹和餐后血糖 4～6 次。血糖控制目标空腹、餐前、睡前 3.3～5.3 毫摩/升，餐后 1 小时血糖≤7.8 毫摩/升或餐后 2 小时血糖≤6.7 毫摩/升；糖化血红蛋白＜6.0％。

4. 糖尿病合并妊娠与妊娠期糖尿病应用胰岛素应注意的问题

(1)妊娠期合理调整胰岛素剂量，严格控制糖类食物。

(2)观察妊娠的不良先兆，如感染等。

(3)防止大幅度的血糖波动，即使是相对短暂的高血糖症亦应防止。

(4)孕妇在整个孕期体重增加以 6～8 千克为宜，避免体重超量。

(5)要注意检查血糖、尿酮体、血压、肝功能、肾功能，如有异常必须在有经验的医生指导下进行治疗。

(6)糖尿病孕妇应按时做产前常规检查。早、中孕期每 2 周 1 次，孕 28 周后应每周 1 次。

(三)围手术期糖尿病患者胰岛素的应用

糖尿病发病人数在急剧增加，糖尿病患者需要外科手术更加频繁。手术麻醉期间导致机体应激状态，使糖尿病的代谢紊乱加重。因此，应充分认识手术对糖尿病患者的影响，严格掌握手术适应证，妥善做好围手术期处理，使患者安全接受手术治疗。

因为糖尿病患者伴有外科疾病和手术麻醉等情况下，体内儿茶酚胺、胰高糖素、生长激素及糖皮质激素等胰岛素拮抗激素分泌增多，抑制了胰岛素的分泌，降低了胰岛素敏感性，促进糖原分解和糖异生，脂肪与蛋白质分解增加，游离脂肪酸水平升高，血糖控制困难增大。在高血糖状态尚未得到控制前，手术危险性增加，且容易并发感染、酮症酸中毒和非酮症高渗昏迷。血糖高于 11.1 毫摩/升，可影响伤口愈合。对于接受手术的糖尿病患者，应通过治疗使患者围手术期血糖控制在空腹 7.8 毫摩/升以下，餐后血糖控制在10毫摩/升以下。眼科手术理想血糖控制标准为6.7～8.3毫摩/升。

对病情较轻的2型糖尿病患者，中、小型手术对糖尿病影响不大。单纯给予饮食控制或加口服降糖药治疗，对于1型糖尿病或病情较重的2型糖尿病患者，需给予胰岛素控制血糖及对症治疗，以减少并发症。对于口服降糖药治疗后血糖控制不佳的患者，应及时调整为胰岛素治疗。口服降糖药治疗的患者在接受小手术的术期当晚及手术当天应停用口服降糖药，接受大手术则应在术前3天停用口服降糖药，均改为胰岛素治疗。

1. 糖尿病患者术前、术中胰岛素的应用 1型糖尿病、特殊类型糖尿病及妊娠糖尿病患者应接受胰岛素治疗。术前给予常规胰岛素三餐前皮下注射，睡前注射中效或长效胰岛素，以便调整剂量。

对于2型糖尿病患者，既往不使用胰岛素者，如口服少量降糖药即可使术前血糖<7.8毫摩/升时，又系中、小手术，可在严密的观察下维持原方案。但最好在术前3～5天改换长效磺脲类药物为短效制剂；对于有肾功能异常或者有乳酸酸中毒危险的患者，术前48小时停用双胍类药物。对于手术较大或较为精细者，尤其是血糖控制不够理想者(>11.1毫摩/升)，原则上都要改用短效胰岛素治疗。当血糖>13.9毫摩/升时，必须接受胰岛素治疗。以前已经使用胰岛素者，应继续应用，可以使用短效或者中效胰岛素。由口服药物改为胰岛素的时间最好在术前3天。条件允许时，可考虑使用胰岛素泵治疗，超短效胰岛素是最适宜的泵用胰岛素制剂。

糖尿病患者围手术期胰岛素的使用可以选用五种方案：①胰岛素持续静脉输注。②极化液持续静脉输注。③胰岛素间断静脉注射。④胰岛素皮下注射。⑤胰岛素泵治疗。临床上，术中最适宜的还是第一和第二种方案。

需注意的是，胰岛素使用剂量必须个体化，根据血糖监测结果加以调整。有条件者可使用胰岛素泵治疗，同时也要注意防止低血糖发生。

2. 术后处理　在患者恢复正常饮食以前，如果血糖未达标仍予胰岛素静脉输注，恢复正常饮食后可予胰岛素皮下注射。

中、小手术后一般的血糖控制目标为空腹血糖<7.8毫摩/升，随机血糖<10.0毫摩/升。在既往血糖控制良好的患者可考虑更严格的血糖控制，同样应注意防止低血糖发生。

六、胰岛素不良反应与影响胰岛素作用的因素

(一)胰岛素的不良反应

1. 不良反应的种类

(1)低血糖反应：为全身反应中最常见的。一般多发生在胰岛素注射后作用最强大的时段或剂量过大，或因注射该药后，没有进餐或进餐减少而引起低血糖反应，须予警惕。

(2)体重增加：这也是胰岛素常见的不良反应。胰岛素可以促进体内蛋白质和脂肪的合成，如果糖尿病患者采取胰岛素治疗后未进行饮食控制，摄入热量过多，血糖控制好转，则会出现体重的逐渐增加。

(3)胰岛素变态反应：多在停用胰岛素数周再次使用时发生，也可见于初次胰岛素治疗者，此种反应大致由于制剂中含有杂质所致。换用高纯度的人胰岛素后，则很少发生。

(4)胰岛素性水肿：于胰岛素治疗后，有些糖尿病患者在面部、四肢出现水肿，用胰岛素2周左右可自行消失。

(5)屈光不正：胰岛素治疗初期，眼球屈光不正程度与血糖升降程度有关，患者常感视物模糊，但用胰岛素2周左右可消失。

(6)过敏反应:见于部分使用动物胰岛素的病人,分为局部与全身过敏。局部过敏仅为注射部位及周围出现斑丘疹瘙痒。全身过敏可引起荨麻疹,极少数严重者可出现过敏性休克。一些患者经过胰岛素脱敏处理还可以继续用胰岛素治疗。

(7)注射部位周围皮下脂肪萎缩:胰岛素治疗后,引起注射部位周围皮下脂肪营养不良的发生率为3%～10%,常见于男性,换用高纯度的人胰岛素后则发生率大大降低。

(8)其他反应:胰岛素治疗初期可使感觉异常(糖尿病性神经病变),蛋白尿增多,但糖尿病持续控制后可以好转。

2. 胰岛素引起的低血糖反应特点 用胰岛素治疗的患者往往基础血糖高、波动大,过快地降血糖(部分患者血糖高降至正常或接近正常)时,可发生低血糖反应,发作多是很突然的。

长期用胰岛素治疗者,年龄较大的,糖尿病病史较长的,平时低血糖发生比较多的,低血糖反应很不典型。一部分患者无心慌、多汗、饥饿感,而迅速发展为低血糖昏迷。

发生低血糖时间,多是在胰岛素作用较强时,如在餐前、夜间或活动增加以后,特别是在胰岛素作用最强时或活动以后。

(二)影响胰岛素作用的因素

影响胰岛素治疗结果的因素有:①年龄、病情轻重与糖尿病类型。②产生胰岛素抗体。③拮抗胰岛素的激素分泌增多。④黎明现象与反复发生低血糖。⑤胰岛素纯度。⑥其他疾病,如肝肾功能不全。⑦精神因素不稳定和体力活动增减。⑧进食总量与时间不规律。⑨胰岛素注射部位及制剂。⑩其他药物干扰等。

1. 体外因素

(1)胰岛素的剂量和浓度:各种胰岛素的作用最强时间及其有效作用时间,与所用胰岛素的剂量纯度有关。同等剂量的胰岛素,在同部位及同一点上注射。浓度越大,其吸收越快。

(2)注射部位和途径:不同注射部位及途径可使胰岛素吸收速度不同。

(3)精神因素:当精神受到刺激、紧张,或情绪激动时,血糖升高,胰岛素用量需增加。

(4)运动:运动增加对糖的利用及胰岛素的吸收,使胰岛素用量下降。

(5)食量:根据所用胰岛素的剂型、剂量、注射次数和时间来确定食量、进餐时间及餐次。

(6)药物:有的药物与胰岛素拮抗,有的呈协同或强化作用,因而影响胰岛素的作用和剂量。

2. 体内因素

(1)糖尿病类型与病情轻重:1型糖尿病自身分泌胰岛素能力极差,对外源性胰岛素较敏感,2型糖尿病病情控制后,可以减少外源性胰岛素用量,肥胖糖尿病患者对胰岛素常不敏感而需要量增加。

(2)高血糖和葡萄糖毒性:急性高血糖促进胰岛素分泌和葡萄糖代谢;慢性高血糖抑制胰岛素分泌和葡萄糖自身利用。

(3)胰岛素抗体:动物胰岛素产生抗体,因而所需胰岛素量逐渐加大;采用人胰岛素用量可逐渐减少。

(4)拮抗胰岛素激素分泌增多:各种原因引起胰升血糖素分泌增加,生长激素、糖皮质激素、雌激素等均可使血糖升高,胰岛素用量增加。

(5)应激状态:合并急性并发症、严重感染和外伤等应激状态时,加重高血糖及胰岛素抵抗。

(6)其他因素:胰岛素受体的数目和胰岛素敏感性变化而影响胰岛素用量。

(7)生理因素:生长发育期儿童胰岛素需要量增加。妊娠早期、中期、晚期及分娩后,胰岛素所需量不一而需增减。

(8)其他疾病：如肝、肾功能不全患者，需及时减少胰岛素用量。

3. 药物影响 由于糖尿病可合并或并发各种疾病，常需同用其他药物。有的药物可影响糖代谢，有的药物可与胰岛素相拮抗，有的呈协同或强化作用，从而影响胰岛素的作用及剂量。常用药物对糖耐量与胰岛素作用的影响见表21。

表21 常用药物对糖耐量及胰岛素作用的影响

拮抗胰岛素作用的药物	增强胰岛素作用的药物
ACTH	β-受体阻滞剂
糖皮质激素	普萘洛尔
生长激素	吲哚洛尔
生长抑素	噻吗洛尔
甲状腺素	甲巯咪唑
胰升糖素	单胺氧化酶抑制剂
女性口服避孕药	苯乙肼
雌激素	反苯环丙胺
儿茶酚胺类	帕吉林
肾上腺素	丙卡巴肼
去甲肾上腺素	美巴那肼
多巴胺	可乐定
多巴酚丁胺	胍乙啶
沙丁醇胺	血管紧张素转换酶抑制剂

续表

拮抗胰岛素作用的药物	增强胰岛素作用的药物
利尿药	卡托普利
噻嗪类利尿药	依那普利
呋塞米	阿司匹林
依他尼酸	氯贝丁酯
苯妥英钠	丙吡胺
氯丙嗪和吩噻嗪类	丙磺舒
奋乃静	芬氟拉明
氟奋乃静	奎宁
硫利达嗪	奎尼丁
三氟拉嗪	同化类固醇
三环抗抑郁剂	苯丙酸诺龙
硝苯地平	癸酸诺龙
烟酸	乙醇
尼古丁	
细胞毒剂	
门冬酰胺酶	
环磷酰胺	
碳酸锂	
异烟肼	
麻醉药	
乙醚	
甲氧氟烷	
氟派利多	
二氮嗪	

七、胰岛素注射操作技术及胰岛素保存与注意事项

患者可根据个人需要和经济状况选择胰岛素注射装置[胰岛素注射笔(胰岛素笔或特充装置)、胰岛素注射器或胰岛素泵]。胰岛素注射装置的合理选择和正确的胰岛素注射技术是保证胰岛素治疗效果的重要环节。接受胰岛素治疗的患者应接受与胰岛素注射相关的教育以掌握正确的胰岛素注射技术。胰岛素注射技术相关的教育内容包括:胰岛素治疗方案、注射装置的选择及管理、注射部位的选择、护理及自我检查、正确的注射技术(包括注射部位的轮换注射角度及捏皮的合理运用)、注射相关并发症及其预防、选择长度合适的针头、针头使用后的安全处置。

(一)胰岛素注射技术

1. 选择注射部位与胰岛素皮下注射应注意的问题 胰岛素可以在上臂、大腿部前面和两侧、臀部、腹部的皮下组织注射。常规注射不主张肌内注射。轮换注射部位对防止脂肪细胞肥大和脂肪萎缩是重要的。

建议在一个部位轮流注射而不是每次换一个区域,如在腹部系统地轮换注射。这样可以减少每天胰岛素吸收的差异。注射的轮换可按照以下原则:选左右对称的部位注射,并左右对称轮换注射,待轮换后,换另外左右对称的部位。如先选左右上臂,并左右对称轮换注射。待轮换完后,换左右腹部。这样可避免因不同部位胰岛素吸收不同而造成的血糖波动。同一注射部位内注射区的轮换要有规律,以免混淆。不同部位胰岛素吸收由快及慢,依次为:腹部、上臂、大腿、臀部。如果偶尔吃饭时间可能提前,则选腹部注射胰岛素;如果推迟,则选臀部注射。

胰岛素皮下注射应注意：现在已有精细的针头，对多次胰岛素注射有很好的依从性和耐受性。但在胰岛素皮下注射时应注意：

（1）认真做好注射前的准备。

（2）为了避免注射疾病，提高注射技术，做到垂立快速进针，胰岛素缓慢注入，快速起针，以防皮下出血。

（3）餐前的短效胰岛素注射，最好将胰岛素注射在腹部区域，中效胰岛素最好注射在大腿部。

（4）预防皮下注射部位感染。

2. 准确抽取胰岛素

（1）抽取单剂型胰岛素方法：先用酒精消毒胰岛素注射剂瓶盖，再用消毒过的注射器向瓶内注入少量空气，使瓶内有一定压力，然后将药瓶倒置抽取。注意针尖勿超出液面，且应拧紧针头勿使漏气，否则会出现气泡而影响剂量的准确性。如果在家中使用的玻璃注射器及针头是酒精中浸泡过的，抽取药前必须抽推多次，直到注射器及针头内酒精完全挥发为止。否则酒精会使胰岛素变性，并引起注射部位的疼痛。

（2）抽取混合剂型胰岛素方法：有时医生要求患者注射两种不同类型的胰岛素，若有可能，可用预混型胰岛素，但有时也要求患者自己将不同类型胰岛素混合。①若需用长效胰岛素时，可与短效胰岛素混合后同注，应先抽取短效胰岛素，然后再抽取长效胰岛素，抽取时注意勿将短效胰岛素倒流入长效胰岛素瓶内。否则，使短效胰岛素失去快速的作用，而变为长效胰岛素。②抽取混合胰岛素液即短效加长效或短效加中效，须注意两者之间的配比比例。中效和短效的比例为 2∶1 为适宜，最多为 1∶1，短效一般不多于中效。

（3）准确抽取方法：①将装长效胰岛素瓶轻摇，使贴在瓶壁上的沉淀物逐渐脱落，形成均匀的混悬液。然后将瓶子平放，注入适量空气（比所抽取的胰岛素量稍多一些）。注意，针头不能接触药液。②拔出针头。③将短效胰岛素瓶口向下，插入针头，注入空气并抽出需要量的短效胰岛素后拔出针头。④然后将长效胰岛素瓶倒置，插入此针头，在事先注入空气的压力下，长效胰岛素自动流入注射器内至所需量后拔针。注意，此时不要抽吸，而让长效胰岛素自流。否则，会有空气从针头与针管连接处进入，而无法准确抽取所需的长效胰岛素的量。

短效胰岛素与中效胰岛素混合液必须在用前配制，而短效与长效胰岛素的混合液则可以在任何时间配制。

3. 减轻注射部位疼痛方法

(1)正在使用的胰岛素(Ins)以室温保存，并在室温下注射胰岛素。

(2)注射前确保注射液中没有气泡。

(3)不用酒精清洁针头，以免去掉针头外表的硅而造成穿针时疼痛，或等注射部位消毒酒精完全蒸发后再进行注射。

(4)注射时要保持注射部位的肌肉放松，不要紧张。

(5)进针要迅速。

(6)在进针或拔针时针头角度不要改变。

(7)针头变钝或弯曲后，不要重复使用。

(8)如果注射部位特别疼痛，患者可以按压5～8秒，但不要揉擦。

(9)如果注射部位青肿、疼痛、发红或有团块，那么操作者的注射技术应该接受培训。

(二)胰岛素保存与使用注意事项

1. 胰岛素的保存方法

(1)胰岛素可贮存在2℃～8℃的环境下，最好放置在冰箱冷藏内。如无条件，可设法放置在阴暗、较凉的地方。中效及长效胰岛素在5℃的情况下，可放置3年不变质，而短效胰岛素(RI、CZI)在5℃情况下放置3个月后效价稍减，放置3年可减低药效20％。

(2)胰岛素不宜冰冻。冰冻后即会变性,失去生物活性。

(3)不宜暴露在阳光下或放在温度较高的地方,否则会引起胰岛素活力的丧失。在30℃～50℃时,各种胰岛素均会部分失效,颜色及结构上亦会有改变。短效胰岛素及半慢胰岛素于18个月减效5%,中效及长效胰岛素减效10%～15%。在55℃～60℃时各种胰岛素均迅速失效。一般讲,中效及长效胰岛素比短效胰岛素稳定,但放置后胰岛素可逐渐沉淀在瓶底。长效胰岛素的沉淀物经轻轻摇动后很容易脱落分散,而中效胰岛素的沉淀物在瓶底粘得较紧,摇动后可成块脱落,不易溶解。

(4)各种胰岛素出厂后规定有效期为1～2年,但如保存得当,过期不久的胰岛素还可以使用。但效价可能减低,注意所用剂量要比原剂量增加。

(5)已启用的胰岛素应尽可放在室温25℃以下。存放时间不要超过25天。

(6)在乘飞机或火车等长途旅行时,应随身携带,而不要放在旅行袋等行李中,更不能放在托运的行李中。放在室温25℃以下或放置在冰箱冷藏内。

(7)胰岛素笔芯应置于冰箱冷藏室内,正在使用中的胰岛素笔和笔芯不必冷藏,但应尽可能保持凉爽(低于25℃),并避免光和热,不要使用已冰冻的胰岛素。未冷藏的笔芯应在28天后丢弃,即使此时笔芯内仍留有胰岛素。妥善保存的笔芯有效期为两年,超过标签上的失效期后请不要使用。

2. 胰岛素使用注意事项

(1)请一定根据医生处方所开剂量注射胰岛素,只有在医生指导下才能加用额外的胰岛素。

(2)准时注射,每次注射方法都要一致,最好在身体的同一区域轮换注射部位。注射部位应以上臂及大腿外侧、脐周腹壁等皮肤松弛部位为宜。注射点应经常改变,避免在硬结下及皮下脂肪萎缩处注射。

(3)皮下注射，速效胰岛素或混合胰岛素在餐前10分钟，短效胰岛素或混合胰岛素在餐前15～30分钟；长效胰岛素应在餐前1小时注射。静脉应用，短效胰岛素的pH值为2.5～5.3，呈溶解状态。当其与输液一起静滴时，由于pH值的改变，会发生沉淀而使其作用很不均匀。因此，若在输液中加入短效胰岛素，应在静脉注射前临时混合。

(4)在血糖记录日志上记下注射的时间、剂量与部位。

(5)注意在有效期内使用胰岛素，并将胰岛素保存在适宜的环境温度下(4℃～30℃)，避免剧烈摇晃。

(6)冷藏的胰岛素在使用时可能引起注射部位疼痛发炎，为避免这种反应，使用中的胰岛素可以室温保存。

(7)医生不应随意更换患者长期使用的胰岛素。

(8)注射胰岛素时一定要做好血糖监测，以便医生控制或调整注射剂量。

(9)动物胰岛素转换使用人胰岛素时应注意，当从高纯度猪胰岛素转换使用人胰岛素时，使用相同的剂量及注射方案；当某些使用大剂量动物胰岛素的正常体重患者转换使用人胰岛素时，最初剂量应酌情减低10%左右，并密切监测血糖变化。

第五章 胰岛素泵的临床应用

一、概 述

(一)胰岛素泵治疗意义

胰岛素泵(人工胰岛)治疗是采用人工智能控制的胰岛素输入装置,通过持续皮下输注胰岛素的方式,最大程度模拟胰岛素的生理性分泌模式,从而达到更好控制血糖的一种胰岛素治疗方法,也称为持续皮下胰岛素输注(CSII)。胰岛素泵通过人工智能控制,以可调节的脉冲式皮下输注方式,模拟休内基础胰岛素分泌;同时在进餐时,根据食物种类和总量设定餐前胰岛素及输注模式以控制餐后血糖。除此之外,胰岛素泵还可以根据活动量大小,随时调整胰岛素用量应对高血糖和低血糖,而不是预先固定的某种模式。糖尿病控制与并发症试验(DCCT)结果的公布,奠定了强化胰岛素治疗在1型糖尿病和控制并发症中的重要地位,也为胰岛素泵的临床应用提供了优质的临床证据。该研究证实,包含胰岛素泵治疗的胰岛素强化治疗方案,可以更有效地控制糖化血红蛋白的水平,减少长期并发症,延长患者寿命。

(二)胰岛素泵的历史和发展趋势

胰岛素泵的概念最早出现在20世纪60年代初,70年代后期出现生理性胰岛素皮下输注装置,胰岛素泵开始应用于糖尿病的治疗。但早期胰岛素泵马达体积大,操作复杂,电池需要反复充电，胰岛素需要稀释，难以推广使用。直至90年代后期，微型马达技术开始应用，胰岛素泵体积缩小，方便携带，操作方便，调节剂量精确，开始在临床中得到越来越广泛的应用。21世纪初，新技术迅速发展，随着实时动态胰岛素泵系统的出现和低血糖阈值自动停泵技术的发明，使得胰岛素泵更加智能化，也为真正走向闭环系统迈出了重要的一步。在国际上，很多公司都在研制实时动态血糖监测和胰岛素泵整合技术。实时动态胰岛素泵系统的突出特点是将实时动态血糖监测、胰岛素泵和糖尿病管理软件整合为一体，能够帮助糖尿病医生和患者更加及时、有效、安全地控制血糖，优化糖尿病的管理。探头将电流信号发送至胰岛素泵，胰岛素泵将电流信号转化为血糖值并在屏幕上显示。糖尿病管理软件将动态血糖曲线、碳水化合物摄入、运动、胰岛素输注、胰岛素敏感系数、碳水化合物系数、依从性报告等相关信息整合在一起，便于更全面地了解血糖的变化特点，以及影响血糖变化的因素与血糖的关系。这种整合了血糖感受器、微型电子计算机和胰岛素泵的装置被称为人工胰岛。葡萄糖感受器能敏感地感知血糖浓度的动态变化，将信息传给电子计算机，指令胰岛素泵输出胰岛素，模拟胰岛β细胞分泌胰岛素的模式，是理想的胰岛素泵模式。但目前尚未广泛应用(图2)。

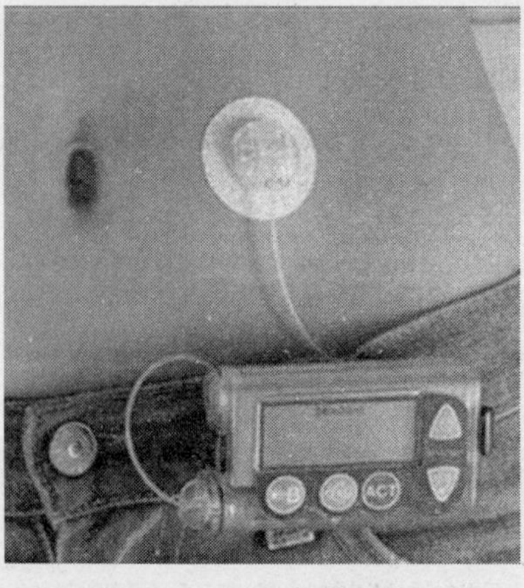

图2　胰岛素泵

(三)胰岛素泵应用现状

胰岛素泵的使用在国际上已有30年历史。近10年，美国糖尿病患者的胰岛素泵用量显著上升。目前全球胰岛素泵用户近百万人，其中1型糖尿病占绝大多数。胰岛素泵进入中国市场15年，目前个人长期用泵者已近4万，其中44%为1型糖尿病，54%为2型糖尿病，其余的2%为其他原因引起的糖尿病。现约有3 000家医院开展了胰岛素泵治疗，据推测接受短期胰岛素泵治疗的患者已超过百万。带有实时动态血糖监测功能的胰岛素泵于2012年进入中国市场，目前已在各大医院及部分患者中使用，相信每年接受胰岛素泵治疗的患者将会持续增长。

二、胰岛素泵治疗的适合人群

根据使用周期长短，胰岛素泵治疗可分为短期治疗和长期治疗。短期的胰岛素泵治疗，可按照个体化原则，根据不同患者和不同病情实现不同的血糖控制目标；长期的胰岛素泵治疗可以使糖尿病患者的血糖安全达标，减少糖尿病急、慢性并发症发生的危险，同时提高患者满意度。

(一)短期胰岛素泵治疗的适合人群

1. 1型糖尿病患者和需要长期胰岛素强化治疗的2型糖尿病患者。

2. 住院期间需要短期胰岛素强化治疗的新诊断或已诊断的2型糖尿病患者。

3. 2型糖尿病患者伴应激状态。

4. 妊娠糖尿病、糖尿病合并妊娠及糖尿病患者孕前准备。

5. 糖尿病患者的围手术期血糖控制。

(二)长期胰岛素泵治疗的适合人群

需要长期胰岛素治疗者均可采取胰岛素泵治疗，以下人群使用胰岛素泵获益更多：

1. 1 型糖尿病患者。

2. 需要长期胰岛素治疗的 2 型糖尿病患者，特别是：①血糖波动大，虽采用多次胰岛素皮下注射方案，血糖仍无法得到平稳控制者。②黎明现象严重导致血糖总体控制不佳者。③频发低血糖，尤其是夜间低血糖、无感知低血糖和严重低血糖者。④作息时间不规律，不能按时就餐者。⑤不愿接受胰岛素每日多次注射，要求提高生活质量者。⑥胃轻瘫或进食时间长的患者。

3. 需要长期胰岛素替代治疗的其他类型糖尿病（如胰腺切除术后等）。

（三）不适合胰岛素泵治疗的人群

1. 不需要胰岛素治疗的糖尿病患者。

2. 糖尿病酮症酸中毒急性期、高渗性昏迷急性期。

3. 伴有严重循环障碍的高血糖患者。

4. 对皮下输液管或胶布过敏的糖尿病患者。

5. 不愿长期皮下埋置输液管或长期佩戴泵，心理不接受胰岛素泵治疗的患者。

6. 患者及其家属缺乏相关知识，接受培训后仍无法正确掌握使用。

7. 有严重的心理障碍或精神异常的糖尿病患者。

8. 生活无法自理，且无监护人的年幼或年长的糖尿病患者。

（四）胰岛素泵治疗的禁忌人群

对短效或超短效胰岛素过敏的患者，以及对皮下输注管过敏者。

三、胰岛素泵临床使用方法

（一）胰岛素泵治疗目的

作为一种特殊的胰岛素输入装置，胰岛素泵治疗的目的与胰岛素治疗的目的一致，可以有效地控制高血糖和纠正高血糖所引发的一系列代谢紊乱及多脏器损害，降低糖尿病的死亡率和致残率，提高生活质量。短期的胰岛素泵治疗，主要是作为强化胰岛素治疗的方法在短期内解除高糖毒性，改善胰岛功能，达到血糖控制目标；长期的胰岛素泵治疗可以使糖尿病患者的血糖安全达标，减少糖尿病急、慢性并发症发生的危险。

（二）胰岛素泵应用的胰岛素类型

胰岛素泵一般使用速效人胰岛素类似物或短效人胰岛素，速效胰岛素效果更佳，常规浓度为100单位/毫升。中、长效、预混胰岛素不能用于胰岛素泵治疗。

（三）胰岛素泵的剂量设定及调整

1. 每日胰岛素总剂量　每日胰岛素剂量计算应根据患者糖尿病分型、血糖水平及体重情况确定。中国胰岛素泵治疗指南(2014年)推荐初始剂量如下：

(1)未接受过胰岛素治疗患者胰岛素剂量的计算：根据不同的糖尿病类型胰岛素剂量设定为以下计算法。

1型糖尿病：一日总量单位＝体重（千克）×（0.4～0.5）

2型糖尿病：一日总量单位＝体重（千克）×（0.5～1.0）

在使用过程中，应根据血糖监测水平进行个性化剂量调整。

(2)已接受胰岛素治疗患者泵用胰岛素剂量的计算：已接受胰

岛素治疗的患者，可根据胰岛素泵治疗前的胰岛素用量计算。具体可根据患者血糖控制情况而定(表22)，并在使用过程中根据血糖监测水平进行个性化剂量调整。

表22　已接受胰岛素治疗者换用胰岛素泵治疗时每日胰岛素用量的换算

使用泵前血糖控制情况	开始胰岛素泵治疗时推荐剂量
血糖控制良好、无低血糖	用泵前的胰岛素总量×(75%～85%)
经常发生低血糖	用泵前的胰岛素总量×(70%)
高血糖、极少或无低血糖	用泵前的胰岛素总量×100%

2. 剂量分配　基础输注量和基础输注率的设定：基础输注量是指维持机体基础血糖代谢所需的胰岛素量。基础输注率是指胰岛素泵提供基础胰岛素的速度，一般以胰岛素用量单位/小时表示。

每日基础输注量=全天胰岛素总量×(40%～60%)(平均50%)

初始胰岛素泵治疗时，基础率占总剂量比例建议如下：

成人全天胰岛素总量×(40%～60%)

青少年全天胰岛素总量×(30%～40%)

儿童全天胰岛素总量×(20%～40%)

剩余部分为餐前大剂量总量。

基础输注率与时间段应根据患者的血糖波动情况及生活状况来设定。基础输注率的设定模式较多，可根据血糖控制的需要设置为一个或多个时间段，临床大多分为3～6个时间段。相对2型糖尿病，一般1型糖尿病采用更多分段。在运动或某些特殊情况时，可相应地设定临时基础输注率。

餐前大剂量的设定：在三餐前一次性快速输注的胰岛素量为餐前大剂量。初始设定的餐前大剂量总量一般为初始全天胰岛素用量的50%，按照三餐1/3，1/3，1/3分配。最佳情况下应根据饮食成分，特别是碳水化合物含量及血糖情况个性化设定。

(四)胰岛素泵治疗时的血糖监测

胰岛素泵治疗中胰岛素剂量调整的依据是自我血糖监测数据。在治疗开始阶段应每天监测4～7次,建议涵盖空腹、三餐前、三餐后和睡前。如有低血糖表现可随时测血糖。如出现不可解释的空腹高血糖或夜间低血糖症状,应监测夜间血糖。达到治疗目标后建议每日自我监测血糖4次。血糖控制不佳者可通过动态血糖监测(CGM)更详细地了解血糖波动的情况,以指导胰岛素泵治疗方案的调整。

(五)使用胰岛素泵的注意事项

1. 调整胰岛素泵剂量的情况 初始胰岛素治疗;有血糖剧烈波动;有低血糖发生;患其他疾病、发热、应激状态(如创伤、精神打击、悲伤、恐惧、惊吓、劳累过度等)而引起血糖升高;妇女月经前后;妊娠期;血糖未达标;饮食和运动等生活方式发生改变时。

2. 低血糖的处理 血糖值≤3.9毫摩/升或出现低血糖症状时需及时处理。怀疑低血糖时立即测定血糖以确诊;了解发生低血糖原因;补充葡萄糖或含糖食物;每15分钟监测血糖1次,直至血糖稳定;暂停泵治疗;检查泵是否工作正常;如考虑低血糖是由于胰岛素用量过大所致,宜调整胰岛素用量。

3. 意外高血糖的处理 出现意外高血糖,需首先检查是否电池电力不足或电池失效,胰岛素泵是否关机后未开机或停机状态未恢复,输注管路及储药器是否完好、有无溢漏、堵管现象,储药器内剩余胰岛素是否足够,埋置部位有无感染、硬结、瘢痕及皮下脂肪过少等影响胰岛素吸收的因素。

4. 加强对泵的保护 胰岛素泵应避免静电、浸水、撞击和磁场,做特殊检查时注意将泵分离,避免带泵进行X线、CT、磁共振检查。每日观察穿刺部位的皮肤,查看置管部位的皮肤是否红肿、疼痛、出血、硬结、脱出等。注意皮肤的清洁，定期更换导管和注射部位以避免感染及针头堵塞。定期检查管道系统及储药器内胰岛素剩余量。

严格的无菌技术、密切的自我监测血糖和正确与及时的程序调整是保持良好血糖控制的必备条件。

四、胰岛素泵治疗优势

1. 更有利于血糖控制 胰岛素泵使用变异度较小的速效或短效胰岛素制剂，单一品种胰岛素在同一位置微量多次输注，吸收稳定，降低了胰岛素吸收的变异度。可根据患者的血糖、运动，以及进餐结构和时间情况灵活地调整餐前大剂量模式、基础输注量及分段基础率，更好地模拟生理分泌，有效地控制黎明现象和餐后高血糖等，减少血糖波动，降低 HbA1c 水平。胰岛素泵模拟生理性胰岛素分泌模式，根据血糖规律、患者个体情况，灵活设置分段基础剂量，最大限度地满足患者个体化需求，夜间和运动时可以调整基础率，降低低血糖发生的风险，特别是夜间和运动低血糖。

2. 更少的体重增加 胰岛素泵可以减少胰岛素用量，避免过大剂量使用胰岛素导致的体重增加。

3. 改善糖尿病围手术期的血糖控制 由于胰岛素泵治疗患者的血糖控制时间短，缩短了糖尿病患者的围手术期时间，手术后禁食期间只给基础输注量，既有利于控制高血糖，又减少了低血糖的发生风险，促进了手术后机体的恢复。

4. 提高患者的治疗依从性 减少多次皮下注射胰岛素给糖尿病患者带来的痛苦和不便；增加糖尿病患者进食、运动的自由度；减少患者对低血糖的恐慌，提高患者自我血糖管理能力；减轻糖尿病患者心理负担，改善生活质量，提升患者满意度。

第六章 糖尿病的中医中药应用

一、辨证论治选用中药方剂

本病证根据主证可分为阴津亏虚、阴虚燥热、气阴两虚和阴阳两虚四型。

1. 阴津亏虚

【主　证】 口干喜饮，食欲旺盛，自觉体力或精力较以前减退，大便干燥，舌边红，苔白或黄少津，脉弦细。本病早期以阴虚为主，常无明显燥热，“三多”症状不明显，故患者仍以口干喜饮、食欲旺盛、大便干燥为主要症状。

【治　法】 滋阴增液。

【方　药】 增液汤加味。生地黄30克，玄参30克，麦冬30克，葛根15克，天花粉30克，沙参30克。加减：急躁易怒者，加白芍10克，柴胡10克，枳壳10克；眩晕失眠、血压偏高者，加川牛膝10克，珍珠母(先煎)30克，生石决明(先煎)30毫升；大便干结者，加大黄(后下)3克，枳实10克。

【用　法】 水煎，每日1剂，分2次服用。

2. 阴虚燥热

【主　证】 烦渴多饮，消谷善饥，尿频量多，大便干结，小便色黄浑浊，舌红少津，苔黄而燥，脉滑数。

【治　法】 滋阴清热。

【方　药】 增液汤合白虎汤合消渴方加减。生地黄30克，玄参30克，麦冬10克，生石膏(先煎)30克，知母12克，葛根15克，黄芩10克，黄连10克，沙参15克。加减：肺胃热盛者，加天冬10克，藕汁30毫升；大便干结重者，加大黄（后下）3克；肝阳偏亢者，加钩藤10克，生石决明（先煎）30克，白芍10克，栀子10克，牡丹皮10克；湿热盛者，加苍术10克，黄柏10克，生薏苡仁15克。

【用　法】　水煎，每日1剂，分2次服用。

3. 气阴两虚

【主　证】　口咽干燥，神疲乏力，不耐劳作，汗出气短，便干尿黄，舌体胖，色暗红，舌苔白或黄，脉沉细。

【治　法】　益气养阴。

【方　药】　生脉散加减。太子参15克，麦冬10克，五味子10克，生地黄15克，生黄芪30克，黄精30克，玄参30克，葛根15克，天花粉30克，山药15克。加减：兼心脾两虚者，加炒枣仁15克，茯苓15克，龙眼肉15克；兼心肾两虚者，加炒枣仁15克，柏子仁10克，黄连6克；兼心肝两虚者，加当归10克，枸杞子15克，白芍12克，炒枣仁15克；肺气阴虚明显者，加百合15克，沙参30克。

【用　法】　水煎，每日1剂，分2次服用。

4. 阴阳两虚

【主　证】　畏寒肢冷，气短乏力，腰膝酸软，颜面或下肢水肿，眩晕耳鸣，小便清长或淋漓不尽，或混浊如脂膏，阳痿遗精，女子不孕。舌边暗淡，苔白，脉沉细无力。

【治　法】　滋阴补阳。

【方　药】　金匮肾气丸合水陆二仙丹加减。熟地黄15克，山药15克，山茱萸12克，泽泻15克，茯苓15克，黄芪15克，金樱子15克，肉桂6克，附片6克，枸杞子15克。加减：小便频数者，可加桑螵蛸15克，益智仁15克；阳痿遗精者，可加阳起石10克，淫羊藿10克；脾肾阳虚、五更泄泻者，可用四君子汤加减；心肾阳虚、全身水肿、心悸气短者，可用真武汤加减；心阳虚损、胸闷作痛、心悸气短者，可用瓜蒌薤白汤加味。

【用　法】 水煎，每日1剂，分2次服用。

二、降糖中成药的应用

消渴丸

【方　药】 葛根、地黄、黄芪、天花粉、玉米须、南五味子、山药、格列本脲。

【功　效】 滋肾养阴，益气生津。用于气阴两虚所致的消渴病。

【用　法】 每次5～10丸，每日2～3次，饭前温开水送服。

糖君康口服液

【方　药】 黄芪、生地黄、黄连、丹参等。

【功　效】 益气养阴，清热生津。适用于气阴两虚内热津亏型糖尿病患者。

【用　法】 每支10毫升，每次10～20毫升，每日3次，饭前服用。1个月为1个疗程。

人知降糖胶囊

【方　药】 人参、生地黄、知母等。

【功　效】 益气养阴，清热生津。适用于气阴两虚兼燥热伤阴型糖尿病患者。

【用　法】 每次5粒，饭前服用。2个月为1个疗程。

渴乐宁

【方　药】 黄芪、天花粉、太子参等。

【功　效】 益气养阴生津。适用于气阴两虚型糖尿病，并有良好的降脂作用。

【用　法】 每粒0.45克，每次服4粒，每日3次，3个月为1个疗程。

降糖舒

【方　药】 生晒参、生地黄、熟地黄、麦冬、刺五加、丹参、五味子、荔枝核等。

【功　效】 滋阴补肾，益气生津。适用于2型糖尿病，尤其适用于老年糖尿病患者。

【用　法】 每片0.3克，每次服4～6片，每日3次。

愈三消胶囊

【方　药】 黄芪、玄参、鹿茸、知母、生地黄等。

【功　效】 养阴生津，益气活血。适用于气阴两虚型糖尿病患者。

【用　法】 每粒0.4克，每次服8粒，每日3次，3个月为1个疗程。

降脂消胶囊

【方　药】 枸杞子、侧柏叶、黄芪等。

【功　效】 降血糖，降血脂，能防治糖尿病并发心血管疾病。

【用　法】 每次4～5粒，每日2次。忌油腻、辛辣烈酒，有肾病者可饭后服用。

此外，市售的中成药还有益津降糖口服液、金芪降糖片、消渴降糖片、玉泉丸等，对消渴病有一定疗效。

三、名医专病专方选用

1. 祝湛予验方选

【方　药】 （基本方）苍术、玄参、黄芪、山药、生地黄、熟地黄、党参、麦冬、五味子、五倍子、生龙骨（生牡蛎代）、茯苓。

【用　法】 水煎，每日1剂，早、晚2次分服。

【适应证】 用于糖尿病气阴两虚兼有血瘀者。

2. 谢海洲验方选

【方　药】　黄芪、沙参、天冬、麦冬各20克，葛根、石斛、天花粉、生地黄、生山药、生石膏、乌梅各30克，玄参、知母各15克。

【用　法】　水煎，每日1剂，早、晚2次分服。

【适应证】　用于糖尿病。

3. 关幼波验方选

【方　药】　淫羊藿15克，生黄芪、杭白芍各30克，生甘草、乌梅、葛根各10克。加减：肺热甚者，可选加生石膏、川黄连、石斛、天花粉、玉竹、麦冬、沙参；夜尿频数者，选加川续断、补骨脂、五味子、菟丝子、芡实、鹿角霜；气血虚者，选加党参、黄精、当归、地黄、白术、山药、何首乌、阿胶。

【用　法】　水煎，每日1剂，早、晚2次分服。

【适应证】　用于糖尿病。宜长期服用，随病情变化而加减。

4. 董德懋验方选

【方　药】　黄芪、杭白芍、桑枝各15克，地龙、怀牛膝、生地黄、当归、山药、茯苓各10克，防风、川桂枝、独活各6克，炙甘草5克。

【用　法】　水煎，每日1剂，早、晚2次分服。

【适应证】　用于糖尿病合并多发性神经根炎。

5. 王景春验方选

【方　药】　当归、丹参各30克，赤芍50克，红花10克，玄参、忍冬藤各100克。

【用　法】　水煎，每日1剂，早、晚2次分服。

【适应证】　用于糖尿病性坏疽。

6. 张继有验方选

【方　药】　党参15克，麦冬、石斛、生地黄各20克，五味子、甘草各10克，天花粉、女贞子、枸杞子、知母、金樱子各25克，生石膏50克。加减：阴虚为主，畏热不甚，渴不剧者，去石膏、知母，加重滋肾之品；血糖不降，加苍术、玄参；尿糖不降者，加黄芪、山药；

心火盛者，加黄连、白薇等。

【用　法】 水煎，分 2 次服，每日 1 剂。

【适应证】 用于消渴病（糖尿病）。

7. 盛国荣验方选

【方　药】 人参、天花粉、葛根、金银花、知母、麦冬、玄参各 10 克，黄芪、怀山药各 20 克，芡实 16 克，乌梅、五味子各 8 克，生石膏 60 克。

【用　法】 先煎石膏去渣，分 2 次水煎服。

【适应证】 用于糖尿病燥热阴伤、气阴虚损者。

8. 宋鹭冰验方选

方一

【方　药】 薏苡仁 24 克，藿香、杏仁、白豆蔻、法半夏、厚朴、大腹皮、陈皮、焦栀子、淡豆豉各 10 克，滑石 12 克，通草 9 克。

【用　法】 水煎，每日 1 剂，早、晚 2 次分服。

【适应证】 用于消渴（糖尿病）、脾虚湿热困阻、气不化津者。

方二

【方　药】 白豆蔻 9 克，藿香、佩兰、知母、滑石、薏苡仁各 10 克，生石膏 15 克，法半夏、苍术各 6 克，通草 3 克。

【用　法】 水煎，每日 1 剂，早、晚 2 次分服。

【适应证】 用于湿热交结、湿从燥化者。

9. 郭士魁验方选

方一

【方　药】 知母 12 克，胡黄连 9 克，天花粉 25 克，牡丹皮、生栀子各 10 克，菟丝子、生地黄、生石膏、五味子各 30 克，玄参、枸杞子各 18 克，黄连粉（冲服）3 克。

【用　法】 水煎，每日 1 剂，早、晚 2 次分服。

【适应证】 用于消渴（糖尿病）阴虚型。

方二

【方　药】 党参、生地黄、菟丝子各25克，马尾连、鸡血藤、红花、泽泻、栀子、乌梅各10克，降香15克，赤芍、玉竹、天花粉、郁金各18克。

【用　法】 水煎，每日1剂，早、晚2次分服。

【适应证】 用于消渴合并胸痹者。

四、传统古方选用

1. 黄肥瓜蒌《圣惠方》 取瓜蒌1个，以酒1盅洗之，取瓤，去皮、子，煎成膏，入白矾末50克，和丸如梧桐子大，以粥饮下10丸，每日3次。适用于糖尿病消渴热盛或心神烦乱者。

2. 消渴茶《千金要方》 麦冬、玉竹各15克，黄芪、通草各100克，茯苓、干姜、葛根、桑白皮各50克，牛蒡子150克，干生地黄、枸杞根、银花藤、薏苡仁各30克，菝葜24克。上约共研末，调匀。另外取黄白椿皮、白皮根切细，煮取浓汁，和入药粉，捻成饼子，每个15克，中心穿孔，暴晒干，挂通风处，每次取1个，放炭火上炙(勿焦)，捣研碎末，水煎代茶，也可放少量食盐。适用于糖尿病“三多”症状。

3. 黄连丸《千金要方》 黄连、生地黄各500克。绞地黄汁渍黄连，取出晒干，再入汁中，使汁吸尽，晒干为末，炼蜜丸如梧桐子大，每次20丸，口服，每日3次。适用于糖尿病无并发症者。

4. 六味地黄丸《小儿药证直诀》 熟地黄、干山药、山茱萸、白茯苓、牡丹皮、泽泻各等份。共研粉末，炼蜜丸，每丸6克，温开水送服。每日2次。适用于后期糖尿病伴有眼目昏花、腰酸腿软等症状者。

5. 黄芪六一汤《太平惠民和剂局方》 炙黄芪300克，甘草(半生、半炙)50克。共研细末，温开水吞服，每次6克，每日2次。

适用于糖尿病并发疮、疽、疖，阴部多汗、瘙痒。

6. 七味白术散《六科证治准绳》 白术、葛根、茯苓、人参各30克，甘草40克，木香7克，藿香15克。共研细末，每次10克，口服，每日3次。适用于糖尿病日久，小便甜者。

7. 玉女煎《景岳全书》 石膏15克，知母、牛膝各5克，熟地黄9克，麦冬6克。水煎服，每日2次。适用于糖尿病胃热阴虚、牙痛齿松、口舌生疮、烦热口渴等患者。

8. 玉泉丸《沈氏尊生书》 麦冬、天花粉、葛根各12克，人参9克，茯苓15克，乌梅10克，甘草6克，生黄芪20克。水煎服，每日2～3次；或炼水丸，每丸如梧桐子大，每次20丸，口服，每日3次。适用于糖尿病消渴多饮者。

9. 玉泉散《百代医宗》 葛根、天花粉各10克，五味子9克，生地黄、麦冬各15克，甘草6克，糯米50克。水煎服，每日2次；或炼水丸，每丸如梧桐子大，每次20丸，口服，每日3次。适用于糖尿病烦渴多饮者。

10. 玉液汤《医学衷中参西录》 生黄芪20克，葛根、知母、天花粉、生山药各12克，生鸡内金10克，五味子6克。水煎服，每日2次。适用于糖尿病无并发症者。

11. 沙参麦冬汤《温病条辨》 沙参、麦冬、天花粉各15克，玉竹、生扁豆各10克，生甘草6克，冬桑叶12克。水煎服，每日2次。适用于糖尿病燥伤肺胃、津液亏损而见咽干口渴等症者。

12. 菟丝子丸《世医得效方》 菟丝子、鹿茸、附子、肉苁蓉、桑螵蛸各10克，五味子6克，鸡内金15克。水煎服，每日2次；或炼水丸，如梧桐子大，每服20丸，每日3次。适用于糖尿病肾虚小便多者。

13. 黄芪汤《医部全录》 黄芪30克，生地黄、麦冬各15克，瓜蒌根、茯苓、五味子各10克，炙甘草6克。水煎服，每日2次。适用于糖尿病口干口渴者。

14. 增液汤《温病条辨》　生地黄、麦冬、玄参各15克。水煎服，每日2次。适用于糖尿病阴虚津液不足所致大便秘结、口渴口干者。

15. 生脉散《内外伤辨惑论》　人参6克，麦冬15克，五味子10克。1剂煎3次，1日服完。适用于气阴两虚所致口渴咽干、乏力多汗之糖尿病患者。

16. 二冬汤《医学心悟》　天冬6克，麦冬9克，天花粉、黄芩、知母、荷叶各3克，人参、甘草各2克。水煎服，每日2次。适用于上消、渴而多饮之糖尿病患者。

17. 白虎汤《伤寒论》　知母300克，石膏500克，炙甘草100克，大米60克。水煎至米熟，去渣，分3次服。适用于糖尿病口干舌燥、烦渴引饮、大汗出患者。

18. 竹叶石膏汤《伤寒论》　竹叶15克，石膏30克，麦冬15克，半夏9克，人参、炙甘草各5克，大米15克。水煎，去渣，入大米煮至熟，汤成去渣，温服。每日1剂，日服2次。适用于消渴病胃热炽盛、消谷善饥者。

19. 生地八味汤《医学心悟》　生地黄、麦冬各9克，荷叶、山药、知母、牡丹皮各6克，黄芩、黄连、黄柏各3克。水煎服，每日2次。治中消症、消谷善饥者。

20. 滋萃汤《医学衷中参西录》　黄芪、山茱萸各15克，生地黄、山药各30克，生猪胰子(切碎)90克。前四味煎汤，送服猪胰子一半，煎渣时再送服另一半，治消渴病。若中、上二焦积有实热，可先服白虎汤，加人参汤数剂，将实热消去多半，再服此汤。

21. 左归饮《景岳全书》　熟地黄9克，山茱萸6克(畏酸者少用之)，山药、枸杞子各6克，炙甘草3克，茯苓4.5克。水煎服，每日1剂，每日2次服，适用于消渴病之真阴不足所引起的腰酸遗精、阳痿、口燥咽干、口渴多饮者。

22. 右归饮《景岳全书》　熟地黄9～60克，山茱萸3克，山药、炙甘草、枸杞子、杜仲(姜制)、肉桂各6克,制附子9克。水煎服,每日1剂,每日2次服。适用于消渴病之神疲乏力、腰酸腿软、阳痿遗精、下肢水肿者。

五、常用降血糖单味中药选用

1. 黄芪 本药具有明显的强心功效,对正常心脏亦有加强收缩作用,对因中毒或疲劳的心脏强心作用更为显著。此外,它还能保护肝细胞,防止肝糖原减少,促进肝细胞再生;有降压作用;并可使冠状血管和全身末梢血管扩张,改善皮肤血液循环及营养状况;略有降血糖功效。

2. 人参 本药能促进人体的新陈代谢,增强机体对外界不良条件的抵抗力。它能降低正常血糖及肾上腺素或高渗葡萄糖所致的高血糖;对四氧嘧啶糖尿病犬或雄性大鼠有一定的保护作用,能轻度降低血糖,但不能阻止发病与死亡。人参提取物还有调节血糖水平的作用。人参皂苷的降血糖机制似不同于胰岛素和苯乙双胍,它既能抑制四氧嘧啶对动物胰岛β细胞的破坏,又能促进残存胰岛β细胞的分泌功能,停药后仍可维持其降糖作用1～2周。

3. 枸杞子 据实验研究,枸杞子有降低血糖和降血压的作用,并有促进肝细胞再生和抗脂肪肝的功效。

4. 玄参 本药有扩张血管作用,并有降低血糖和降血压的功效。

5. 地黄 生、熟地黄均有降低血糖的作用。地黄煎剂口服、浸膏及由醇浸液提取的地黄素皮下注射,均可降低家兔血糖。醇浸膏肌注能降低由静脉注射葡萄糖引起的高血糖。

6. 生山药 本药所含的淀粉酶,有水解淀粉为葡萄糖的作用,对糖尿病有一定疗效。

7. 地骨皮 本药含有不饱和脂肪酸和必需脂肪酸、亚油酸、亚麻酸等。它具有抗脂肪的作用,能抑制中性脂肪在肝脏的合成,促进中性脂肪移向血流，因而保证了肝脏维持正常血糖的生理功能，达到降低血糖控制病情之目的。地骨皮煎剂给家兔灌服，使血糖先升高然后持久降低，平均降低14%，对肾上腺素引起的高血糖虽无明显对抗作用，但可缩短高血糖的持续时间。地骨皮对实验性糖尿病小鼠胰岛β细胞的形态、结构损害有一定的减轻作用。

8. 葛根 本药含多糖淀粉，遇水膨胀而胶着，有缓解局部刺激的作用，涂敷局部能消炎症，内服可消肠炎。它具有强力解热作用，能降低血糖，还能缓解肌肉痉挛，善治项背强急。

9. 黄精 本药含黏液质、淀粉及糖等。它有抗脂肪肝、降低血糖及降低血压的作用，并能防止动脉粥样硬化；对足、股癣有较好的疗效。家兔灌服黄精浸膏后血糖含量先渐渐增高，然后降低，血糖的暂时增加，可能是由于其中所含的糖类所致。黄精浸膏对肾上腺素引起的血糖过高有显著抑制作用。

10. 玉米须 本药含糖类、苹果酸等，有利尿、降血压的功效。它可促进胆汁分泌；降低血液黏稠度；可增加血中凝血酶原，加速血液凝固。其发酵制剂对家兔有非常显著的降血糖作用。

11. 五味子 本药对中枢神经系统有兴奋作用，能改善人的智力活动，提高工作效率。它可促进新陈代谢，增强机体对非特异性刺激的防御能力，并能降低血糖。

12. 知母 本药有解热、抗菌、镇痛及祛痰作用；能降低神经系统的兴奋性；对实验性糖尿病的小鼠静脉注射知母水溶性提取物，可降低血糖。

13. 苍术 本药含有大量的维生素A物质，可用以治疗缺乏维生素A所引起的夜盲症及角膜软化症。动物实验证明，它有抑制血糖作用，大剂量可使血糖下降。

14. 玉竹 本药有强心作用；可降低血糖。

15. 茯苓 本药有利尿、镇痛作用；能促进钾、钠、氯等电解质的排出，可能是抑制肾小管重吸收的结果；有降低血糖的作用。

16. 黄连 本药的根茎含有多种生物碱，主要成分为小檗碱（黄连素）。黄连具有抗菌消炎、抗病毒、抗原虫作用，其抗菌力强，抗菌效果明显，并能增强人体的免疫功能。它有降低血糖的作用，其降糖机制是抑制肝糖原异生或促进外周组织的葡萄糖酵解；抗升糖激素作用亦与降血糖有关，能促进胰岛β细胞再生及功能恢复。本药同时有降血压、降血脂及抗感染作用，对防止糖尿病的并发症亦有意义。小檗碱有抗血小板聚集作用，有利于改善糖尿病患者的凝血异常。本药也用于癌症的辅助治疗。

17. 泽泻 本药具有显著的利尿作用，用药后除尿量增加外，尿中钠、氯、钾及尿素排出量也增加。它的多种成分对实验性高胆固醇血症有明显的降血清胆固醇作用和抗动脉粥样硬化作用。实验证明，泽泻能改善肝脏脂肪代谢而有保肝作用。泽泻具有轻度降血糖作用，用药后3～4小时，血糖降至最低点，较给药前降低16%。在心血管方面：它有轻度降血压、中度增加冠脉流量及松弛主动脉平滑肌作用，并能轻度抑制心肌收缩力。故本药在临床上可治疗肾性水肿、高脂血症及糖尿病等。

18. 田三七 实验观察证实，田三七提取物能降低四氧嘧啶糖尿病小鼠的血糖水平。同时，它可使饥饿性小鼠血糖轻度升高；而注射葡萄糖引起高血糖时，又能降低过高的血糖，显示它对动物血糖有双向调节作用。

19. 桔梗 本药具有降血糖、降血脂作用。家兔灌服桔梗的水或醇提取物均可使血糖下降，连续灌服给药对实验性四氧嘧啶糖尿病兔的降糖作用更为显著，降低的肝糖原亦可恢复正常，且能抑制食物性血糖上升。醇提取物的作用较水提取物强。桔梗粗皂苷尚能降低大鼠肝脏内胆固醇的含量，增加胆固醇及胆酸的排泄。

20. 五加皮 本药具有抗炎作用，其机制主要是抑制白细胞趋化、溶酶体酶等炎症递质的释放或其致炎作用。动物实验表明，五加皮具有抗疲劳和抗应激作用。以五加皮醇浸膏连续灌胃，可抑制四氧嘧啶所致大鼠血糖升高，说明具有抗实验性高血糖作用。

21. 淫羊藿 本药具有抗冠心病心绞痛作用；能降低血压及抑制血小板聚集；还有抗衰老、降血糖、镇静抗炎、止咳平喘和明显促进软骨生长的作用。

22. 白术 本药内含挥发油、维生素A，有利尿、降血糖、抗凝血及强壮作用。

23. 菌灵芝 为保肝降血糖药。本药能调节自主神经功能，降低胆固醇，升高白细胞，提高机体的抗病能力。

24. 丹参 本药能扩张冠状动脉，增强血流量，从而改善心肌收缩力、调整心律及改善微循环；能提高机体耐缺氧能力，促进组织修复与再生；能抑制凝血、降血压、降血糖；有镇静作用。

25. 虎杖 本药清燥热，止消渴。糖尿病热象明显者可选虎杖为君药。《药性论》称其“治大热烦躁止渴”。据报道，给家兔静脉注射从虎杖中提得的草酸，可引起低血糖，提示其有降糖作用。

26. 番石榴 有报道将其叶制成二甲双胍服用，治疗各型糖尿病患者175例，总有效率为81.7%～84.6%；并有降血压及降血脂作用，故尤宜于兼有此类疾病者。它的有效成分可能是黄酮类化合物。本品对2型糖尿病患者有效，对1型糖尿病患者无效，提示其作用并非直接改善胰岛β细胞的分泌功能，而可能是提高了周围组织对糖的利用。

27. 黄皮 由其叶分离出的一种呋喃香豆精类化合物——黄皮香豆精，能降低正常和四氧嘧啶高血糖小鼠的血糖水平，也能对抗肾上腺素的升血糖作用，但对血乳酸浓度则无影响，作用机制尚待研究。

28. 刺五加 本药对血糖似有调节作用。如既能使食物性及肾上腺素性高血糖的血糖降至正常，降低由四氧嘧啶引起的大鼠糖尿病的尿糖量，又可使因胰岛素引起的低血糖症的血糖增加。

29. 绞股蓝 绞股蓝提取物对正常小鼠血糖无明显影响，但对四氧嘧啶糖尿病小鼠则有明显的降糖作用，如能明显改善老年大鼠糖耐量低下，而对老年大鼠空腹低血糖又有一定预防作用。

30. 白芍、甘草　有人报道用甘芍降糖片（甘草与白芍煎汁浓缩再烘干压片）治疗糖尿病，每日用量相当于生甘草 8 克，生白芍 40 克，制成 12 片分 3 次服，结果有效率为 74.8%。本资料提示该药对 2 型糖尿病患者，有降低血糖和减少尿糖的作用，但不能完全替代外源性胰岛素的功能。

31. 荔枝核　其主要成分是皂苷、鞣质、α-甘氨酸（亚甲环丙基），后者给小鼠皮下注射时可使血糖下降。研究荔枝核对大鼠四氧嘧啶糖尿病的作用，证明它能有效地调节糖尿病的代谢紊乱，降血糖效果显著，且无明显毒性。但其降血糖机制尚有待进一步研究。

32. 女贞子　本药的提取物对四氧嘧啶高血糖小鼠有显著降血糖效果，但作用短暂，停药后血糖即开始回升。

33. 桑叶　本药能显著降低四氧嘧啶和肾上腺素性实验高血糖。

34. 桑根皮　本药的水提取物有降血糖作用。从提取物中分离的一种聚糖，在很低剂量时即可对正常及四氧嘧啶糖尿病小鼠产生明显的降血糖作用。

35. 麻黄　已知本药能引起高血糖，原因是含有拟交感成分——麻黄生物碱。1985 年国外报道，双穗麻黄的极性溶剂提取部分可降低小鼠血糖，所分离的 5 种麻黄聚糖 A、B、C、D、E，可使正常小鼠血糖明显下降，其中麻黄聚糖 C 的作用最强，麻黄聚糖 A 对糖尿病小鼠也有明显降血糖作用。

36. 昆布　昆布多糖对小鼠正常血糖和实验性高血糖均有肯定的降低效应。

37. 金果榄　本药具有降血糖作用，水提取物中的苦味成分似为有效部分；有机溶媒（氯仿或石油醚）提取物则无效。

38. 苍耳子　本药分离的一种苷类物质 AA2 有显著降血糖

作用，作用机制与胰岛素不同，而与苯乙双胍相似。它由C、H、O、S 4种元素组成的结晶性物质及羧基苍术苷均有明显降血糖作用。上述3种成分可能是同一物质，但动物实验结果并不完全一致，其作用机制及临床价值尚待进一步研究。

39. 石膏　本药功效为清热泻火、除烦止渴。所含微量元素以铬、锌、锰较高。这些元素的缺乏与糖尿病的关系较为密切。其中铬能协助胰岛素发挥作用；锌存在于胰岛素细胞内，对血糖的调节和胰岛素的储存起肯定作用；锰缺乏可致胰岛β细胞减少及颗粒丧失，糖耐量降低，葡萄糖利用率相应降低。因此，石膏具有降血糖作用。

40. 仙鹤草　药理研究表明，仙鹤草素具有降低血糖的作用。仙鹤草还有迅速消除蛋白尿及尿中红细胞的作用。

41. 椿龟根　以本药水煎剂给四氧嘧啶高血糖家兔口服，有降血糖作用。

42. 蛤蚧　实验动物研究，其醇提取物给四氧嘧啶高血糖小鼠肌注，有降低血糖的作用。

43. 长春花　其化学成分生物碱，降血糖作用较强。其制剂在南非、东南亚被用作胰岛素代用品。

44. 蚕蛹　本药味甘，性温，能泻膀胱相火、引清气上升于口、止消渴。

45. 灵芝　实验小鼠用灵芝多糖5小时后出现耐糖能力增加，但未见胰岛素感受性发生变化，也未见胰岛素脂肪细胞结合量有所变化，但胰岛素量有增加趋势，肝糖原含量有减少倾向。

46. 白扁豆　本药能健脾养胃；配天花粉治消渴多饮。它所含锰、锌较高，是治疗糖尿病常用的药物。

47. 蜂乳　能降低正常及四氧嘧啶糖尿病大鼠的血糖水平，并能部分对抗肾上腺素对正常小鼠的升血糖作用。

48. 千屈菜　国外报道，千屈菜的叶、茎、花的几种提取物能降低家兔血糖，但根的提取物无效。

49. 甘蔗 从甘蔗制备的粗红糖中提取的一类非糖成分，可抑制高糖饮食大鼠血清甘油三酯、过氧化脂质和胰岛素含量的增高。1985年国外报道，从甘蔗汁分离到6种聚糖，分别命名为SaciharansA、B、C、D、E、F，均能明显降低血糖，且作用随剂量加大而增强。

临床上常用的降血糖中草药还有黄芩、黄柏、栀子、大黄、赤小豆、竹叶、乌梅、酸枣仁、党参、西洋参、生晒参、砂仁、鸡内金、麦芽、莲子肉、糯米、鬼见愁、赤芍、当归、川芎、泽兰、蛇床子、沙苑子、桑螵蛸、怀牛膝、冬虫夏草、杜仲、龟甲、鳖甲、巴戟天、仙茅、马齿苋、浮萍、龙骨、藕汁、萆薢、桃树胶、附子、远志、芦根、佩兰、海蛤壳、石榴皮、苏木、菝葜、蛇葡萄根、防风、薏苡仁、紫草、金樱子、旋覆花、何首乌、五倍子、桑葚、凉粉草、老鼠耳、猪苓、金钱草、兴安杜鹃、暴马丁香、石榴树根皮。它们均有不同程度的降血糖作用，可供临床参考选用。

第七章　糖尿病急症及急性并发症用药

糖尿病是一组由遗传、环境、免疫等因素引起的，胰岛素分泌缺陷及(或)其生物学作用障碍导致的以高血糖为特征的代谢性疾病。其急性并发症是指糖尿病急性代谢紊乱，包括糖尿病酮症酸中毒、高血糖高渗性状态(伴或不伴昏迷)，以及在糖尿病降糖治疗过程中出现的乳酸性酸中毒及低血糖昏迷。

一、糖尿病酮症酸中毒

糖尿病酮症酸中毒(DKA)为最常见的糖尿病急症。酮体包括β-羟丁酸、乙酰乙酸和丙酮。糖尿病加重时，胰岛素绝对缺乏，三大代谢紊乱，不但血糖明显升高，而且脂肪分解增加，脂肪酸在肝脏经β氧化产生大量乙酰辅酶A，由于糖代谢紊乱，草酰乙酸不足，乙酰辅酶A不能进入三羧酸循环氧化供能而缩合成酮体；同时由于蛋白合成减少，分解增加，血中成糖、成酮氨基酸均增加，使血糖、血酮进一步升高。糖尿病酮症酸中毒分为几个阶段：①早期血酮升高称酮血症，尿酮排出增多称酮尿症，统称为酮症。②酮体中β-羟丁酸和乙酰乙酸为酸性代谢产物，消耗体内储备碱，初期血pH值正常，属代偿性酮症酸中毒，晚期血pH值下降，为失代偿性酮症酸中毒。③病情进一步发展，出现神志障碍，称糖尿病酮症酸中毒昏迷。目前，本症延误诊断和缺乏合理治疗而造成死亡的情况仍较常见。

1型糖尿病患者有自发糖尿病酮症酸中毒倾向，2型糖尿病患者在一定诱因作用下也可发生糖尿病酮症酸中毒。常见诱因有感染、胰岛素治疗中断或不适当减量、饮食不当、各种应激(如创伤、手术、妊娠和分娩等),有时无明显诱因。其中有20%～30%无糖尿病病史。

糖尿病酮症酸中毒的治疗原则:尽快补液以恢复血容量、纠正失水状态,降低血糖,纠正电解质及酸碱平衡失调,同时积极寻找和消除诱因,防治并发症,降低病死率。

(一)补充液体治疗

补液是治疗的关键环节。只有在有效组织灌注改善和恢复后,胰岛素的生物效应才能充分发挥。通常输用生理盐水。输液量和速度的掌握非常重要,糖尿病酮症酸中毒失水量可达体重10%以上,一般根据患者体重和失水程度估计已失水量,开始时输液速度较快,在1～2小时内输入0.9%生理盐水1 000～2 000毫升,前4小时输入所计算失水量1/3的液体,以便尽快补充血容量,改善周围循环和肾功能。如治疗前已有低血压或休克,快速输液不能有效升高血压,应输入胶体溶液并采用其他抗休克措施。以后根据血压、心率、每小时尿量、末梢循环情况及有无发热、吐泻等决定输液量和速度,老年患者及有心肾疾病患者必要时监测中心静脉压,一般每4～6小时输液1 000毫升。24小时输液量应包括已失水量和部分继续失水量,一般为4 000～6 000毫升,严重失水者可达6 000～8 000毫升。开始治疗时不能给予葡萄糖液,当血糖下降至13.9毫摩/升(250毫克/分升)时改用5%葡萄糖液,并按每2～4克葡萄糖加入1单位短效胰岛素。

糖尿病酮症酸中毒的液体治疗具体方法可参照第七章的高血糖高渗状态的补充液体治疗。

(二)胰岛素治疗

胰岛素是治疗糖尿病酮症酸中毒最关键的药物。

第七章 糖尿病急症及急性并发症用药

1. 小剂量胰岛素治疗糖尿病酮症酸中毒的理论依据

(1)正常人空腹胰岛素的水平为 5～10 微单位/毫升(μU/ml),餐后血浆胰岛素的水平通常≤50 微单位/毫升。当血浆胰岛素的水平达到 10 微单位/毫升时能抑制肝糖原分解;20 微单位/毫升时能抑制糖原异生;30 微单位/毫升时能抑制脂肪分解;50～60 微单位/毫升时能促进脂肪及肌肉组织等摄取和利用葡萄糖;当大于 100 微单位/毫升时能促进钾离子进入细胞内。

(2)临床医生经验认为,当静脉滴注胰岛素 6 单位/小时,血浆胰岛素水平可达恒定 100 微单位/毫升。因此,静滴胰岛素 6～12 单位/小时(即血浆胰岛素恒定 100～200 微单位/毫升)已能控制大多数重症糖尿病酮症酸中毒。能抑制酮体生成的最高静滴速度胰岛素的半浓度为 24 微单位/毫升。

(3)静脉滴注胰岛素 4～6 单位/小时,能使血浆胰岛素升到有效水平,血糖下降可达最大限度的 2/3,而当静滴胰岛素 6 单位/小时,血钾向细胞内转运才开始出现。

(4)胰岛素在组织中利用葡萄糖及抑制脂肪分解的作用达到饱和状态时,即使加大胰岛素剂量治疗仍然不能增加疗效。

(5)胰岛素与胰岛素受体结合方能发挥效力,当血浆胰岛素浓度过高时,胰岛素受体数量有限,表现为胰岛素不敏感,反之,胰岛素浓度偏低或适中,胰岛素与胰岛素受体迅速结合,表现为胰岛素敏感,使胰岛素充分发挥效力。

总之,小剂量胰岛素的治疗不但能达到治疗的目的,而且在治疗中能够减少低血糖、低血钾及脑水肿等并发症的发生,从而降低了死亡率。

2. 小剂量胰岛素治疗方案的选择 目前,均采用小剂量(短效)胰岛素治疗方案,即每小时给予每千克体重 0.1 单位胰岛素,使血清胰岛素浓度恒定达到 100～200 微单位/毫升,该浓度的胰岛素有抑制脂肪分解和酮体生成的最大效应,以及相当强的降血糖效应，而促进钾离子运转的作用相对较弱。

(1)静脉方案

①通常将短效胰岛素加入0.9%生理盐水中持续静脉滴注(应另建输液途径)，亦可间歇静脉注射，剂量均为每小时每千克体重0.1单位。重症患者[指有休克和(或)严重酸中毒和(或)昏迷者]应酌情静脉注射首次负荷剂量10～20单位胰岛素。

②血糖下降速度一般以每小时降低3.9～6.1毫摩/升(70～110毫克/分升)为宜，每1～2小时复查血糖，若在补足液体量的情况下2小时后血糖下降不理想或反而升高，提示患者对胰岛素敏感性较低，胰岛素剂量应加倍即每小时每千克体重0.2单位。

③当血糖降至13.9毫摩/升时开始输入5%葡萄糖溶液，并按每500毫升加入胰岛素4～12单位的比例，滴速及维持时间按需要调整[胰岛素与葡萄糖的比例为(1∶1～4)]，保持血糖在11.1毫摩/升(200毫克/分升)左右，尿糖(+～++)，避免血糖过低诱发脑水肿。

在患者可以进食，酮体基本消失后，此时仍需每4～6小时复查血糖，调节输液中胰岛素的比例及每4～6小时皮下注射1次胰岛素4～6单位，使血糖水平稳定在较安全的范围内。病情稳定后过渡到胰岛素常规皮下注射。

对于重症糖尿病酮症酸中毒的患者由于脱水严重，皮下脂肪萎缩，在脱水及酸中毒纠正前皮下注射胰岛素，胰岛素皮下吸收不良，影响胰岛素发挥疗效。因此，不建议在脱水及酸中毒纠正前皮下注射胰岛素治疗。通常在脱水及酸中毒完全纠正后开始皮下注射胰岛素。对于糖尿病酮症酸中毒的患者，仍然推荐静脉输注胰岛素纠正酮症酸中毒，不推荐皮下胰岛素泵输注胰岛素纠正酮症酸中毒。发病前长期使用皮下胰岛素泵的患者在酮症酸中毒时，应首选静脉输注胰岛素，酮症酸中毒纠正后方可开始使用胰岛素泵治疗。

(2)肌注方案(上臂优于臀部):首次胰岛素剂量:成人20单位;儿童0.25单位/千克体重。以后成人每小时6～10单位;儿童每小时0.1单位/千克体重。2～4小时后如血糖下降不满意,则改用静脉方案。

(3)胰岛素应用注意的问题:①临床通常在治疗糖尿病酮症酸中毒的患者时,建立两条静脉通道,其中一条补液用微量输液泵保证输注胰岛素6单位/小时,胰岛素的血药浓度达到100微单位/毫升可抑制酮症生成。②静滴胰岛素2小时而血糖下降不满意的原因有:液体治疗不充分,未保证滴注胰岛素6单位/小时,应改为滴注胰岛素12单位/小时。③肌注法也很好。负荷注射20单位,随后每小时肌注6～10单位,若2小时后血糖下降不满意而并非由于血容量不足的,则肌注量加倍或改为静滴法。④酸中毒和酮症的纠正比高血糖的纠正更慢。所以,当血糖降至13.9毫摩/升时开始输入5%葡萄糖溶液,以便继续给予充分的胰岛素治疗。

(三)纠正电解质与酸碱平衡的药物

1. 补充钾 在补液中应注意缺钾的情况。糖尿病酮症酸中毒患者就诊时,常有严重的体钾丢失,约每千克体重5毫摩,但测到的血钾低,正常或高均可。因此,酮酸中毒时血钾一般总是低的,故临床经验即便患者血钾正常或偏高,只要患者开始补充胰岛素即可同时补钾,即补液补钾同时进行。头4～6小时,将由于补液充分后排尿失钾、胰岛素促钾进入细胞内、补碱纠酸后钾进入细胞内等,导致血钾值迅速下降。如果入院时患者血钾偏低更要补钾,同时加强血钾监测。一般在500毫升的液体中加入10%氯化钾10～15毫升(钾1～1.5克)静脉滴注,然后视血钾浓度和尿量,决定补钾速度。当血钾正常时,应改用氯化钾5～7天,每日1克,每日3次,口服。

(1)补钾剂量:对于重症低钾血症的患者,首日最大剂量国内外都提倡不超过200毫摩(氯化钾15克)。大多数病例还是遵照：重症低血钾的首日最大补钾量一般不超过150毫摩(11克)，第二日及以后的全天补钾量逐渐减少。补钾5～7天方能纠正失钾，细胞外钾进入细胞的最大速度为50毫摩/日。

(2)补钾速度：取决于低血钾程度和心、肾、肠等严重并发症情况。①一般说，最快补钾速度为26～39毫摩/小时(氯化钾2～3克/小时)，是极个别的情况，应慎之又慎，一定要心电图监测，T波高尖是高钾信号。②快速补钾，13～26毫摩/小时(氯化钾1～2克/小时)，若此时血压稳定补液充分，血pH值＞7.1，血糖降至13.9毫摩/升，宜用于血钾2.5～3.0毫摩/升时，4～6小时可使血钾上升0.4～0.8毫摩/升。③普通速度补钾，6.5～13毫摩/小时(氯化钾0.5～1克/小时)，宜用于血钾3.0～3.5毫摩/升时。

(3)监测：①快速补钾应采用心电图监测。②开始补钾时每2小时抽血监测血钾，血钾稳定后每6小时监测血钾，维持血钾4.0～5.0毫摩/升。③尿量充分则补钾安全，糖尿病酮症酸中毒时仍应遵循见尿补钾的原则。

(4)补钾溶液浓度：普通浅静脉补钾浓度为1.5克氯化钾/500毫升；我国规定的溶液中最大补钾浓度为氯化钾4.5克/500毫升(即60毫摩/升)，特别注意需用深静脉完成静滴。

2. 补充碱性药物 一般不必补碱，只有重度酸中毒，二氧化碳(CO_2)结合力＜10毫摩/升或血pH值＜7.1或伴有高钾血症时，才有补碱指征。以碳酸氢钠溶液为宜，补碱量不宜过多，速度不宜过快。不可将胰岛素置入碱性溶液内，以免药效被破坏。按每千克体重5%碳酸氢钠溶液0.5毫升，可使二氧化碳结合力上升1%之标准计量。当二氧化碳结合力上升至15～20毫摩/升或血pH值＞7.1时，即停止补碱。

不主张积极补碱治疗的理由是：①糖尿病酮症酸中毒经使用胰岛素治疗几小时后，肝脏酮体的产生可停止，从而使酸中毒自行纠正。②一般不必补碱。如给予碳酸氢钠将引起血钾浓度下降，产生脑脊液电解质紊乱，使脑组织缺氧，导致脑水肿。③如用碱性药物治疗，将延缓乳酸盐和酮体浓度恢复正常，甚至反而刺激它们的生成。此外，可能引起反应性碱中毒。

因此，只有当血 pH 值<7.1，二氧化碳结合力为 5～10 毫摩/升，或有循环衰竭时，才适当补碱治疗(主张用碳酸氢钠)。

(四)中医辨证论治选用方

中医疗法可与胰岛素疗法配合使用。据其临床表现，属于中医学“消渴”“昏迷”等病范畴，一般分 5 型辨证论治。

1. 燥火亢盛

【主　证】 烦渴引饮，喜冷饮难以自控，随饮随消，四肢倦怠，或有纳差泛恶，舌暗红，苔薄黄或白腻，脉细数或濡数。

【治　法】 清泄肺胃，生津止渴。

【方　药】 白虎汤合玉女煎。生石膏 30 克，知母 12 克，太子参 10 克，麦冬 12 克，生地黄 15 克，甘草 3 克，大米 10 克，牛膝 15 克。加减：烦渴引饮、汗出不止者，加五味子 10 克，乌梅 10 克，玄参 10 克，天花粉 12 克；消谷善饥明显者，加沙参 15 克，黄精 30 克，玉竹 15 克；食欲缺乏、恶心、苔白腻者，加半夏 12 克，竹茹 12 克，藿香 10 克；大便秘结者，加大黄 10 克，生何首乌 10 克。

【用　法】 水煎，每日 1 剂，分 2 次服用。

2. 浊毒中阻

【主　证】 口燥唇焦，大渴引饮，渴饮无度。皮肤干瘪皱褶，精神萎靡，嗜睡，胸闷纳呆，恶心呕吐，口有秽臭，时有少腹疼痛，大便秘结，舌红苔厚而燥，脉沉细或滑数。

【治　法】 清热导滞，芳香化浊。

【方　药】 增液承气汤合清胃汤。生大黄 10 克，芒硝 10 克，枳实 10 克，生地黄 10 克，麦冬 12 克，玄参 10 克，藿香 10 克，半夏

12克，生石膏30克。加减：发热、大渴引饮、大汗出者，重用生石膏40克，加知母12克，石斛12克；头晕、嗜睡不语者，加佩兰5克，石菖蒲10克；芳香化浊，小便刺痛者，加车前子30克，黄柏10克，苍术10克，以清利湿热。

【用　法】　水煎，每日1剂，分2次服用。

3. 浊毒闭窍

【主　证】　口干微渴，心烦不寐，烦躁不安，或嗜睡，甚则昏迷不醒，呼吸深快，食欲缺乏，口臭，呕吐，小便短赤，舌暗红而绛，苔黄腻而燥或黑，舌有灰晕，脉细数。

【治　法】　芳香开窍，清热解毒。

【方　药】　安宫牛黄丸合紫雪丹加减。牛黄10克，犀角10克，郁金10克，黄芩10克，玄参10克，黄连10克，栀子10克，生石膏30克，石菖蒲10克，甘草3克。加减：身热夜甚，斑疹隐隐者，加生地黄15克，赤芍10克，牡丹皮10克；热毒亢盛，热极生风者，加羚羊角10克，钩藤10克，白芍10克。

【用　法】　水煎，每日1剂，分2次服用。

4. 阴虚风动

【主　证】　神倦欲寐，耳聋失聪，眼花目暗，手足蠕动，甚则瘛疭，抽搐，舌红绛，少苔，脉虚细数。

【治　法】　滋阴清热，柔肝熄风。

【方　药】　复脉汤、大定风珠加减：生地黄30克，白芍15克，麦冬15克，炙甘草6克，牡蛎10克，鳖甲10克，阿胶10克，鸡蛋黄1个。加减：心烦不寐且身热者，加黄连10克，黄芩10克；五心烦热、低热绵绵者，加青蒿15克，知母10克，牡丹皮12克。

【用　法】　水煎，每日1剂，分2次服用。

5. 阴脱阳亡

【主　证】　口干唇焦，肌肤干瘪，面色苍白，自汗不止，四肢厥冷，呼吸低微，舌暗淡无津，脉微细欲绝。

【治　法】 益气养阴，滋阴固脱。

【方　药】 生脉散合参附汤。人参 15 克，制附子 10 克，五味子 10 克，麦冬 10 克。加减：恶寒蜷卧者，加肉桂 10 克，干姜 10 克；大汗不止者，加黄芪 30 克；气短痰鸣者，加黑锡丹。

【用　法】 水煎，每日 1 剂，分 2 次服用。

二、高血糖高渗状态

高血糖高渗状态（HHS），是糖尿病急性代谢紊乱的另一临床类型，以严重高血糖、高血浆渗透压、脱水为特点，无明显酮症酸中毒，患者常有不同程度的意识障碍或昏迷。“高血糖高渗状态”与以前所称“高渗性非酮症性糖尿病昏迷”略有不同，因为部分患者并无昏迷，部分患者可伴有酮症。多见于老年糖尿病患者，原来无糖尿病病史，或仅有轻度症状，用饮食控制或口服降糖药治疗。

诱因为引起血糖增高和脱水的因素：急性感染、外伤、手术、脑血管意外等应激状态，使用糖皮质激素、免疫抑制剂、利尿药、甘露醇等药物，水摄入不足或失水，透析治疗，静脉高营养疗法等。有时在病程早期因误诊而输入大量葡萄糖液或因口渴而摄入大量含糖饮料可诱发本病或使病情恶化。

高血糖高渗状态的患者病情危重、并发症多，病死率高于糖尿病酮症酸中毒，强调早期诊断和治疗。临床上凡遇原因不明的脱水、休克、意识障碍及昏迷，均应想到本病可能性，尤其是血压低而尿量多者，不论有无糖尿病史，均应进行有关检查以肯定或排除本病。

本症的治疗原则与糖尿病酮症酸中毒的治疗原则相似，即迅速补液，扩充血容量纠正血浆高渗状态，是治疗本症的关键。但补液量比酮症酸中毒多，胰岛素用量则比酮症酸中毒少。本症治疗重点在于大量补液。治疗目的在于积极纠正高渗脱水状态，恢复血容量，合理使用胰岛素，使血糖降至最佳水平。

(一)补充液体治疗

本症失水比糖尿病酮症酸中毒更为严重，可达体重的10%～15%，输液要更为积极小心，24小时补液量可达6 000～10 000毫升。关于补液的种类和浓度，目前多主张治疗开始时用等渗溶液如0.9%生理盐水，因大量输入等渗液不会引起溶血，有利于恢复血容量，纠正休克，改善肾血流量，恢复肾脏调节功能。休克患者应给予血浆或全血。如无休克或休克已纠正，在输入生理盐水后血浆渗透压高于350毫摩/升(350血浆渗透压/升)，血钠高于155毫摩/升，可考虑输入适量低渗溶液如0.45%或0.6%生理盐水。视病情可考虑同时给予胃肠道补液。有建议配合使用胃管灌注温0.9%生理盐水或温开水，但不宜用于有呕吐、胃肠胀气或上消化道出血者。

1. 补液的种类和浓度 目前主张在治疗之初即补充等渗液，好处是：大量输入等渗液不会引起溶血反应；有利于恢复血容量和防止因血浆渗透压下降过快诱发脑水肿；等渗液对处于高渗状态的病人来讲为相对低渗。具体用法可按以下3种情况掌握。

(1)有低血容量休克者：应先静脉滴注0.9%生理盐水，以较快地提高血容量，升高血压，改善肾血流，恢复肾功能。在血容量恢复、血压回升至正常且稳定而血浆渗透压仍高时，方可选用0.45%氯化钠溶液。

(2)血压正常而血钠>155毫摩/升者：可开始即用低渗液。当血浆渗透压降至350毫摩/升(350血浆渗透压/升)以下，血钠在140～155毫摩/升以下时，应改输等渗生理盐水。若血糖降至13.89～16.67毫摩/升(250～300毫克/分升)时，改输5%葡萄糖液或葡萄糖盐水。

(3)重症休克患者或收缩压持续<10.7千帕(80毫米汞柱)

者：最关键的补液时间是开始的4～6小时，开始除补等渗液外，宜适量补充胶体液，如血浆等。再8～12小时液体疗法，应能初步纠正脱水，稳定血压和尿量。以后的12～24小时内补足液体丢失，尽可能避免液体治疗的并发症，如心衰、成人呼吸窘迫综合征（ARDS）和脑水肿。

2. 补液量的计算

（1）按血浆渗透压计算患者的失水量，计算公式：

$$失水量(升)=\frac{患者血浆渗透压(mOsm)-300}{300(正常血浆渗透压)}\times 体重(千克)\times 0.6$$

（2）按患者发病前体重的10%～15%估算失水量作为补液量，一般为6 000～18 000毫升，平均9 000毫升。

3. 补液速度　按照先快后慢的原则。应根据脱水程度不同、是否为老年、心功能和肾功能状况，实施个体化补液。

（1）极严重脱水以致就诊时收缩压测不到，或50毫米汞柱左右者，若补液速度不够快、量不够多、胶体液不能适宜补入，则1小时、2小时或数小时的时机的丢失或抓住，可成为后续抢救成功与否的决定因素。头2小时补入1 000～2 000毫升，最高限速为开始1小时1 000～1 500毫升，头4小时补入失水量的1/3，200～1 000毫升/小时；应在心、肾允许时抓紧前4小时内积极补液。5～12小时输液量可为头12小时的尿量加上大约15%的估计失水量的总和。头12小时补入1/2的失水量加尿量的总和。从第13小时开始的12～24小时内补足计算的总失水量的余量。

（2）中重度脱水，就诊时收缩压可为90毫米汞柱左右，可伴尿少、唇干裂、舌呈毛刺状。可考虑前4小时2 000毫升，再8小时2 000毫升，以后每8小时1 000毫升。

（3）目前，在临床工作中用于抢救休克快速输液或需严格控制输液总量及输液速度，以及部分特殊药物静脉输液，应用容量输液泵能做到准确的给药速度，能对输液过程中的气泡、阻塞、输液完毕做到自动报警，并且能自行停止输液。输液泵的使用有助于提高治疗安全性、准确性及效率（图3）。在补液治疗时可用容量输液泵有效地控制输液速度，如前2小时，输液量1 000～2 000毫升，可用容量输液泵设定500～1 000毫升/小时。

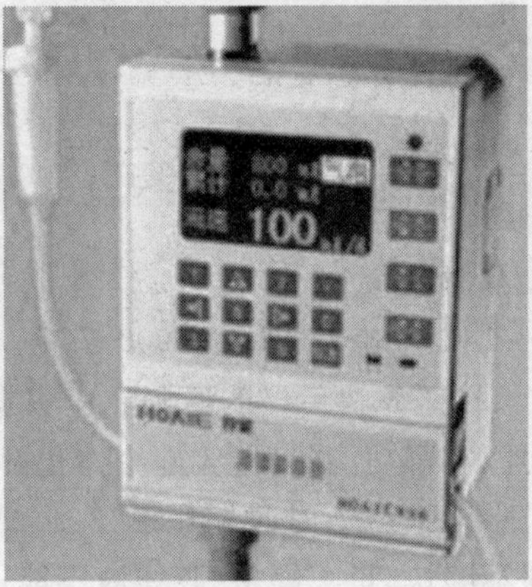

图3　容量输液泵

4. 补液监护　病情严重者应收入重症监护室（ICU），如在普通病房抢救应有熟悉糖尿病酮症酸中毒或高血糖高渗状态抢救的护士。前4小时，每30分钟观察生命体征，4小时后每小时观察生命体征。每小时观察尿量，正是依靠前4小时内的4次尿量测量、8次血压测定来随时了解治疗效果和治疗并发症。头4小时补液疗效至少使收缩压达到90毫米汞柱左右，后续抢救才有望成功。而且脉压大于30毫米汞柱，尿量改善或达到50毫升/小时，才有希望抢救成功。第5至第12小时，一边补液一边观察每小时血压和尿量，判断是否出现脱水（补液过少过慢）或者是否出现肺水肿、成人呼吸窘迫综合征等（补液过多过快）。如果是老年人或有心脏病的患者，建议植入中心静脉导管，监测中心静脉压(CVP)或肺动脉球囊阻塞压(PAWP)对指导补液有益。

5. 临床应用注意的问题

(1)当血糖降至13.9～16.7毫摩/升(250～300毫克/分升)时，改用5%葡萄糖液体(补葡萄糖按照2克葡萄糖加入1单位短效胰岛素)。每日葡萄糖摄入量不少于200克。

(2)对充分补液后血压仍持续低于正常者，予以输血浆200～400毫升。

(3)有的患者经积极补液4～6小时后，仍少尿或无尿，应怀疑其有无肾功能障碍，可酌情给予呋塞米20～80毫克。

(二)胰岛素治疗

糖尿病高血糖高渗状态应用小剂量胰岛素的原则与糖尿病酮症酸中毒的原则相仿，但胰岛素的用量一般比酮症酸中毒的要少。

血糖＞33.3毫摩/升(600毫克/分升)的病情严重者，胰岛素首次以冲击量静脉推注。一般病例则采用小剂量胰岛素加入0.9%生理盐水中，静脉滴注。

当血糖下降至13.9～16.7毫摩/升时开始输入5%葡萄糖液并按每2～4克葡萄糖加入1单位胰岛素。应注意高血糖是维护患者血容量的重要因素，如血糖迅速降低补液不足，将导致血容量和血压进一步下降。胰岛素治疗方法与糖尿病酮症酸中毒相似，静脉注射胰岛素首次负荷量后，继续以每小时每千克体重0.05～0.1单位的速率静脉滴注胰岛素。一般来说，本症患者对胰岛素较敏感，因而胰岛素用量较小。

治疗期间需检测血糖、尿糖以调整胰岛素剂量。一般每1～2小时测血糖1次，每2小时测尿糖1次，血糖保持在11.1毫摩/升(200毫克/分升)左右、尿糖1个加号(+)，直到患者能进食为止。

患者清醒后的恢复期治疗，可根据血糖、尿糖和饮食情况，继续给予皮下注射胰岛素治疗(通常6～8单位)5～7日,多数患者可逐步恢复至发病前的治疗。

(三)纠正电解质与酸碱平衡的药物

1. 纠正酸中毒 部分病人同时存在酸中毒,一般不需特殊处理。合并严重酸中毒者每次给予5%碳酸氢钠不超过150毫升,用注射用水稀释成1.4%等渗液静脉滴注,疗程1～3天,总量控制不超过600毫升。

2. 补钾 本病患者的血钾未必降低,但失水时必然丢失钾。对血钾＜4.0毫摩/升或血钾4.0～5.0毫摩/升,尿量＞50毫升/小时的患者,则应在开始补液的同时补钾;对无尿或血钾＞6.0毫摩/升者,暂缓补钾。补钾速度13～26毫摩/小时(氯化钾1～2克/小时);24小时总量不超过200毫摩(氯化钾15克)。病情允许应尽量口服补钾,比较安全。补钾过程中要观察尿量,监测心电图对血钾波动情况最敏感。

3. 其他 感染常为本病诱因,控制感染,消除诱因。发生高血糖高渗状态的患者常为合并心脑血管疾病的高龄老人,由于本病患者脱水严重,血液浓缩,血栓性疾病发生率高,必要时可给予低分子肝素预防血栓。

(四)中医辨证论治选用方

本症患者多危重,中医治疗应在西医治疗的的基础上进行。据其临床表现,本病大致属于中医学"消渴""厥证""昏迷"等病范畴。临床多见于以下5型:

1. 肺燥津枯

【主　证】 烦渴多饮,渴欲冷饮,口干咽燥,皮肤干燥,小便频数量多,大便干,舌质红,苔薄黄,脉细数。

【治　法】 益气养阴,生津止渴。

【方　药】 白虎汤合消渴方加减。生石膏 30 克，知母 10 克，生地黄 10 克，麦冬 10 克，天花粉 10 克，黄芩 12 克，甘草 10 克，藕汁 10 毫升。加减：牛毛虚汗多者，加人参 10 克；大便秘结者，加大黄 10 克，芒硝 10 克。

【用　法】 水煎，每日 1 剂，分 2 次服用。

2. 痰浊中阻

【主　证】 倦怠嗜睡，恶心呕吐，脘痞纳呆，舌红苔黄，脉滑数。

【治　法】 芳香化浊，和胃降逆。

【方　药】 温胆汤、藿香正气散加减。半夏 10 克，陈皮 10 克，茯苓 10 克，枳实 10 克，竹茹 10 克，藿香 10 克，川厚朴 10 克。加减：便秘者，加大黄 10 克，芒硝 10 克；恶心甚者，加黄连 9 克，吴茱萸 3 克。

【用　法】 水煎，每日 1 剂，分 2 次服用。

3. 热入心包

【主　证】 神志昏蒙，或有谵语，甚则昏迷，舌红绛，少苔，脉细数。

【治　法】 清热凉营，芳香开窍。

【方　药】 清营汤加味。水牛角 30 克，生地黄 15 克，玄参 10 克，竹叶心 10 克，连翘 10 克，麦冬 12 克，丹参 15 克，川黄连 10 克，金银花 10 克，石菖蒲 10 克。加减：热入心包，昏迷不醒者，加服安宫牛黄丸或紫雪丹、至宝丹，灌服或鼻饲；痰蒙清窍者，加苏合香丸。

【用　法】 水煎，每日 1 剂，分 2 次服用。

4. 阴虚动风

【主　证】 头晕目眩，手足蠕动，强痉抽搐，或口噤不开，躁动不安，便秘，舌红，苔黄，脉弦细数。

【治　法】 清热滋阴，凉肝熄风。

【方　药】 羚羊钩藤汤合黄连阿胶汤加减。山羊角 30 克，钩藤10克，生地黄15克，白芍10克，甘草6克，黄连10克，阿胶10克，鸡蛋黄1个。加减：躁动不安者，加生龙骨10克，生牡蛎10克；口噤不开、肢体强痉者，加至宝丹。

【用　法】 水煎，每日1剂，分2次服用。

5. 阴脱阳亡

【主　证】 面色苍白，目闭口开，自汗不止，四肢厥冷，呼吸低微，舌暗淡无津，甚至二便自遗，脉微欲绝。

【治　法】 益气养阴，回阳固脱。

【方　药】 参附汤合生脉饮加减。人参15克，制附子10克，山茱萸10克，五味子10克，麦冬10克，生牡蛎10克，生龙骨10克。加减：四肢厥冷者，加干姜10克，甘草6克；大汗不止者，加黄芪30克。

【用　法】 水煎，每日1剂，分2次服用。

三、糖尿病乳酸酸中毒

主要是体内无氧酵解的糖代谢产物乳酸大量堆积，导致高乳酸血症，进一步出现血pH值降低，即为乳酸性酸中毒。糖尿病合并乳酸性酸中毒的发生率较低，但死亡率很高。大多发生在伴有肝、肾功能不全或慢性心肺功能不全等缺氧性疾病患者，主要见于服用苯乙双胍者。

本病一经诊断，应积极抢救。治疗包括去除诱因，积极治疗原发病，补碱，纠正酸中毒，维持水电解质平衡，补液，扩容纠正脱水和休克。必要时透析治疗。

（一）液体治疗

与糖尿病酮症酸中毒和高血糖高渗状态不同，糖尿病乳酸酸中毒除补液外更强调补碱。补液和补充碱剂的原则：需大量补充

0.9%生理盐水和碳酸氢钠(1.3%溶液),以纠正酸中毒,力争使血pH值先恢复到7.1以上,争取在2～8小时内使血pH值恢复正常并继续予以维持。临床应根据血pH值测定结果,不断调整碳酸氢钠的输注速度。如果收效良好应在利尿药甚至透析的保护下坚持补碱。

由于糖酵解时每消耗9克葡萄糖将产生190毫摩的乳酸,而机体在缺氧时为保证重要脏器的能量供应糖酵解的速度加快,因而此时补碱不作为常规推荐治疗,而是当乳酸酸中毒十分严重,动脉血pH值<7.1,才可考虑试验性补碱,以每小时50～100毫摩的速度试验性补碱,密切观察疗效。

(二)胰岛素治疗

宜采用小剂量胰岛素静脉滴注,每小时2～6单位,开始可用0.9%生理盐水,输液量较酮症酸中毒输液为多,当血糖降至13.9毫摩/升时,则可改用5%葡萄糖液。葡萄糖与胰岛素可按3∶1或2∶1,视血糖水平而定,即液体中每3克或2克葡萄糖给予1单位胰岛素。有学者认为,对已发生的乳酸性酸中毒如上疗法并无直接益处,且与多种药物联用,疗效可疑,除非兼有糖尿病酮症者必须采用。胰岛素具有对抗肝脏及周围组织糖原分解,减少无氧糖酵解,从而减少乳酸生成的作用,故不少学者仍提倡使用。另外,在临床工作中发现糖尿病乳酸酸中毒与糖尿病酮症酸中毒可同时存在,因此要强调详细询问病史,谨慎全面诊断,为下一步治疗做好准备工作。应避免补充碱剂和胰岛素所致的血钾下降,应酌情补钾。

(三)纠正循环衰竭的药物

在乳酸性酸中毒时,循环衰竭可能为因,也可能为果,还可能因果兼备。必要时应在中心静脉压监测下补充足够的0.9%生理盐水和等渗碳酸氢钠，还需输全血或血浆。不宜采用高渗碳酸氢钠溶液，以免碱化太快，抑制氧从血红蛋白中分离出来，导致因缺氧而使酸中毒加重。在血管活性药物中，肾上腺素和去甲肾上腺可使乳酸产生增多，应禁用。而异丙肾上腺素则无此不良作用。为纠正酸中毒在使用碳酸氢钠和0.9%生理盐水治疗过程中，有时因钠负荷过多而导致中心静脉压增高时，需注射呋塞米。有条件时还可做血液透析治疗，合并感染者应使用抗生素。有人试用血管扩张药与氯化钠或碳酸氢钠溶液合用，为治疗休克及补液时减少不良反应的措施。

（四）病因对症治疗及预防

1. 病因治疗　为本病之关键，停用双胍类降糖药。消除其他诱因，纠正休克，改善心、肾功能。

2. 补钾　避免补充碱剂和胰岛素所致的血钾下降，应酌情补钾。

3. 亚甲蓝治疗　乳酸性酸中毒严重者，可酌情给予静脉注射亚甲蓝5毫克/千克体重，以促进乳酸脱氢氧化生成丙酮酸。

4. 预防　糖尿病患者长期糖代谢异常，易存在乳酸增多的倾向，故强调预防乳酸性酸中毒的发生是十分重要的，主要预防措施如下：

（1）糖尿病患者应严格控制病情，长期维持体内各种代谢平衡，这是预防急、慢性并发症，尤其是乳酸性酸中毒的关键措施。

（2）凡有肝、肾功能不全者，最好不用双胍类药物（苯乙双胍、降糖片）。

（3）遇有休克、缺氧或肝、肾功能不全者发生酸中毒时，应警惕本病的可能性。

（4）尽量不用果糖、山梨醇，而采用葡萄糖，以免诱发本病。

（5）尽可能避免用乙醇、甲醇、木糖醇、水杨酸钠、异烟肼等药物，慎用普萘洛尔，因可诱发本症。

在治疗过程中，要密切监测血 pH 值、乳酸、二氧化碳结合力、血糖、血钾等，同时监测血压、脉搏、尿量等，必要时监测中心静脉压。本病的治疗关键在于：补液扩容、纠正酸中毒，抢救休克及针对病因治疗。

（五）中医辨证论治选用方

本症患者多危重，中医治疗应在西医治疗的基础上进行。本病属于中医“脱证”“昏迷”等病范畴。其发病急，变化快，易出现神昏和阴脱阳亡，临床上常用如下方法治疗。

1. 痰浊中阻

【主　证】 倦怠乏力，腹胀纳呆，恶心呕吐，神昏嗜睡，舌苔白腻，脉濡或滑。

【治　法】 芳香化浊，和胃降逆。

【方　药】 藿香正气散合温胆汤加减。藿香 12 克，川厚朴 10 克，半夏 10 克，茯苓 10 克，枳实 10 克，竹茹 10 克，陈皮 10 克，石菖蒲 12 克。加减：恶心呕吐不止者，加砂仁 10 克，旋覆花 10 克，代赭石 12 克；便溏腹胀者，加白术 10 克，大腹皮 10 克。

【用　法】 水煎，每日 1 剂，分 2 次服用。

2. 痰浊蒙闭

【主　证】 神志昏蒙，时清时昧，肢体困乏，继则神志不清，舌苔厚腻，脉濡或滑。

【治　法】 豁痰开窍，化浊醒脾。

【方　药】 菖蒲郁金汤加减。鲜石菖蒲 12 克，郁金 12 克，栀子 10 克，竹叶 10 克，牡丹皮 10 克，金银花 10 克，连翘 10 克，玉枢丹 10 克。加减：热闭心窍者，加至宝丹；秽浊闭窍者，加苏合香丸。

【用　法】 水煎，每日 1 剂，分 2 次服用。

3. 阴脱阳亡

【主　证】 面色苍白，大汗淋漓，目合口开，撒手遗尿，神志昏蒙，气短息微，四肢厥冷，舌淡，苔腻，脉微欲绝。

【治　法】 益气养阴，回阳固脱。

【方　药】 参附汤合生脉散加减。人参10克，炮附子10克，干姜10克，麦冬10克，五味子10克，甘草5克。加减：大汗不止者，加黄芪30克，龙骨10克，牡蛎10克。

【用　法】 水煎，每日1剂，分2次服用。

四、糖尿病与低血糖

糖尿病患者在治疗过程中可能发生血糖过低现象。低血糖可导致患者不适甚至生命危险，也是血糖达标的主要障碍，应引起特别注意和重视。低血糖症的诊断标准为血糖＜2.8毫摩/升。而接受药物治疗的≤3.9毫摩/升就属低血糖范畴（图4）。

（一）治疗原则与防范措施

1. 糖尿病性低血糖症的治疗原则

（1）葡萄糖：最快速有效，为急症处理首选。

①轻症，立即口服50％葡萄糖液或果汁、糖水等含糖类食品。首先，低血糖时要选择那些能够快速升高血糖的食物，如糖水、果汁、蜂蜜、糖块、饼干、米饭或馒头等。尤其是葡萄糖，能够迅速被胃肠道吸收，使血糖在短时间内升高，纠正低血糖状态。目前市场上有专门的葡萄糖片出售，其特点剂量准确，便于计算用量，但价格相对偏贵。不同食品引起血糖升高快慢不同，由快到慢依次为：葡萄糖＞蜂蜜＞白糖水＞可乐＞果汁＞葡萄干＞牛奶＞冰淇淋＞巧克力。

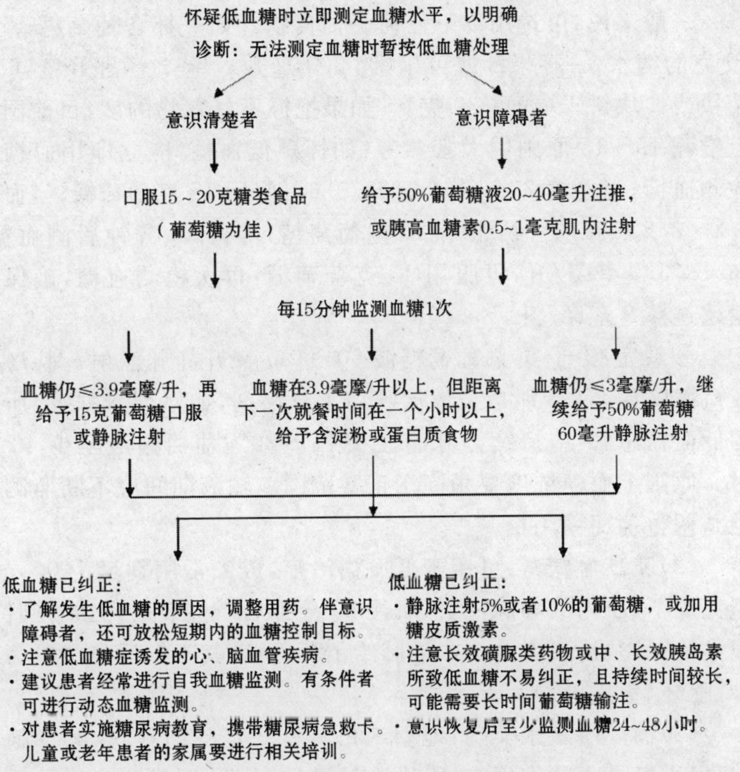

图 4 低血糖治疗流程

需要注意的是，当出现低血糖时，不要吃一些富含脂肪或者蛋白质的食物（如冰激凌）。因为脂肪会使胃的排空减慢并且延缓碳水化合物的吸收，使血糖不能够在短时间内迅速升高，而低血糖的刺激反而会促使患者继续食用更多的食物，导致接下来的血糖难以控制。另外，如果是服用 α-糖苷酶抑制剂治疗的患者，淀粉或者蔗糖将不能很快地纠正低血糖（这类药物会抑制碳水化合物断裂形成葡萄糖），因此最好选择葡萄糖。

一般来说，可选用以下任何一种食物。如一杯含葡萄糖15～20克的糖水，一杯果汁或可乐(约300毫升)，1～2汤匙蜂蜜，6颗糖块或2块饼干(约重30克)。如果把握不好食物的度，目前国际上推荐15～15原则供大家参考：如怀疑低血糖，应立即用血糖仪检测血糖；当血糖2.8～3.9毫摩/升时，服用15克葡萄糖；当血糖2.2～2.8毫摩/升时，服用20克葡萄糖；等待15分钟后测血糖，如果<3.9毫摩/升，再服用15克葡萄糖，再次检测血糖，确保血糖超过3.9毫摩/升。

②重症，给予50%葡萄糖液50～100毫升静脉注射。胰岛素或口服降糖药(特别是长效促胰岛素分泌剂，如格列本脲等)所致的低血糖患者，应持续静脉滴注10%～20%葡萄糖液至少48小时。原则上血糖浓度要稍高于正常范围。输液期间应不断监测血糖并调整葡萄糖用量。

(2)胰高血糖素：可用于低血糖治疗，成人常用剂量为0.5～1毫克皮下、肌内或静脉注射，肌注20分钟后产生效果，但维持时间短，以后必须让患者进食或静脉给予葡萄糖，其不良反应主要为恶心、呕吐、头痛等。

(3)糖皮质激素类药：地塞米松具有稳定脑细胞膜、减少脑水肿、促进糖异生的作用，对于昏迷时间5～12小时的患者应及时应用地塞米松，有利于减少脑功能的损害。

(4)若是因为进餐减少所致低血糖，为防止低血糖症反复，应鼓励患者分餐少量多次，可每日3～6次进餐。

(5)病情危重者按危重症抢救。

(6)消除引起低血糖症的诱因，如口服降糖药服用过量，胰岛素使用过量或使用不当等。在具体原因不清时，应立即停止使用降糖药物，再查明原因。

2. 预防糖尿病性低血糖症的措施 糖尿病性低血糖症是可以避免发生的，最重要的治疗原则是防重于治。关键在于如何采取防范措施，以有利于糖尿病病情的稳定。主要防范措施如下：

（1）合理使用胰岛素和口服降糖药，根据病情变化及时调整药物剂量，尤其是并发心脏病、肝病、肾病及肾功能不全者。

（2）善于觉察无症状低血糖反应，患者于发作前如能少量加餐，常可有效地预防。

（3）体力活动增加时应及时加餐或酌情减少口服降糖药及胰岛素用量。

（4）患者外出时，随身携带一些食品（如糖果、饼干等），以备急用。

（5）随时携带病情卡片（包括患者姓名、年龄、家庭地址、电话、合同医院、病历号），写明自己意识不清时，请他人帮助将口袋内的备用糖放到口内或立即送医院急诊室。

（6）有些患者病情不稳定，常发生夜间低血糖，因此要特别注意在晚上睡前加一次餐。建议测量睡前血糖，加一些含蛋白质多的食物，这样的加餐方法，既可防止餐后引起的高血糖，又可预防低血糖的发生。

（7）教育患者及其家属，使他们了解并掌握一些低血糖的基本知识，做到定期复查血糖。一旦出现低血糖的症状，及时进食和饮糖水。

糖尿病患者夜间低血糖一般出现在凌晨1～3点钟，患者可感觉睡觉过程中做噩梦；夜间出汗，常汗湿衣服；或第二天晨起头痛或见乏力等。夜间发生低血糖是非常危险的。有的患者甚至会因为低血糖而在睡梦中失去生命。如能证实确实存在夜间低血糖，则可睡前少量加餐或调整晚间胰岛素剂量。为预防夜间低血糖，睡前还可以特别选择食用含能量缓释系统的碳水化合物食品，如一杯酸奶或低脂牛奶、一份水果、3～5块饼干等；定期到医院复查，并遵从医嘱，以预防低血糖的发生，特别要避免反复发生低血糖；另外就是养成良好习惯，戒烟，如饮酒应少量，禁忌空腹时饮酒。

(二)中医中药治疗选用方

1. 气厥虚证

【主　证】 眩晕昏仆,面色苍白,呼吸微弱,汗出肢冷,舌质淡,脉沉微。

【治　法】 补气回阳。

【方　药】 四味回阳饮加味。人参 15 克,附子 10 克,炮姜 10 克,甘草 6 克,黄芪 20 克,白术 5 克。

【方　解】 方中以人参补气;附子、炮姜回阳,甘草和中;黄芪、白术以助人参益气固表,综合全方诸药共收补气回阳之功。

【加　减】 汗出不止者,加龙骨、牡蛎各 30 克;纳食不香、咳嗽痰多者,加茯苓 10 克,陈皮 6 克,半夏 10 克;心悸不宁者,加远志 12 克,酸枣仁 10 克。

2. 血厥虚证

【主　证】 突然晕厥,面色苍白,口唇无华,四肢发抖,心悸出汗,四肢不温,呼吸微弱,舌质淡,脉芤或细数。

【治　法】 补养气血。

【方　药】 急用独参汤灌服。继用人参养荣汤加味。人参 15 克,黄芪 30 克,当归 10 克,熟地黄 15 克,白芍 10 克,五味子 10 克,附子 10 克,干姜 6 克。

【方　解】 本方中以人参、黄芪为主,佐当归、熟地黄以养血,血脱必须益气;白芍、五味子以敛阴;附子、干姜以温阳,全方共奏补养气血之功。

【加　减】 心悸寐少者,加龙眼肉、远志、酸枣仁各 10 克;口干少津者,加麦冬、北沙参各 15 克,玉竹 10 克。

3. 厥逆实证

【主　证】 突然昏倒,不省人事,呼吸气粗或四肢厥冷,面色无华,舌薄白,脉多沉弦。

【治　法】 活血养血，顺气。

【方　药】 通瘀煎加味。当归10克，红花10克，山楂15克，熟地黄20克，乌药10克，青皮12克，木香10克，香附10克。

【方　解】 方中当归活血养血，配用红花、山楂、熟地黄强化活血养血之功效；乌药、青皮、木香、香附顺气开郁，综合全方伍用，共行活血养血、顺气之功效。

【加　减】 急躁易怒、少寐多梦者，加钩藤20克，石决明15克，龙胆草15克，牡丹皮10克，远志10克；眩晕头痛者，加菊花10克，珍珠母20克，枸杞子10克。

4. 中成药及单味药

(1)生脉饮：适用于气阴两虚，即刻(发作时)口服2～3支。

(2)人参：适用于脱汗证，即刻(发作时)口服5克。

(3)西洋参：适用于气虚证，每次2克，每日1次，口服。

(4)补中益气丸：适用于脾胃气虚，每次6克，每日2次，口服。

(5)人参养荣丸：适用于气血两虚，每次1丸，每日2次，口服。

上述药物有利于低血糖症的迅速恢复。

五、糖尿病并发感染性疾病的治疗

糖尿病并发感染性疾病的发病率非常高，各家报道相差很大，由32.66%～90.5%不等，但是有一点是一致的，感染仍然是糖尿病最常见的合并疾病，也是最主要的直接死因。糖尿病合并感染时一般病情较重，进展迅速，不易控制，是糖尿病酮症酸中度或高血糖高渗状态最常见的诱发因素。在胰岛素和抗生素问世之前，糖尿病合并感染是患者死亡的主要原因。

感染可发生于糖尿病患者的任何部位，其中以呼吸系统、泌尿系统、胆管、皮肤、黏膜及足部等感染最多见。各种感染中以呼吸道感染的发病率最高(如肺炎、肺脓肿、慢性支气管炎继发感染)。

其次，糖尿病合并肺结核者，华山医院报道达9.4%；瑞金医院报道占15.6%。再其次，尿路感染亦非常多见。老年性糖尿病患者并发感染率高，病情严重死亡率高。

糖尿病患者易并发感染，感染可以加重或促发糖尿病，二者相互影响、互为因果。感染对糖尿病的主要危害是：①感染促使病情加重，引起血糖升高，尿糖增多，极易出现酮体，感染是糖尿病酮症酸中毒的重要诱因之一。②足的感染可诱发下肢坏疽，以致截肢。肺部结核杆菌感染可导致肺空洞。病毒感染可以诱发1型糖尿病或使糖尿病前期发展为糖尿病。③感染时，患者体内容易产生胰岛素抵抗，在治疗时需增加胰岛素用量。④化脓性感染是糖尿病的一种严重并发症，能使糖尿病症状明显加重，促使病情迅速恶化，不容易被控制，极易出现酮体→酮症酸中毒→酮症酸中毒昏迷。如不采取积极有效的治疗措施，患者很可能死于酮症酸中毒及败血症，可见化脓性感染对糖尿病的危害是极其严重的。

（一）糖尿病并发常见感染性疾病

1. 糖尿病并发尿路感染 糖尿病患者并发尿路感染与非糖尿病患者比较，不易产生尿频、尿急、尿痛、发热、白细胞升高的临床表现，更多地表现为无症状菌尿。正是源于以上原因和女性特殊生理及解剖特点，故糖尿病并发尿路感染痊愈时间要更长，女性发病比例较高。女性发生膀胱炎为多，男性前列腺炎为多（表23，表24）。

表23 膀胱炎和肾盂肾炎的病原治疗

疾病	病原	宜选药物	可选药物
膀胱炎	大肠埃希菌	呋喃妥因，磷霉素	头孢氨苄，头孢拉定，复方磺胺甲噁唑，氟喹诺酮类*
	腐生葡萄球菌	头孢氨苄，头孢拉定	呋喃妥因、磷霉素
	肠球菌属	阿莫西林	呋喃妥因

续表

疾　病	病　原	宜选药物	可选药物
肾盂肾炎	大肠埃希菌等肠杆菌科细菌	氨苄西林/舒巴坦，阿莫西林/克拉维酸	氟喹诺酮类*、第二代或第三代头孢菌素
	克雷伯菌属	第二代或第三代头孢菌素	
	腐生葡萄球菌	头孢唑啉，头孢拉定	氟喹诺酮类
	肠球菌属	氨苄西林	头孢呋辛
	铜绿假单胞菌	环丙沙星、哌拉西林±氨基糖苷类	万古霉素或去甲万古霉素
			头孢他啶或头孢哌酮＋氨基糖苷类
	念珠菌属	氟康唑	两性霉素 B

注：* 大肠埃希菌对本类药物耐药株在 50％以上，必须根据细菌药敏试验结果选用。

表 24　细菌性前列腺炎的病原治疗

病　原	宜选药物	可选药物	备　注
大肠埃希菌	氟喹诺酮类，复方磺胺甲噁唑	氨苄西林/舒巴坦、阿莫西林/克拉维酸	大肠埃希菌对氟喹诺酮类耐药株达 50％以上，必须根据药敏试验结果选用
肠杆菌科细菌	氟喹诺酮类	复方磺胺甲噁唑	
肠球菌属	氟喹诺酮类	氨苄西林/舒巴坦、阿莫西林/克拉维酸	
淋病奈瑟球菌或沙眼衣原体	氟喹诺酮类或头孢曲松（单剂）＋多西环素		

(1)尿路感染种类及用药

①急性非复杂性女性尿路感染(膀胱炎-尿道炎)。主要病原体为肠杆菌科(大肠埃希菌),腐生葡萄球菌,肠球菌。

首选方案:甲氧苄啶(TMP)-磺胺甲基噁唑(SMX)(双剂量),口服1片,每日2次,3天;若对磺胺类过敏,选择呋喃妥因,口服100毫克,每日2次,5天,或磷霉素,3克口服,单次。

备选方案:对磺胺类耐药或过敏,环丙沙星250毫克,每日2次,3天;左氧氟沙星250毫克,每日2次,3天。

均可联合非那吡啶,口服200毫克,每日3次,2天,可缓解排尿困难。磷霉素对大肠埃希菌疗效不如甲氧苄啶-磺胺甲基噁唑或喹诺酮类多次给药,但对粪肠球菌有效。

②急性非复杂性肾盂肾炎。主要病原体为肠杆菌属(大肠埃希菌),肠球菌。

首选方案:喹诺酮类,5~7天口服,环丙沙星250毫克,每日2次或左氧氟沙星750毫克,每日1次。

备选方案:阿莫西林-克拉维酸口服500/125毫克,每日3次,头孢菌素或甲氧苄啶-磺胺甲基噁唑(双剂量)口服1片,每日2次,疗程14天。

③前列腺炎

急性非复杂性:病原体为淋球菌、沙眼衣原体、肠杆菌科(大肠埃希菌)。

针对淋球菌选择:头孢曲松,250毫克,肌注,单次;或多西环素100毫克,口服,每日2次,10~14天。

慢性细菌性:病原体为肠杆菌科80%,肠球菌15%,铜绿假单胞菌。首选方案,喹诺酮类:环丙沙星,500毫克,每日2次,口服,4~6周,或左氧氟沙星,750毫克,每日1次,口服,4周。备选方案,甲氧苄啶-磺胺甲基噁唑(双剂量),1片,每日2次,口服,1~3月。

(2)尿路感染的抗菌药物特点及用药技巧

①磺胺类。主要优点是尿中的浓度高,耐药性少,不良反应轻,能抑制阴道前庭和尿道口周围的细菌,因而减少了尿路感染复发的机会。临床实践证明,磺胺甲基异噁唑(SMX)加磺胺增效剂(TMP)加碳酸氢钠(SB),简称为STS疗法,对尿路感染常见的病原菌,如大肠埃希菌、变形杆菌、产碱杆菌、葡萄球菌均有较好疗效,其疗效比氨苄西林、呋喃妥因等好。

用药技巧:禁用于对任何一种磺胺类药物过敏,以及对呋塞米、矾类、噻嗪类利尿药、磺脲类、碳酸酐酶抑制剂过敏的患者;可致粒细胞减少,定期检查周围血常规变化;可致肝脏损害,应定期测定肝功能;可致肾损害,应监测肾功能;引起脑性核黄疸,因此禁用于新生儿及2月龄以下婴儿,妊娠期、哺乳期患者应避免用本类药物;用药期间应多饮水,保持充分尿量,以防结晶尿的发生;必要时可服用碱化尿液的药物。

②广谱青霉素。氨苄西林与阿莫西林的抗菌谱较青霉素为广。对部分革兰阴性杆菌(如流感嗜血杆菌、大肠埃希菌、奇异变形杆菌)具抗菌活性。对革兰阳性球菌作用与青霉素相仿。氨苄西林为肠球菌感染的首选用药。哌拉西林、阿洛西林和美洛西林对革兰阴性杆菌的抗菌谱较氨苄西林为广,抗菌作用也增强。

用药技巧:无论采用何种给药途径,用青霉素类药物前必须详细询问患者有无青霉素类过敏史、其他药物过敏史及过敏性疾病史,并须先做青霉素皮肤试验。过敏性休克一旦发生,就地抢救,立即给病人注射肾上腺素,并给予吸氧、应用升压药、肾上腺皮质激素等抗休克治疗。

③头孢菌素类。分为四代。第一、二代头孢菌素主要作用于需氧的革兰阳性球菌,对部分革兰阴性杆菌亦具有抗菌活性;第三代头孢菌素对肠杆菌科细菌等革兰阴性杆菌具有强大抗菌作用,头孢他啶和头孢哌酮除肠杆菌科细菌外对铜绿假单胞菌亦具高度

抗菌活性；注射品种有头孢噻肟、头孢曲松、头孢他啶、头孢哌酮等，口服品种有头孢克肟和头孢泊肟酯等，口服品种对铜绿假单胞菌均无作用。第四代头孢菌素常用者为头孢吡肟，它对肠杆菌科细菌作用与第三代头孢菌素大致相仿，其中对阴沟肠杆菌、产气肠杆菌、柠檬酸菌属等的部分菌株作用优于第三代头孢菌素，对铜绿假单胞菌的作用与头孢他啶相仿，对金葡菌等的作用较第三代头孢菌素略强。所有头孢菌素类对甲氧西林耐药葡萄球菌和肠球菌属抗菌作用均差，故不宜选用于治疗上述细菌所致感染。

用药技巧：禁用于对任何一种头孢菌素类抗生素有过敏史及有青霉素过敏性休克史的患者。主要经肾脏排泄，中度以上肾功能不全患者应根据肾功能适当调整剂量。中度以上肝功能减退时，头孢哌酮、头孢曲松可能需要调整剂量。头孢哌酮可导致低凝血酶原血症或出血，合用维生素 K 可预防出血；本药亦可引起戒酒硫样反应。用药期间及治疗结束后 72 小时内应避免摄入含酒精饮料。

④呋喃妥因。适用于大肠埃希菌、腐生葡萄球菌、肠球菌属及克雷伯菌属等细菌敏感菌株所致的急性单纯性膀胱炎；亦可用于预防尿路感染。

用药技巧：缺乏葡萄糖-6-磷酸脱氢酶(G6PD)时应用呋喃妥因可发生溶血性贫血；服用 6 个月以上的长程治疗者偶可发生弥漫性间质性肺炎或肺纤维化，应注意监测。

⑤喹诺酮类。临床上常用者为氟喹诺酮类，有诺氟沙星、依诺沙星、氧氟沙星、环丙沙星等。可用于肠杆菌科细菌和铜绿假单胞菌等所致的尿路感染。目前，国内尿路感染的主要病原菌大肠埃希菌中，耐药株已达半数以上。

用药技巧：18 岁以下未成年患者避免使用；妊娠期及哺乳期患者禁用；本类药物不宜用于有癫痫或其他中枢神经系统基础疾病的患者。肾功能减退患者应用本类药物时，需根据肾功能减退程度减量用药，以防发生药物在体内蓄积而引起的抽搐等中枢神经系统严重不良反应。

⑥氨基糖苷类。部分对肠杆菌科细菌和铜绿假单胞菌等革兰阴性杆菌具强大抗菌活性，对葡萄球菌属亦有良好作用者，如庆大霉素、妥布霉素、奈替米星、阿米卡星、异帕米星、小诺米星、依替米星。

用药技巧：任何一种氨基糖苷类的任一品种均具肾毒性、耳毒性（耳蜗、前庭）和神经肌肉阻滞作用。肾功能减退患者应用本类药物时，需根据其肾功能减退程度减量给药，并应进行血药浓度监测调整给药方案，实现个体化给药。新生儿、婴幼儿、老年患者应尽量避免使用。不可用于眼内或结膜下给药，因可能引起黄斑坏死。

⑦磷霉素。口服剂可用于治疗敏感大肠埃希菌等肠杆菌科细菌和粪肠球菌所致急性单纯性膀胱炎。

用药技巧：磷霉素与β内酰胺类、氨基糖苷类联合时多呈协同抗菌作用。主要经肾排出，肾功能减退和老年患者应根据肾功能减退程度减量应用。每克磷霉素钠盐含钠0.32克，心功能不全、高血压病及需要控制钠盐摄入量的患者应用本药时需加以注意。

(3)中医辨证论治选用方：糖尿病并发尿路感染多见于膀胱湿热和热伤血络2型。

①膀胱湿热（热淋）

【主　证】 小便短数，灼热刺痛，尿色黄赤，少腹拘急胀痛，口干苦或呕恶，伴腰酸痛，大便多秘结，苔黄腻，脉滑数。

【治　法】 清热利湿通淋。

【方　药】 八正散加味。萹蓄、瞿麦、木通（肾病者禁用）、车前子（包煎）、滑石、大黄、栀子、甘草梢、黄柏、蒲公英。加减：大便秘结、腹胀者，重用生大黄，加枳实；湿热伤阴者，加生地黄、知母、白茅根，去大黄。

【用　法】 水煎，每日1剂，分2次温服。

②热伤血络(血淋)

【主　证】 小便热涩刺痛,尿色深红,或夹有血块,小腹疼痛,心烦口渴,大便干,舌红,苔黄,脉细数或滑数。

【治　法】 清热通淋,凉血止血(实证);或滋阴清热,补虚止血(虚证)。

【方　药】 实证用小蓟饮子合导赤散加减。小蓟草、生地黄、蒲黄、藕节、木通(肾病病者禁用)或通草、竹叶、栀子、滑石、当归、生甘草、泽泻、怀牛膝。加减:若血多痛甚者,可另吞服三七粉、琥珀粉。虚证用知柏地黄丸合二至丸加味:知母、黄柏、山茱萸、生地黄、山药、茯苓、牡丹皮、泽泻、女贞子、墨旱莲、通草、小蓟草。

【用　法】 水煎,每日1剂,分2次温服。

(4)单味中药:中医辨证治疗糖尿病并发尿路感染是传统的治疗方法。在辨证论治的基础上,我们也常配合选用一些经药理实验证明确有抗菌作用的中药。这些中药有清热利湿的功效。

①柴胡。对大肠埃希菌有抑制作用,并对尿路感染发热者有较好的解热功效。

②泽泻。对金黄色葡萄球菌、大肠埃希菌均有抑制作用。

③黄芩。对大肠埃希菌、铜绿假单胞菌均有抑制作用。

④紫花地丁。对大肠埃希菌有抑制作用。

除上述药物外,我们在临床上常选用以下几种有清热利水通淋作用的药物:车前子,甘寒利水而不伤阴。滑石,为治疗湿热淋证的常用药,常与通草配对使用。通草,能利水通淋,导热下行,常与滑石、竹叶配用。萹蓄,能清下焦湿热,利水通淋,常与瞿麦、滑石配用。黄柏,为苦寒的燥湿药。适用于下焦湿热,常与知母配对使用。石韦,为甘寒的利水药,效果较快较好。

2. 糖尿病并发呼吸道感染

呼吸道感染是糖尿病患者常见的感染,其中以肺部感染发病和死亡率最高。临床症状与患者的年龄、糖尿病病程、血糖水平、机体状况相关。血糖控制不佳的糖尿病患者、老年糖尿病患者缺少非糖尿病患者呼吸道感染时的典型症状,在肺部感染时发热、咳嗽、咳痰、胸痛、气促等症状并不明显。化脓性感染、败血症明显高于非糖尿病患者。

(1)呼吸道感染种类及用药

①咽炎/扁桃体炎。通常病原体:A、C、G族链球菌,传染性单核细胞增多症,急性期HIV感染,淋球菌,呼吸道病毒。

首选方案:链球菌咽炎的治疗:青霉素V口服10天或苄星青霉素120万单位,肌注,单次或头孢地尼或头孢泊肟,口服5天。

备选方案:青霉素过敏者,可选用克林霉素,阿奇霉素,克拉霉素。

磺胺类和四环素疗效不肯定。

②社区获得性肺炎

● 无伴发病:主要病原体为肺炎支原体、肺炎球菌、病毒。

首选方案:阿奇霉素,克拉霉素,多西环素,如果3个月内用过抗生素,可选用阿奇霉素(或克拉霉素)+阿莫西林(或大剂量阿莫西林/克拉维酸或氟喹诺酮)。

● 有伴发病:病原体为酗酒,肺炎球菌,厌氧菌,肠杆菌。慢性阻塞性肺部疾患,流感嗜血杆菌,卡他莫拉菌,肺炎球菌。流感后,肺炎球菌,金黄色葡萄球菌。脑血管意外后吸入,口腔菌群,包括肺炎球菌。支气管阻塞后,肺炎球菌,厌氧菌。静脉吸毒,血行性金黄色葡萄球菌。

首选方案:氟喹诺酮或阿奇霉素(或克拉霉素)+大剂量阿莫西林(或大剂量头孢地尼、头孢泊肟,或头孢丙烯)。疗程:肺炎球菌——非菌血症,退热3天后停药;菌血症宜用10～14天;肺炎支原体不确定,有报道推荐21天;部分支气管炎用克拉霉素5～6周;军团菌用药10～21天;由大肠杆菌、金黄色葡萄球菌、厌氧菌引起的坏死性肺炎≥2周(表25)。

表 25　社区获得性肺炎的病原治疗

病　原	宜选药物	可选药物	备　注
肺炎链球菌	青霉素，氨苄(阿莫)西林	第一代或第二代头孢菌素	
流感嗜血杆菌	氨苄西林，阿莫西林，氨苄西林/舒巴坦，阿莫西林/克拉维酸	第一代或第二代头孢菌素，氟喹诺酮类	10%～40%的菌株产β内酰胺酶
肺炎支原体	红霉素等大环内酯类	氟喹诺酮类，多西环素	
肺炎衣原体	红霉素等大环内酯类	氟喹诺酮类，多西环素	
军团菌属	红霉素等大环内酯类	氟喹诺酮类	
革兰阴性杆菌	第二代或第三代头孢菌素	氟喹诺酮类，β内酰胺类/β内酰胺酶抑制剂	
金葡菌	苯唑西林，氯唑西林	第一代或第二代头孢菌素，克林霉素	

③肺脓肿。主要病原体。90 例患者经胸壁穿刺培养：厌氧菌 34%，革兰阳性球菌 26%，肺炎克雷白杆菌 25%，米氏链球菌 16%，诺卡菌 3%(表 26)。

首选方案：克林霉素 300～450 毫克，口服，每日 3 次；或氨苄西林/舒巴坦 3 克，静滴，每 6 小时 1 次；或碳青霉烯类(如厄他培南 1 克，静滴，每日 1 次)。

备选方案：头孢曲松 1 克，静滴，每日 1 次，联合甲硝唑 500 毫克，静滴，每 6 小时 1 次或 1 克，静滴，每 12 小时 1 次。

(2)呼吸道感染的抗菌药物特点及用药技巧

①青霉素。青霉素 V 对酸稳定，可口服。抗菌作用较青霉素为差，适用于敏感革兰阳性球菌引起的轻症感染。苄星青霉素的抗菌谱与青霉素相仿，本药为长效制剂，肌注 120 万单位后血中低浓度可维持 4 周；用于治疗溶血性链球菌咽炎及扁桃体炎，预防溶

表 26　肺脓肿患者的病原治疗

病　原	宜选药物	可选药物
厌氧菌	青霉素(大剂量),克林霉素,β内酰胺类/β内酰胺酶抑制剂	氨苄西林/舒巴坦,阿莫西林/克拉维酸,氨苄西林或阿莫西林+甲硝唑
金葡菌		
甲氧西林敏感	苯唑西林,氯唑西林,阿莫西林	头孢唑林,头孢呋辛,克林霉素
甲氧西林耐药	万古霉素或去甲万古霉素±磷霉素	万古霉素或去甲万古霉素+利福平,万古霉素或去甲万古霉素+复方磺胺甲噁唑
肺炎链球菌		
青霉素敏感	青霉素	氨苄西林,阿莫西林
青霉素耐药	头孢噻肟,头孢曲松	万古霉素或去甲万古霉素
溶血性链球菌	青霉素 G 或青霉素 V	氨苄(阿莫)西林,第一代头孢菌素,克林霉素
肠杆菌科细菌	第二或第三代头孢菌素±氨基糖苷类	氟喹诺酮类,β内酰胺类/β内酰胺酶抑制剂

血性链球菌感染引起的风湿热。耐青霉素酶青霉素类主要适用于产青霉素酶的葡萄球菌(甲氧西林耐药者除外)感染,如败血症、呼吸道感染等;也可用于溶血性链球菌或肺炎链球菌与耐青霉素葡萄球菌的混合感染。

②头孢菌素。第一代头孢菌素主要作用于需氧革兰阳性球菌,仅对少数革兰阴性杆菌有一定抗菌活性;常用的注射剂有头孢唑林、头孢噻吩、头孢拉定等,口服制剂有头孢拉定、头孢氨苄和头孢羟氨苄等。第二代头孢菌素对革兰阳性球菌的活性与第一代相仿或略差,对部分革兰阴性杆菌亦具有抗菌活性;注射剂有头孢呋辛、头孢替安等,口服制剂有头孢克洛、头孢呋辛酯和头孢丙烯等。

③碳青霉烯类。目前,在国内应用的有亚胺培南/西司他丁、

美罗培南和帕尼培南/倍他米隆。对各种革兰阳性球菌、革兰阴性杆菌(包括铜绿假单胞菌)和多数厌氧菌具强大抗菌活性,对多数β内酰胺酶高度稳定,但对甲氧西林耐药葡萄球菌和嗜麦芽窄食单胞菌等抗菌作用差。

用药技巧:不宜用于治疗轻症感染,更不可作为预防用药;有癫痫史、中枢神经系统疾病者,避免应用本类药物。中枢神经系统感染的患者有指征应用美罗培南或帕尼培南时,仍需严密观察抽搐等严重不良反应。肾功能不全者及老年患者应用本类药物时,应根据肾功能减退程度减量用药。

④β-内酰胺类/β内酰胺酶抑制剂。阿莫西林/克拉维酸、氨苄西林/舒巴坦适用于产β内酰胺酶的流感嗜血杆菌、卡他莫拉菌、大肠埃希菌等肠杆菌科细菌、甲氧西林敏感金葡菌。头孢哌酮/舒巴坦、替卡西林/克拉维酸和哌拉西林/三唑巴坦仅供静脉使用,适用于产β内酰胺酶的大肠埃希菌、肺炎克雷伯菌等肠杆菌科细菌、铜绿假单胞菌和拟杆菌属等厌氧菌所致的各种严重感染。

用药技巧:应用阿莫西林/克拉维酸、替卡西林/克拉维酸、氨苄西林/舒巴坦和哌拉西林/他唑巴坦前,须详细询问药物过敏史并进行青霉素皮肤试验,对青霉素类药物过敏者或青霉素皮试阳性患者禁用。对以上合剂中任一成分有过敏史者禁用该合剂。有头孢菌素或舒巴坦过敏史者禁用头孢哌酮/舒巴坦。有青霉素类过敏史的患者确有应用头孢哌酮/舒巴坦的指征时,必须在严密观察下慎用,但有青霉素过敏性休克史的患者,不可选用头孢哌酮/舒巴坦。

⑤新大环内酯类。有阿奇霉素、克拉霉素、罗红霉素等,其对流感嗜血杆菌、肺炎支原体或肺炎衣原体等的抗微生物活性增强、口服生物利用度提高、给药剂量减小、不良反应亦较少。

用药技巧:红霉素及克拉霉素禁止与特非那丁合用,以免引起心脏不良反应。肝功能损害患者如有指征应用时,需适当减量并定期复查肝功能。妊娠期患者有明确指征用克拉霉素时，应充分权衡利弊，决定是否采用。哺乳期患者用药期间应暂停哺乳。

⑥克林霉素适用于厌氧菌、肺炎链球菌、其他链球菌属(肠球菌属除外)及敏感金葡菌所致的下呼吸道感染。

用药技巧：注意假膜性肠炎的发生，如有可疑应及时停药。有神经肌肉阻滞作用，应避免与其他神经肌肉阻滞剂合用。有前列腺增生的老年男性患者使用剂量较大时，偶可出现尿潴留。妊娠期患者确有指征时方可慎用。哺乳期患者用药期间应暂停哺乳。肝功能损害的患者确有应用指征时宜减量应用。

3. 糖尿病并发外阴炎 除了控制糖尿病以外，还需注重外阴的局部治疗，其方法如下。

(1)局部清洗：①有溃破或化脓时，可用1∶5 000高锰酸钾溶液坐浴，每日2次。②苦参方。苦参、蛇床子、黄柏各15克，明矾6克。水煎熏洗，每日1次，10次为1个疗程。③止痒汤。鹤虱30克，苦参、威灵仙、当归尾、蛇床子、狼毒各15克，煎汤熏洗。临洗时加猪胆(2个)汁更佳。每日1次，10次为1个疗程(外阴溃疡者忌用)。④蛇床子散。蛇床子、川椒、明矾、苦参、百部各15克，煎汤熏洗后坐浴。每日1次，10次为1个疗程(外阴破溃者去川椒)。

(2)局部外涂：①以制霉菌素软膏及栓剂效果最好，睡前外涂为佳。②3%克霉唑软膏及复方康纳乐霜均可使用，但注意复方康纳乐霜除含有制霉菌素及新霉素等抗生素外尚含有少量糖皮质激素类药物，急性期止痒效果好，但不宜经常性大量使用。③可用磺胺或抗生素油膏外涂，每日2次。④樟丹、蛤粉各等量，用香油调匀外用，每日2次。⑤珍珠散。珍珠、青黛、雄黄各3克，黄柏9克，儿茶6克，冰片0.03克。共研细末外涂。

[特别提示]

(1)中草药虽有清热解毒、消炎的作用，中药制剂也属医生处方药，应该在医生的指导下应用。中草药保存期较短，容易变质发霉，使用霉变中药反而有害。

（2）对于健康女性不建议用高锰酸钾坐浴。高锰酸钾长期使用，皮肤会变得干燥，容易引起皮肤瘙痒。如果没有按标准稀释高锰酸钾，浓度超过 1∶5 000 或粉末没有完全溶解，一旦沾上外阴部，会腐蚀娇嫩的皮肤和黏膜。

（3）健康女性洁阴的原则：不破坏阴道内的生态平衡，不让病原体进入阴道。

①准备专用清洗盆和专用毛巾。在使用前要洗净，或最好选择淋浴，毛巾使用后晒干或在通风处晾干，因毛巾日久不见阳光，容易滋生细菌和真菌。

②每天更换洁净内裤。每天晚上轻轻用温水清洗外阴部。必须用肥皂时，选用刺激性较小的婴儿浴皂。

③排便后养成由前向后揩拭干净并用温水清洗或冲洗肛门的习惯。若不揩净，肛门口留有粪渍，污染了内裤，粪渍内的肠道细菌会趁机侵入阴道，诱发感染。

④月经期间，要用温水勤洗外阴，勤换卫生巾，以免血渍成为细菌的培养基。

⑤平时不用护垫，以免增加摩擦及刺激外阴部皮肤，致使局部湿热积聚，引起外阴炎症。

（二）糖尿病与少见感染性疾病

1. 气肿性肾盂肾炎 是糖尿病患者一种少见的泌尿系统感染性疾病，多由于病原菌为产气大肠埃希菌利用尿中过多的葡萄糖产生二氧化碳和氧气所致。多为突然发病，表现为畏寒、发热、恶心、呕吐等症状，腹部 X 线片可见肾组织内有气体出现。治疗以抗感染为主，为避免对肾脏的损害禁用氨基糖苷类抗生素，有必要时可外科引流。

2. 气肿性胆囊炎 是由于胆囊腔内和胆囊壁中出现由细菌产生的气体且可扩展到胆囊临近组织。右上腹痛，伴恶心、呕吐、发热及白细胞增多等急性胆囊炎表现，易出现胆囊穿孔及坏疽。腹部立位X线片可见胆囊区有球形的胆囊气体阴影出现。致病菌以梭状杆菌为常见。明确气肿性胆囊炎诊断应考虑手术治疗。

3. 坏死性筋膜炎 是指沿着组织筋膜扩散的坏死性软组织感染。常见的感染部位是下肢，可累及会阴部，腹壁及肛周等。早期可出现发热，全身不适，感染局部皮温增高及触痛；后期可产生皮下组织坏死及血管血栓形成，病情进一步恶化可出现感染中毒性休克危及生命。治疗原则为针对病原菌选择有效抗生素积极控制感染，坏死组织进行清创手术。

4. 非梭状芽孢杆菌菌气性坏疽 常见的致病菌包括厌氧链球菌和类杆菌的混合感染。由于致病菌在糖尿病患者体内高糖环境的组织中发酵而产生气体所致的气性坏疽。感染的部位多见于压疮破溃处及当糖尿病患者产生周围血管病变时也可增加感染机会。治疗原则是积极控制感染，有必要时进行分次外科清创手术治疗。

(三)糖尿病并发结核病

糖尿病病人是结核病的高发人群。两病同为慢性消耗性疾病，糖尿病病人的结核病患病率比普通人群的结核病患病率高4～8倍。糖尿病肺结核的危害性是很大的，糖尿病患者代谢紊乱、血糖增高及营养不良是促发结核病的主要机制，并导致结核病迅速恶化。反之，活动性病灶进展的结核病能促使糖尿病糖代谢紊乱，并使血糖难以控制。

糖尿病与肺结核并发时，如不能有效控制糖尿病，抗结核治疗难以奏效；结核菌感染加重胰腺负担，使血糖不容易控制到理想水平。因此，要积极、有效地治疗糖尿病，同时予以合理的抗结核治疗，坚持两病并发、两病兼治的原则。

1. 血糖控制 首选胰岛素治疗。

(1)胰岛素用药指征：血糖≥11.1毫摩/升(200毫克/分升)并有以下情况之一者应首先使用胰岛素治疗。①肺内病变范围相加超过2个肋间，且有空洞。②糖尿病合并肺结核与肺外结核。③糖尿病合并血行播散性肺结核。④儿童糖尿病合并肺结核。

(2)血糖控制标准：①理想控制标准。治疗后糖尿病症状消失，空腹血糖<7.2毫摩/升(130毫克/分升)，餐后2小时血糖<10毫摩/升(180毫克/分升)。②基本控制标准。治疗后糖尿病症状基本消失，空腹血糖<8.3毫摩/升(150毫克/分升)，餐后2小时血糖11.1～13.9毫摩/升(200～250毫克/分升)。

2. 抗结核治疗 应选择合适的抗结核药物联合化疗避免结核分枝杆菌产生耐药。化疗方案可选择短程二阶段方案：2HPZE(S)/4(7)HR；亦可选择标准化疗方案6HPS(E)/12HP(E)(H：异烟肼、R：利福平、Z：吡嗪酰胺、S：链霉素、E：乙胺丁醇、P：对氨基水杨酸钠，阿拉伯数字为化疗月数，/前为强化治疗期，/后为巩固治疗期)。标准化疗方案疗程为1.5～2年，如果强化期满，患者痰中结核分枝杆菌仍为阳性，则应延长强化期2个月，复查痰菌至阴转再进入巩固治疗期。

(1)异烟肼(INH，H)：迄今仍然是单一抗结核药物中杀菌力，特别是早期杀菌力最强者。其对巨噬细胞内外的结核分枝杆菌均具有杀菌作用。成人剂量为每日300毫克，顿服；儿童为每日5～10毫克/千克体重，最大剂量每日不超过300毫克。结核性脑膜炎和血行播散型肺结核的用药剂量可加大，儿童20～30毫克/千克体重，成人10～20毫克/千克体重。

不良反应：偶可发生药物性肝炎，肝功能异常者慎用，需注意监测肝功能。如果发生周围神经炎可服用维生素B_6(吡哆醇)。

(2)利福平(RFP，R)：对巨噬细胞内外的结核分枝杆菌均有快速杀菌作用，特别是对C菌群有独特的杀灭菌作用。异烟肼与利福平联用可显著缩短疗程。推荐早晨空腹或早饭前半小时服用。成人剂量为每日8～10毫克/千克体重，体重在50千克及以下者为450毫克，50千克以上者为600毫克，顿服。儿童每日10～20毫克/千克体重。间歇用药为600～900毫克，每周2次或3次。

不良反应：利福平及其代谢物为橘红色，服后大小便、眼泪等为橘红色。用药后如出现一过性转氨酶上升可继续用药，加保肝治疗观察，如出现黄疸应立即停药。

(3)吡嗪酰胺(PZA，Z)：吡嗪酰胺具有独特的杀灭菌作用，主要是杀灭巨噬细胞内酸性环境中的B菌群。在6个月标准短程化疗中，吡嗪酰胺与异烟肼和利福平联合用药是第三个不可缺的重要药物。对于新发现患者吡嗪酰胺仅在头两个月使用，因为使用2个月的效果与使用4个月和6个月的效果相似。成人用药为1.5克/日，每周3次则用药为1.5～2.0克/日；儿童每日为30～40毫克/千克体重。

不良反应为高尿酸血症、肝损害、食欲缺乏、关节痛和恶心。

(4)乙胺丁醇(EMB，E)：乙胺丁醇是抑菌药，口服易吸收，成人剂量为0.75～1.0克/日，每周3次用药则为1.0～1.25克/日。

不良反应为视神经炎，应在治疗前测定视力与视野，治疗中密切观察，提醒患者发现视力异常应及时就医。鉴于儿童无症状判断能力，故不用。

(5)链霉素(SM，S)：链霉素对巨噬细胞外碱性环境中的结核分枝杆菌有杀菌作用。肌内注射，每日量为0.75克，每周5次；间歇用药每次为0.75～1.0克，每周2～3次。

不良反应主要为耳毒性、前庭功能损害和肾毒性等，严格掌握使用剂量，儿童、老人、孕妇、听力障碍和肾功能不良等要慎用或不用。

(6)氟喹诺酮：治疗耐药结核分枝杆菌和其他分枝杆菌感染的二线用药。

(7)对氨水杨酸:为二线抗结核病药物,需与其他抗结核病药联合应用。静脉滴注可用于治疗结核性脑膜炎或急性播散性结核病。

不良反应:禁用于正在咯血的患者。消化道溃疡、肝肾功能不全者慎用,大剂量使用本药(12 克)静脉滴注 2～4 小时可能引发血栓性静脉炎;出现肝功能损害或黄疸者,应立即停药并进行保肝治疗。大剂量应用可能抑制肝脏凝血酶原的生成,可给予维生素 K 预防出血。可引起结晶尿、蛋白尿、管型尿及血尿等,碱化尿液可减少对肾脏的刺激和不良反应。

抗耐药结核治疗用药技巧:详细了解患者用药史,尽量用药敏试验结果指导治疗,治疗方案至少含 4 种可能的敏感药物。药物至少每周使用 6 天。吡嗪酰胺、乙胺丁醇、氟喹诺酮应每天用药,二线药物根据患者耐受性也可每天 1 次或分次服用;药物剂量依体重决定;治疗期在痰涂片和培养阴转后至少治疗 18 个月,有广泛病变的应延长至 24 个月;吡嗪酰胺可考虑全程使用。

第八章 糖尿病慢性并发症

一、糖尿病微血管病变

糖尿病微血管病变是比较特异的，其主要特征是基底膜增厚并有透明样物质沉积。糖尿病患者的微循环有不同程度的异常，基底膜病变常与微循环异常相互影响，促使微血管病变的加重和发展。微血管病变主要表现在视网膜、肾、心肌、神经组织及足趾。临床上常以糖尿病性视网膜病变、糖尿病性肾病和糖尿病性神经系统病变为反映糖尿病性微血管病变的主要场所。

(一)糖尿病肾脏病变

糖尿病性肾病是引起糖尿病患者，特别是青少年发病的糖尿病患者死亡的重要原因。有关资料报道，1 型糖尿病患者糖尿病性肾病发病率比其他类型的肾病高 40%，经用胰岛素治疗好转者仍比其他类型的肾病高 20%～25%。糖尿病性肾病起病隐匿，进展缓慢，这种情况可以持续多年，其中 30%～40%的患者发展为临床糖尿病性肾病。从发病到终末期肾衰竭可能经历 25～30 年。

有资料统计，糖尿病有蛋白尿者占 4.9%～10%。病史在 2 年以上的患者，临床虽无肾脏的表现，而肾小球基底膜已有增厚。病程在 10 年以内者，有 3%并发糖尿病性肾病；10～20 年者为 50%；20 年以上者几乎 100%患有糖尿病性肾病。尸检中发现，糖尿病患者 70%有肾病。国外广泛开展肾活检，发现 90%有肾脏改变。

有人统计,在中年患者中,糖尿病性肾病的发病率为 20%,老年患者可达 65.5%。糖尿病性肾病患者的病程平均为 16.9 年。糖尿病性肾病的发病率随病程延长而增高,随病情控制而降低。糖尿病并发高血压患者,如控制高血压可延迟肾病的发生。

1. 糖尿病肾脏病变的分期及治疗原则

(1)糖尿病性肾病分期:糖尿病性肾病起病隐匿,且呈进行性恶化(图 5)。

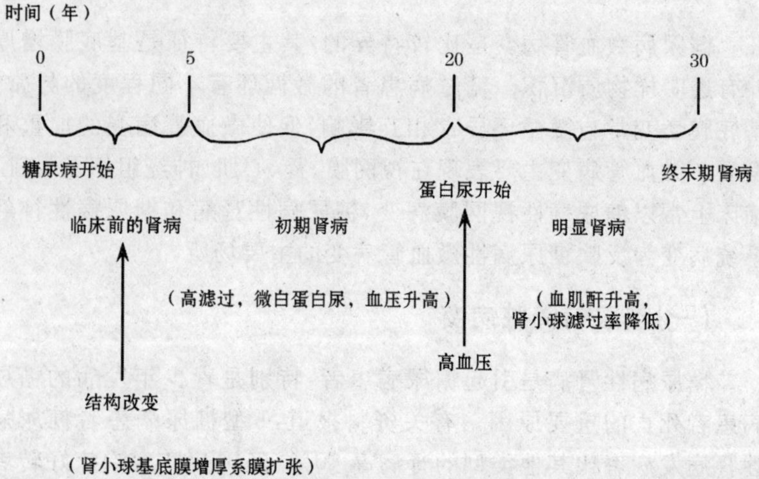

图 5 糖尿病肾病的自然病程进展

①Mogensen 分期。1 型糖尿病肾病所致肾损害的发生、发展常用 Mogensen 分期,分为 5 期,其特点是基于尿蛋白排泄率和微量白蛋白的出现进行分期(表 27)。

表 27 糖尿病肾病的 Mogensen 分期

	分期	时间	特点
Ⅰ	增生高滤期	诊断糖尿病 2 年以内	肾小球滤过率(GFR)升高 血、尿化验正常 肾血流量(RPF)升高
Ⅱ	无症状期	＞2 年	早期的形态学的损伤(基底膜增厚,系膜区扩张)
Ⅲ	早期肾病期	10～20 年	开始出现微量白蛋白尿 GFR 正常,高血压(50%), 较显著的肾小球病变
Ⅳ	临床肾病期	15～20 年	显性肾病,持续蛋白尿, GFR 下降,RPF 下降, 高血压(60%)
Ⅴ	终末肾衰期	20～40 年	GFR＜10 毫升/分,高血压(90%)

(2)慢性肾脏病分期:当肾功能减退时,慢性肾病的分期便于指导临床用药(表 28)。

表 28 慢性肾病(CKD)的肾功能分期

CKD 分期		肾脏改变	特点描述	eGFR [ml/(min·1.73m²)]
1		功能亢进	GFR 增加或正常伴肾损伤[a]	≥90
2		肾小球损坏	GFR 轻度降低伴肾损伤[a]	60～89
3	3a	早期肾病	GFR 轻中度降低	45～59
	3b		GFR 中重度降低	30～44

续表

CKD 分期	肾脏改变	特点描述	eGFR [ml/(min·1.73m²)]
4	明显糖尿病肾病	GFR 重度降低	15～29
5	终末期肾病	肾衰竭	<15 或透析

注：GFR：肾小球滤过率；eGFR：估算肾小球滤过率；a：肾损伤定义为病理、尿液、血液或影像学检查的异常

(3)糖尿病性肾病的治疗原则

①控制血糖。糖尿病性肾病本身无特殊治疗，有效地控制血糖能使尿蛋白的排出减少，部分患者的尿蛋白可转为阴性。

②控制蛋白质的摄入，纠正低蛋白血症。低蛋白饮食能降低肾小球滤过率，减轻蛋白尿，改善糖尿病患者肾功能和肾脏病理改变。对有低蛋白血症和水肿的患者，限制钠盐摄入。如果患者肾功能许可时，酌情增加蛋白质饮食，必要时予以输血或血浆以纠正低蛋白血症。但在肾功能不全或氮质血症时，应控制蛋白质的摄入。

③控制高血压。糖尿病性肾病常合并高血压，有效地控制高血压可减轻蛋白尿，延缓肾功能的恶化和视力减退。

④对症治疗。视病情变化或病情需要，予以对症治疗，如利尿、止呕、解痉等。

(4)选择降血糖药物的注意事项：迄今为止，对糖尿病性肾病本身无特殊治疗，需综合治疗。糖尿病性肾病早期，长期有效地控制血糖能使尿蛋白的排出减少，部分患者尿蛋白可转阴。

糖尿病性肾病进展时，在选择降血糖药物时须注意：①肾功能不全时，肾脏对胰岛素灭活能力降低，应减少胰岛素用量。此外，要根据病情随时合理调整胰岛素剂量，防止低血糖发生。②多数口服降糖药物由肾脏排泄，双胍类降糖药物在体内堆积，易引起致死性乳酸性酸中毒，不宜使用。格列本脲在体内半衰期延长，易发生严重的低血糖，应避免使用。③晚期糖尿病性肾病的肾糖阈

明显增高，故在调整胰岛素和降糖药剂量时，不能以尿糖结果为依据进行加减药量。④晚期糖尿病性肾病患者容易发生高渗性昏迷和酮症酸中毒，因此宜选用胰岛素进行治疗。

2. 糖尿病肾脏病变的用药

(1)糖尿病性肾病引起水肿的用药

①严重水肿者需用利尿剂治疗。大量利尿剂虽然可使水肿减轻或消失，但可使血尿素氮升高，对血糖、水和电解质亦有影响。因此，要根据血尿素氮和水肿的程度来决定给予利尿剂。原则上血尿素氮<25 毫摩/升(72 毫克/分升)，对患者影响不大，或可完全消肿。

②高度水肿者。一般采取螺内酯和噻嗪类利尿剂联合使用，效果较好。

③严重顽固性水肿者。可用呋塞米 20 毫克或用小剂量多巴胺 20 毫克＋酚妥拉明 20 毫克＋呋塞米 40～60 毫克，加入 10%葡萄糖液 500 毫升静滴，每日 1 次。葡萄糖液按 2∶1 配入普通(短效)胰岛素。

④水肿伴心力衰竭者。在使用利尿剂的同时，必须使用洋地黄治疗。

在治疗糖尿病性肾病引起的水肿时，应逐渐消肿，不可操之过急。

(2)腹膜透析对晚期糖尿病性肾病的疗效评价：随着透析技术的发展，腹膜透析受到重视，糖尿病性肾病所致的肾衰竭，通过腹膜透析治疗，近期存活率大大提高，2 年生存率已达 78%，3 年以上存活率为 60%左右；对视力的影响也大为减少，而且有时视力可在透析期间改善。腹膜透析可以减少患者做血透时的心血管负担，不需要应用肝素，可在家中进行，并对控制糖尿病效果良好。目前腹膜透析的生存率一般和血液透析相似。

(3)糖尿病性肾病时胰岛素的需要量：在糖尿病性肾病早期，由于肾脏降解胰岛素减慢，患者的胰岛素水平增高，内、外源胰岛素半衰期延长，使胰岛素需要量显著减少，氮质增加又使肌肉对胰岛素摄取减少。有严重肾功能减退者，血糖波动很大，一方面表现为胰岛素抵抗，另一方面又容易出现低血糖症，后者又可引起高血糖症。

(4)糖尿病肾病药物治疗新进展

①二肽基肽酶-4(DPP-4)抑制剂。研究提示，DPP-4 抑制剂可能存在非依赖胰高血糖素样肽-1(GLP-1)的肾脏保护作用，其调节血管活性肽的水平和活性，具有超越降糖效果的潜在肾脏获益。随机对照试验(RCT)数据显示，DPP-4 抑制剂在 2 型糖尿病合并慢性肾脏疾病患者治疗中具有良好的疗效和安全性。除降糖外，DPP-4 抑制剂具有潜在的肾脏保护作用，其可能机制包括抗肾脏纤维化，抗细胞凋亡，抗炎，抗氧化等作用。其可降低肾功能受损 2 型糖尿病患者的尿白蛋白/肌酐比值(UACR)，这些因素能够带来肾脏结构方面的益处。

②二肽基肽酶-4(DPP-4)抑制剂和钠-葡萄糖协同转运蛋白 2(SGLT-2)抑制剂联合治疗。DPP-4 抑制剂/SGLT-2 抑制剂复方制剂可有效降低血糖，有效降低血压，以及降低 UACR。同时具有对大血管和微血管的潜在益处，其协同作用可改善糖尿病结局。

3. 中医辨证论治选用方 糖尿病性肾病属于中医“肾消”“下消”“水肿”之范畴，临床将本病分为 5 型。

(1)气血亏虚，水瘀互结

【主 证】 水肿尿少，头晕乏力，腰酸耳鸣，消瘦，舌质紫暗或见瘀点，脉细弱。本病实验室检查尿蛋白阳性或有轻度高脂血症和低蛋白血症，病情严重者，可见典型的糖尿病性肾病的蛋白尿、水肿、高血压三联征。

【治 法】 益气补血，化瘀利水。

【方 药】 四君子汤加味。黄芪 20 克，太子参 15 克，白术 10 克，茯苓 10 克，炙甘草 6 克，当归 10 克，川芎 10 克，赤芍 10 克，丹参 12 克，白茅根 15 克，益母草 12 克，车前子 15 克。加减：水肿甚者，加大腹皮 6 克，薏苡仁 12 克；瘀血甚者，加蒲黄 10 克，五灵脂 10 克。

【用 法】 水煎，每日 1 剂，分 2 次服用。

(2)阴阳两虚，水瘀互结

【主 证】 头晕目眩，气短乏力，恶寒肢冷，面色暗黑，腰酸耳鸣，下肢水肿，舌质紫暗或见瘀斑，舌苔黄而燥黑；脉沉细弱。患者血压明显升高，贫血，尿素氮、肌酐均可升高，血脂升高而血浆蛋白降低。

【治 法】 温阳益肾，破瘀消肿。

【方 药】 金匮肾气丸加味。制附子 6 克，肉桂 6 克，熟地黄 12 克，山茱萸 12 克，当归 10 克，川芎 10 克，地龙 6 克，丹参 12 克，白术 10 克，茯苓 12 克，怀牛膝 6 克。加减：大便秘结者，加大黄(后下)3 克，枳壳 10 克；头晕目眩，虚阳上亢者，加生龙骨(先煎)30 克，生牡蛎(先煎)30 克；水肿甚者，加生黄芪 30 克，大腹皮 10 克。

【用 法】 水煎，每日 1 剂，分 2 次服用。

(3)肾阳虚损腰痛

【主 证】 面色苍白，手足不温，腰痛喜按喜揉，腿膝无力，遇劳加重，少气乏力，卧则减轻，常反复发作，舌质淡，脉沉细。

【治 法】 温补肾阳壮腰。

【方 药】 右归丸加味。熟地黄、山药、山茱萸、枸杞子、杜仲、菟丝子、当归、附子、肉桂、鹿角胶、白术、怀牛膝。

【用 法】 水煎，每日 1 剂，分 2 次温服。

(4)肾阴亏虚腰痛

【主 证】 腰痛以酸软为主，喜按，遇劳加剧，心烦失眠，口燥咽干，面色潮红，手足心热，舌红，少苔，脉弦细数。

【治 法】 滋补肾阴，强腰。

【方 药】 左归丸加味。熟地黄、山药、山茱萸、菟丝子、枸杞子、川牛膝、鹿角胶、龟甲胶、知母、黄柏、生甘草、杜仲。

【用　法】 水煎，每日1剂，分2次服。

(5)气虚血瘀腰痛

【主　证】 腰痛有定处，日轻夜重，神疲乏力，心悸气短，舌质紫暗，脉涩。

【治　法】 益气化瘀，强腰。

【方　药】 四君子汤合身痛逐瘀汤加减。党参、茯苓、益母草、白术、炙甘草、当归、桃仁、红花、地龙、怀牛膝、杜仲、菟丝子。

【用　法】 水煎，每日1剂，分2次温服。

4. 中成药的选用

六味地黄丸

【方　药】 熟地黄、山茱萸、山药、泽泻、牡丹皮、茯苓。

【功　效】 滋补肾阴。用于肾亏损所致的腰酸腿软、头晕耳鸣之患者。

【用　法】 每丸9克，每日2次；每次1丸，口服。

知柏地黄丸

【方　药】 知母、黄柏、熟地黄、山茱萸、山药、泽泻、牡丹皮、茯苓。

【功　效】 滋阴降火。用于阴虚火旺所致的潮热盗汗、咽喉干痛、耳鸣耳聋、梦遗滑精之患者。

【用　法】 每丸9克，每日2～3次，每次1丸，淡盐水送服。

金匮肾气丸

【方　药】 制附子、肉桂、熟地黄、山茱萸、山药、泽泻、茯苓、牡丹皮、怀牛膝、车前子。

【功　效】 温补肾阳，强肾。

【用　法】 每丸9克，每日2～3次，每次1丸，口服。

肾炎康复片

【方　药】 生地黄、杜仲、山药、白花蛇舌草等。

【功 效】 益气养阴,补肾健脾。用于气阴两虚所致腰酸腿软、头晕耳鸣、口苦咽痛之患者。

【用 法】 每片0.3克,每日3次,每次8片,口服。忌食辛、辣、肥、甘等刺激性食物,忌房事。

杞菊地黄口服液

【方 药】 枸杞子、菊花、熟地黄、山茱萸、山药、牡丹皮、茯苓、泽泻。

【功 效】 滋肾养肝。用于肝肾阴虚所致头晕目眩、耳鸣耳聋、视物昏花之患者。

【用 法】 每支10毫升,每日2次,每次1支,口服。

除了上述市售的中成药外,还有至灵胶囊、滋肾丸、肾炎四味片、肾气丸、壮胆健肾丸、补肾强身片、神力补、肾宝口服液、活力宝、右归丸等,均有利于糖尿病性肾病的治疗。此外,利用中药保留灌肠,使肠道导泻,增加尿毒症毒素的排泄,这是非透析治疗的重要途径之一。近年来,国内关于这方面的报道亦较多,方剂与药物不尽相间,但有一共同点,即均选用大黄为君药。通过本方法治疗后,不少患者的临床表现有明显改善,血尿素氮水平亦下降。一般常用的中药有生大黄、龙骨、牡蛎、蒲公英、附子、地榆等,水煎取适量药液,保留灌肠,每日1次或隔日1次,对大便干燥者灌肠效果较佳。伴有体虚腹泻者要慎用。

(二)糖尿病与眼部疾病

糖尿病视网膜病变是糖尿病高度特异性的血管并发症,在20～74岁成人新发失明病例中,糖尿病视网膜病变是最常见的病因。一般认为,糖尿病性视网膜病变的发病率与糖尿病病情控制好坏及病程长短有关。在糖尿病各种并发症中,视网膜病变相对发生较早,亦最为常见。2型糖尿病患者也是其他眼部疾病早发的高危人群,这些眼病包括白内障、青光眼、视网膜血管阻塞及缺血性视神经病变等。

视网膜病变是最常见的严重糖尿病眼病，常造成视力减退或失明。据统计，50%糖尿病病程在10年左右者可出现该病变，15年以上者达80%。糖尿病病情越重，年龄越大，发病的概率越高。该病是糖尿病微血管病的后果，由于糖尿病引起视网膜毛细血管壁损伤，加之血液呈高凝状态，易造成血栓和血瘀，甚至血管破裂。

美国国家糖尿病委员会报告称，糖尿病患者比非糖尿病患者的失明概率高2倍。如今，糖尿病视网膜病变已成为仅次于老年性视网膜变性之后的四大致盲因素之一。但是，糖尿病视网膜病变早期治疗效果还是比较理想的，而且早期预防的花费要远远低于晚期治疗的费用。

1. 糖尿病视网膜病变的分期及治疗原则

(1)糖尿病视网膜病变的分期：糖尿病视网膜病变是常见的危害患者生活质量的慢性并发症，常常需要眼底检查和眼底荧光造影来发现。糖尿病的眼底改变大体分背景期病变和增殖期病变，细分则分1～6期改变(表29)(图6～图14)。糖尿病视网膜病变依据散瞳下检眼镜可观察的指标来分级，见表30。

表29　糖尿病性视网膜病变的临床分期

病变严重程度		眼底表现
非增生性（单纯性）	Ⅰ	以后极部为中心，出现微动脉瘤和小出血点
	Ⅱ	出现黄白色硬性渗出及出血斑
	Ⅲ	出现白色棉絮斑和出血斑
增生性	Ⅳ	眼底有新生血管或并有玻璃体积血
	Ⅴ	眼底新生血管和纤维增生
	Ⅵ	眼底新生血管和纤维增生，并发牵拉性视网膜脱离

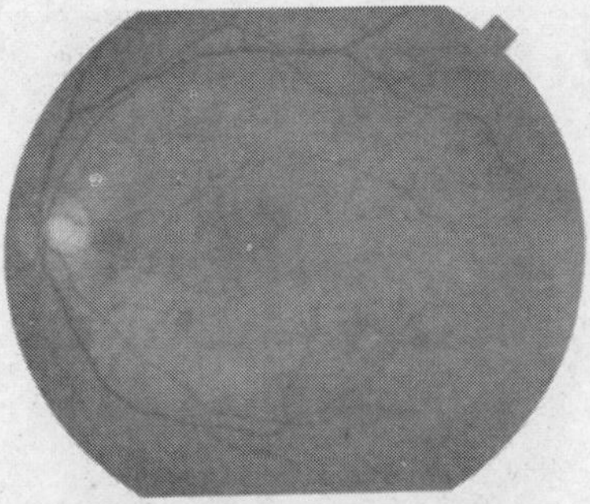

图 6　糖尿病视网膜病变Ⅰ期

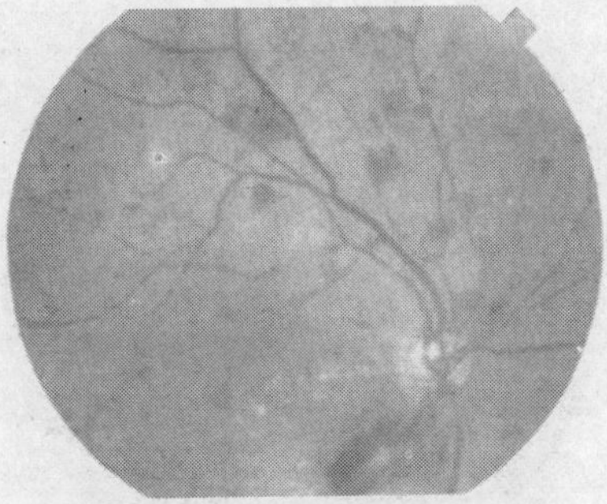

图 7　糖尿病视网膜病变Ⅱ期

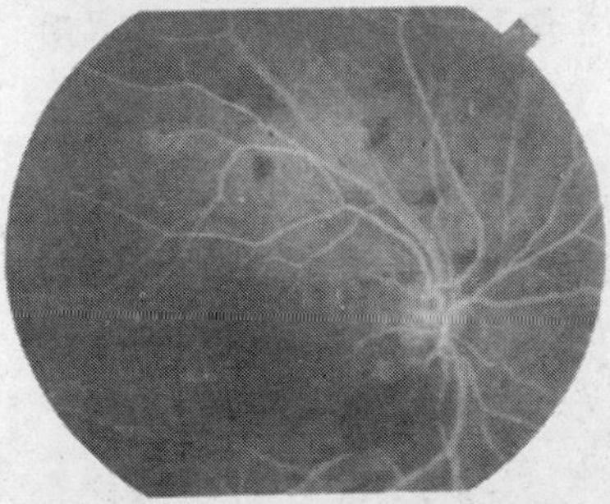

图 8　荧光造影片

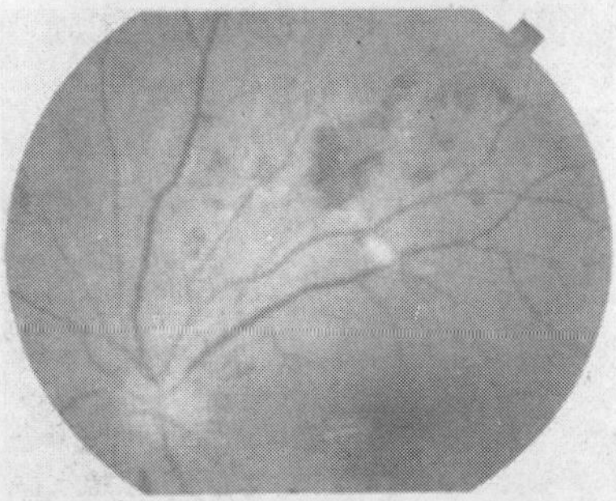

图 9　糖尿病视网膜病变Ⅲ期

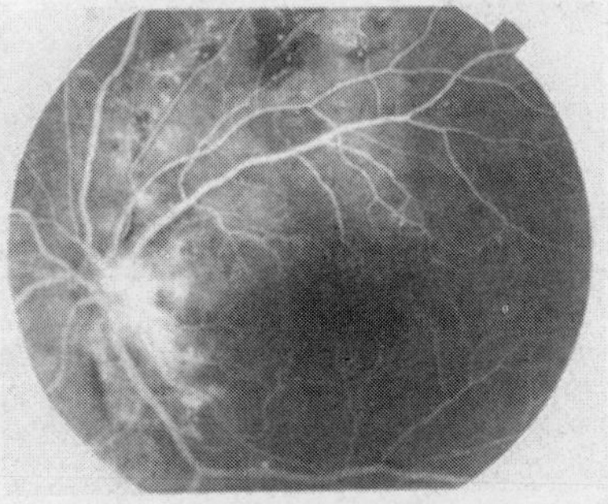

图 10　荧光造影片

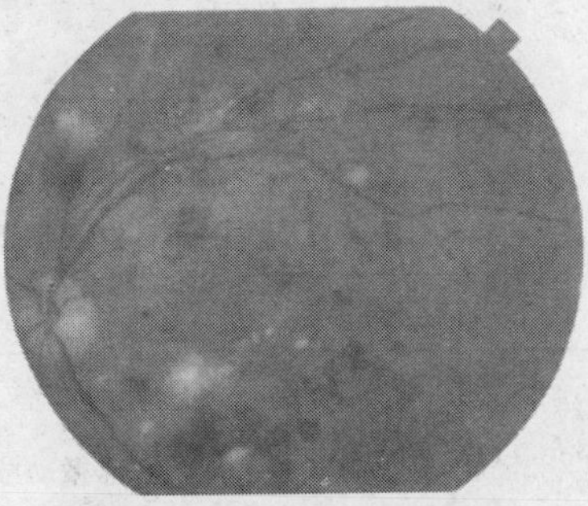

图 11　糖尿病视网膜病变Ⅳ期
（颞下静脉有新生血管）

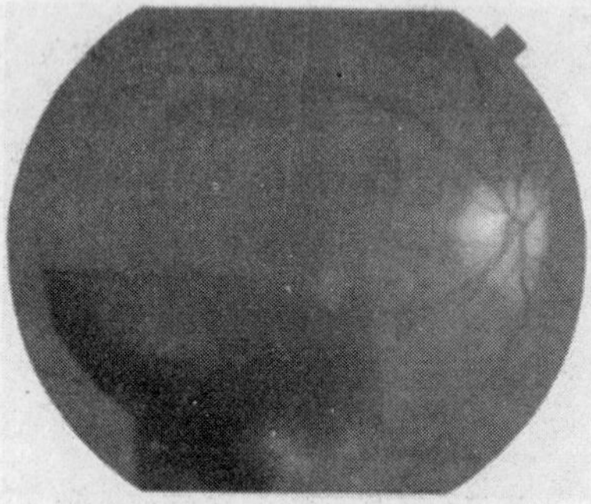

图 12　糖尿病视网膜病变Ⅳ期
（右眼视网膜前出血）

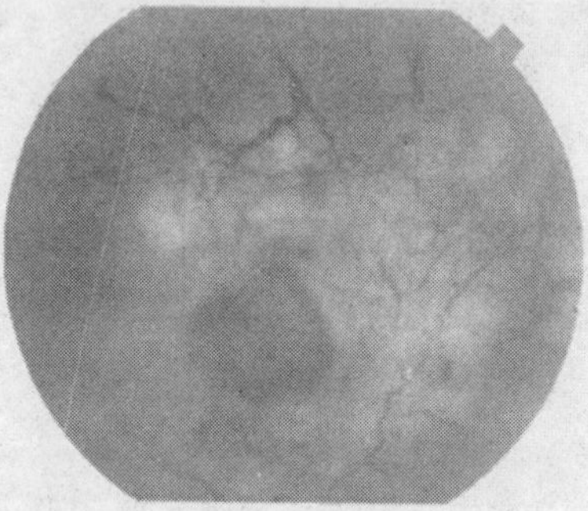

图 13　糖尿病视网膜病变Ⅴ期

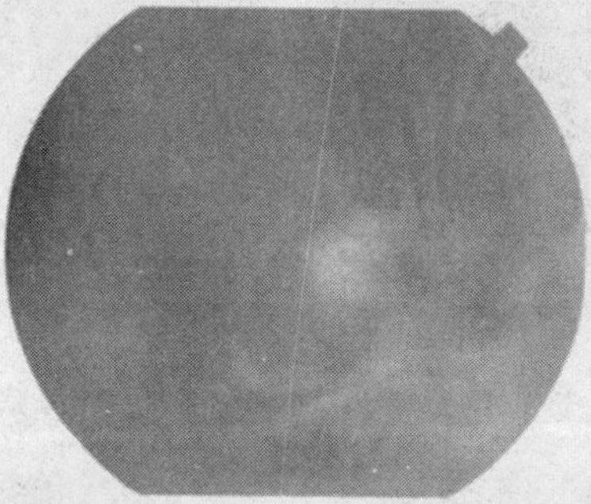

图 14　糖尿病视网膜病变Ⅵ期

表 30　糖尿病相关眼病的国际临床分级标准（2002 年）

病变严重程度	散瞳眼底检查所见
无明显视网膜病变	无异常
轻度 NPDR	仅有微动脉瘤
中度 NPDR	微动脉瘤，存在轻于重度 NPDR 的表现

续表

病变严重程度	散瞳眼底检查所见
重度 NPDR	出现下列任何1个改变,但无 NPDR 表现 任一象限中有多于20处视网膜内出血 在两个以上象限有静脉串珠样改变 在1个象限有显著的视网膜内微血管异常
PDR	出现1种或多种改变:新生血管形成、玻璃体积血或视网膜前出血

注:DR:非增生性糖尿病视网膜病变,PDR:增生性糖尿病视网膜病变

(2)治疗原则

①良好的控制血糖、血压和血脂可以预防或延缓糖尿病视网膜病变的进展。

②突发失明或视网膜脱离者需立即转诊眼科;伴有任何程度的黄斑水肿,重度非增殖性糖尿病视网膜病变(NPDR),或任何增殖性糖尿病视网膜病变(PDR)的糖尿病患者,应转诊到对糖尿病视网膜病变诊治有丰富经验的眼科医生。

③激光光凝治疗能够减少高危增殖性糖尿病视网膜病变(PDR),降低有临床意义的黄斑水肿及部分重度非增殖性糖尿病视网膜病变(NPDR)患者失明的风险。

④抗血管内皮生长因子(VEGF)治疗可用于糖尿病性黄斑水肿患者。

⑤视网膜病变不是使用阿司匹林治疗的禁忌证,该治疗不会增加视网膜出血的风险。

2. 糖尿病视网膜病变的用药及其他疗法

(1)改善微循环,营养视神经:目前,糖尿病的治疗仅停留在控制高血糖等代谢紊乱的水平上,包括饮食控制、适当运动和服用降低血糖的口服药,以及替代补充胰岛素等措施。严格控制糖尿病,

对早期糖尿病性视网膜病变有促进逆转的作用。长期控制血糖，对预防和延缓糖尿病性视网膜病变的发生发展有重要意义。

糖尿病性视网膜病变的药物保守治疗可以采用：

①10%低分子右旋糖酐葡萄糖注射液250～500毫升，静脉滴注，每日1次，10次为1个疗程(糖与普通胰岛素之比为2∶1)。

②生理盐水250毫升加入丹参注射液2～8毫升，静脉滴注，每日1次，10次为1个疗程。

③糖尿病性视网膜病变是由于视网膜微循环内微血管病变伴微血栓的形成所致，故可采用抗血小板凝聚药物，如阿司匹林、双嘧达莫(潘生丁)等；抗凝药物，以肝素为代表；促纤溶药物，以尿激酶、链激酶为代表。

④羟苯磺酸钙是一种口服血管保护剂，通过降低毛细血管的通透性、稳定血-视网膜屏障，可以降低视网膜血液外渗，保持血液的正常稀释度。通过降低大分子血浆蛋白和降低红细胞凝聚性，可改善血液循环；通过降低血小板的高凝聚性，可防止缺血发生。用法：口服：预防性用药，每日500毫克，分1～2次服用；非增生性视网膜病变或隐匿性视网膜病变，每日750～1 500毫克，分2～3次服用；增生性视网膜病变，每日1 500～2 000毫克，分3～4次服用。轻症疗程为1～3个月，中症疗程为6～12个月，重症疗程为1～2年。本品不良反应较少，主要为胃肠道不适；其次为疲乏无力、瞌睡、晕眩、头痛；也有皮肤过敏反应；偶有发热、出汗、脸部红热、心脏不适等。

⑤胰激肽原酶能使激肽原降解成激肽，从而起扩张血管，改善微循环，调整血压等作用；同时激活纤溶酶原，提高纤溶系统和胶原水解酶活性，起到防血凝，抗血栓形成和防止基底膜增厚等重要生理作用。主要用于微循环障碍性疾病，如糖尿病引起的肾病，周围神经病，视网膜病，眼底病及缺血性脑血管病。用法用量：口服，每次120～240单位，每日360～720单位，空腹服用不良反应：偶

有皮疹、皮肤瘙痒等过敏现象及胃部不适和倦怠等感觉，停药后消失。

⑥对Ⅲ期、Ⅳ期视网膜出血的患者，主要是止血和强化血管抵抗力药物，如卡巴克洛、芦丁、维生素C、三七粉等。

(2)血管内皮生长因子(VEGF)抑制剂：增殖性糖尿病视网膜病变患者玻璃体中，血管内皮生长因子(VEGF)明显升高，刺激内皮细胞增殖，导致新生血管形成。VEGF抑制剂在治疗眼部新生血管及渗出性病变中疗效显著。目前，美国FDA批准上市的用于眼部的VEGF抑制剂主要有3种：哌加他尼钠、兰尼单抗和贝伐单抗。

①贝伐单抗，玻璃体腔内注射可减少活动性新生血管复发频率，减轻增殖性糖尿病性视网膜病变的严重程度，且对弥漫性糖尿病黄斑水肿的治疗效果较好。

②哌加他尼钠，可使糖尿病性视网膜病变患者在6次给药后视网膜新生血管萎缩，视力得到改善。

③兰尼单抗，可与VEGF的所有异构体结合并使其失活，从而抑制新生血管的形成。

(3)光凝治疗：激光治疗被认为是治疗糖尿病性视网膜病变的有效方法。临床实验证明，光凝治疗在两个方面对该病的发病过程有有益的作用：一是针对增殖性病变，可导致新生血管退化并阻止它们再生；二是针对非增殖性病变，可减少黄斑水肿。对增殖性糖尿病性视网膜病变，一旦眼底出现新生血管，即使只有(双眼瞳距)1PD范围大小，也应做全视网膜光凝(PRP)。PRP并非将全部视网膜光凝，而是除去黄斑中心上下与颞侧各2PD，保留视盘黄斑束与颞侧上下血管弓之间的后极部，做一椭圆形播散性光凝区。对周边视网膜局限的新生血管也可以采用局部光凝。

(4)冷凝治疗：主要用于不适合做光凝治疗的病人或光凝治疗的补充疗法，如病人有屈光间质混浊或视网膜周边部病变光凝无法治疗。方法是在锯齿缘与血管弓之间做结膜或巩膜表面环状冷凝。

(5)玻璃体切割术:适用于玻璃体积血及严重的增殖性病变。如果在玻璃体积血之前已发现新生血管及纤维增殖比较广泛,更应早期行玻璃体切割术。已经发生玻璃体积血的手术时机最好在出血后半个月到1个月。对于无玻璃体积血但已有严重的增殖性病变或涉及黄斑区的视网膜脱离,也可行玻璃体切割术,目的是解除牵扯,眼内电凝或光凝破坏新生血管,眼内注入填充物将脱离的视网膜复位。

(6)垂体功能抑制疗法:一般认为血浆生长激素分泌增多是引起糖尿病视网膜病变因素之一。源于这个论点,20世纪30～60年代的用垂体切除术治疗增殖性视网膜病变,由于术后并发症和死亡率比较高,及激光疗法的广泛临床应用,故而渐趋淘汰。若激光疗法失败,垂体功能抑制疗法还是一种可供选择的方法。有人认为,本疗法治疗"富新生血管的糖尿病性视网膜病变"或叫作"鲜红的糖尿病性视网膜病变"常有较好疗效,而对早期出现的视盘及视网膜内新生血管,病变广泛,双眼对称的年轻患者,用本方法治疗无效。

3. 糖尿病黄斑水肿分级

表31 糖尿病黄斑水肿分级(2002)

病变严重程度	眼底检查所见
无明显糖尿病性黄斑	后极部无明显视网膜增厚或硬性渗出
有明显糖尿病性黄斑	后极部有明显视网膜增厚或硬性渗出
轻度糖尿病性黄斑	后极部存在部分视网膜增厚或硬性渗出,但远离黄斑中心
中度糖尿病性黄斑	视网膜增厚或硬性渗出接近黄斑但未涉及黄斑中心
重度糖尿病性黄斑	视网膜增厚或硬性渗出涉及黄斑中心

4. 糖尿病黄斑水肿的用药

(1)糖皮质激素：作用于数个细胞间通路减轻黄斑水肿，抗炎作用占主导地位，通过调整细胞表面信号分子的表达及炎性介质和血管源性因子的分泌，减少局部炎性介质。目前，临床应用较多的是曲安奈德，醋酸氟氢松等。

曲安奈德(TA)是一种长效糖皮质激素悬浮液，玻璃体腔内注射能够明显减少黄斑水肿，提高视力。对于光凝治疗无效的糖尿病性黄斑水肿患者也有效。由于长期黄斑水肿对视力造成严重影响，严重的黄斑水肿患者应早期行玻璃体内激素注射治疗。对于增殖型糖尿病视网膜病变的患者，行后部玻璃体内曲安奈德注射联合全视网膜光凝对防止黄斑水肿进一步加重有效。玻璃体内注射曲安奈德的剂量并不统一，4 毫克比 2 毫克在提高短期视力方面效果更明显。

(2)血管内皮生长因子(VEGF)抑制剂(见本章)。

(3)蛋白激酶 C(PKC)抑制剂：研究证明糖尿病早期可发生内皮素-1(ET-1)的过度表达和蛋白激酶 C 的激活，而蛋白激酶 C 抑制剂能够下调内皮素-1 的表达。蛋白激酶 C 亚型抑制剂能阻止血管内皮生长因子(VEGF)诱导的内皮增生，血管渗漏，可延缓黄斑水肿的发展。

5. 中医辨证论治选用方 糖尿病性视网膜病变近似于中医“暴盲”，是糖尿病的严重并发症之一，亦是眼科疾病之重症。临床将本证分为 5 型。

(1)肝郁气滞，目络受阻

【主 证】 暴盲，眼底改变，视物不清，头痛目眩，口干咽燥，情志不畅，心烦易怒，舌红，苔黄，脉弦。

【治 法】 疏肝解郁，通络消滞。

【方 药】 加味逍遥散加减。柴胡 10 克，当归 8 克，赤芍、白芍各 10 克，栀子 12 克，丹参 10 克，郁金 10 克，枸杞子 12 克。加减：视盘、视网膜水肿者，加薏苡仁 15 克，车前子（包）10 克；有出血者，去丹参、郁金，加三七粉 1 克；肝肾不足、目眩不明者，加熟地黄 15 克。

【用　法】 水煎，每日 1 剂，分 2 次服用。

（2）肝肾阴虚，水亏目暗

【主　证】 眼底病变，视物如蚊蝇或云雾飘动，继之视物呈红色，目眩耳鸣，腰酸腿软，五心烦热，失眠多梦，舌质红，苔薄而干，脉弦数。

【治　法】 滋养肝肾，益精明目。

【方　药】 杞菊地黄丸加减。枸杞子 15 克，菊花 10 克，山茱萸 10 克，生地黄 12 克，山药 10 克，牡丹皮 10 克，泽泻 12 克，茯苓 12 克，茺蔚子 10 克，丹参 10 克。加减：眼底出血者，去丹参，加茅根 20 克，墨旱莲 10 克；出血日久者，加当归 10 克。

【用　法】 水煎，每日 1 剂，分 2 次服用。

（3）湿浊停聚，阻闭目络

【主　证】 视盘、视网膜水肿，视物云雾遮睛，头晕头重，胸闷胀满，肢重纳呆，便溏，舌淡红，苔白腻，脉濡滑。

【治　法】 豁痰化湿，通络开窍。

【方　药】 导痰汤加味。陈皮 10 克，半夏 10 克，天南星 10 克，枳实 12 克，茯苓 15 克，苍术、白术各 10 克，丹参 10 克，泽兰 10 克。加减：脾虚甚者，加太子参 20 克，生黄芪 15 克，生甘草 6 克；视网膜血管硬化者，加地龙 10 克，全蝎 6 克，僵蚕 6 克。

【用　法】 水煎，每日 1 剂，分 2 次服用。

（4）肝火上炎，灼伤目络

【主　证】 眼底改变，猝然目盲，或黑影遮睛，或萤星满目，或视物色红，急躁易怒，口苦咽干，面赤耳鸣，头晕目眩，舌质红，苔黄，脉弦数。

【治　法】 清肝泻火、柔肝明目。

【方　药】 龙胆泻肝汤加味。龙胆草 15 克，黄芩 10 克，栀子 10 克，泽泻 12 克，木通 6 克(肾病者禁用)，车前草 10 克，柴胡 9 克，生地黄 12 克，当归 10 克，生甘草 6 克，枸杞子 10 克，石决明 12 克。加减：肝旺风动者，加钩藤 15 克，僵蚕 6 克；眼底出血者，去当归，加三七粉(冲服)1 克。

【用　法】 水煎，每日 1 剂，分 2 次服用。

(5)气血两亏，目失所养

【主　证】 眼底见新生血管瘤及增殖型视网膜病变，视物似云雾，面色无华，气短乏力，头晕目眩，舌质淡，苔红，脉细弱。

【治　法】 益气养血，益精明目。

【方　药】 八珍汤加味。太子参 15 克，白术 15 克，茯苓 10 克，生甘草 6 克，当归 6 克，熟地黄 15 克，丹参 10 克，赤芍 10 克，陈皮 12 克，黄芪 15 克，谷精草 20 克。加减：肝肾阴虚者，加枸杞子 15 克，菟丝子 10 克，山茱萸 10 克。

【用　法】 水煎，每日 1 剂，分 2 次服用。

6. 中成药的选用

石斛明目丸

【方　药】 石斛、枸杞子、人参、黄连、水牛角浓缩粉。

【功　效】 平肝清热，滋肾明目。用于肝肾两亏、虚火上炎所致视物不清、头晕目眩等症患者。

【用　法】 每丸 6 克，每次服 1 丸，每日 2～3 次。忌辛辣食物。

石斛夜光丸

【方　药】 石斛、羚羊角、枸杞子、决明子、黄连。

【功　效】 滋阴益肾，清肝明目。用于肝肾两虚、阴虚火旺所致视物昏花、内障目暗之患者。

【用　法】 每丸 6 克，每次服 1 丸，每日 2～3 次。

明目地黄丸

【方　药】 熟地黄、石斛、菊花、牡丹皮。

【功　效】 滋阴清热，祛风明目。用于阴虚肝热、风火上攻所致目涩畏光、视物昏花、头晕耳鸣之患者。

【用　法】 每丸9克，每次服1丸，每日2次。忌辛辣食物，孕妇忌服。

黄连羊肝丸

【方　药】 黄连、鲜羊肝、龙胆、石决明、密蒙花。

【功　效】 清肝明目。用于肝火上炎所致目赤肿痛、内障目眩、目赤肿痛之患者。

【用　法】 每丸9克，每日2次，每次服1丸。忌辛辣食物。

磁朱丸

【方　药】 磁石、朱砂。

【功　效】 镇肝潜阳，明目。用于肝火上攻所致视物模糊、心悸怔忡、内障之患者。

【用　法】 糊丸，每包18克，每次服3～6克，每日2次。孕妇忌服。不宜久服。

(三)糖尿病性心肌病

1. 糖尿病性心肌病用药 在控制高血糖的基础上，根据需要选用药物。

(1)抗心律失常药物：①频发性或多源性室性早搏，或室性心动过速，用美西律，每次0.1～0.2克，每日3次。②普罗帕酮(心律平)，每次0.15克，每日3～4次。③胺碘酮(乙胺碘呋酮)，每次0.1～0.2克，每日3次。

(2)强心剂：糖尿病性心肌病患者，由于心肌广泛损害，对洋地黄制剂很敏感，常规用量也容易发生毒性反应，使用时要十分谨慎。可采用快速制剂地高辛、毛花苷 C(西地兰)药物。临床采用洋地黄化疗法时，宜小量缓给。当患者出现心肌肥厚时，应忌用洋地黄类药物。

(3)血管扩张药：本类药物能增加心输出量，减慢心率，用药时收缩压必须保持在 13.3 千帕(100 毫米汞柱)以上。心肌肥厚时，忌服硝酸甘油。异山梨酯(消心痛)10～25 毫克，每日 2～3 次。肼屈嗪与异山梨酯并用能提高疗效。当心力衰竭，用一般的强心剂、利尿剂无效时，可用硝普钠 25～50 微克/分，静脉滴注。

(4)肾上腺糖皮质激素：有专家认为，心肌病早期合并心律失常时，宜用糖皮质激素治疗。①泼尼松，每次 10～20 毫克，每日 3 次，口服。②地塞米松，每次 0.75～1.5 毫克，每日 3 次，口服。③病情较重者，宜用氢化可的松，每次 300～400 毫克，静脉滴注。

(5)能量用药：促进心肌能量代谢的药物，如 ATP、辅酶 A、细胞色素 C、肌苷等均可选用。极化液亦常用于临床。

2. 糖尿病性心肌病合并充血性心力衰竭用药　在糖尿病性心脏病合并心力衰竭的初期，常发生高肾素性醛固酮增多症，虽然洋地黄或利尿剂在糖尿病患者中不属禁忌，但这些药物并非是糖尿病性心脏病合并充血性心力衰竭的首选药物。因利尿剂可引起低血钾和低镁血症，故易使患者发生洋地黄中毒和心律失常。硝酸甘油、硝普钠及肼屈嗪等血管扩张剂，主要通过降低心脏前后负荷，减少心肌耗氧量而用于充血性心力衰竭治疗。此类药物可诱发或加重直立位性低血压。

目前，临床常用的血管紧张素转换酶抑制剂(ACEI)，不仅能纠正心力衰竭，而且还能使心力衰竭的死亡率降低 50%，从而延长该病患者的生存期，由此 ACEI 治疗充血性心力衰竭的效果是肯定的。目前常用的 ACEI 有：①卡托普利，每次 12.5～50 毫克，每日 2 次，口服。本药半衰期较短，属短效 ACEI，故对糖尿病性肾病或肾血流量减少伴血肌酐升高者仍可选用。此药治疗充血性心力衰竭具有良好的临床效果。有人认为，卡托普利能通过降低血浆儿茶酚胺水平而提高外周组织对胰岛素的敏感性。②依那普利，每次5～20毫克，每日1～2次，口服。本药半衰期较长，一般每日1次即可。如长期或大剂量使用时，应注意低血压和高血钾的不良反应，尤其在肾功能不全者应予以注意。

3. 中成药的选用

活心丸

【方　药】 人参、附子、红花、牛黄、熊胆、灵芝、蟾酥、珍珠、冰片、麝香等。

【功　效】 强心行气，活血化瘀。用于气虚血瘀所致胸痛胸闷、心绞痛之患者。本品能改善心肌缺血，促进微循环，有缓解心绞痛的作用。

【用　法】 每日2次，每次1～2丸，口服。2周为1个疗程。

二、糖尿病大血管病变

糖尿病性大血管病变是指主动脉、冠状动脉、基底动脉、肾动脉及周围动脉等动脉粥样硬化。其特点是内皮破损，中层（平滑肌）细胞增殖而增厚，脂类（胆固醇酯、磷脂、甘油三酯等）沉积成斑块和弹力层的碎裂（图15）。大血管病变在非糖尿病人群中也可发生。但与非糖尿病人相比，糖尿病病人动脉硬化发病较早、发展较快、病情较重、病死率高。我国糖尿病的总患病人数约为1.1亿，在这里面仅有30%的人是被诊断的，65%的糖尿病患者死于心脑血管疾病等大血管并发症。在我国糖尿病高危人群中，心脑血管事件的发生率非常一致，患糖尿病的人和没有糖尿病的人相比，尤其是男性发生心脑血管病增加2倍，女性可以增加4～5倍。

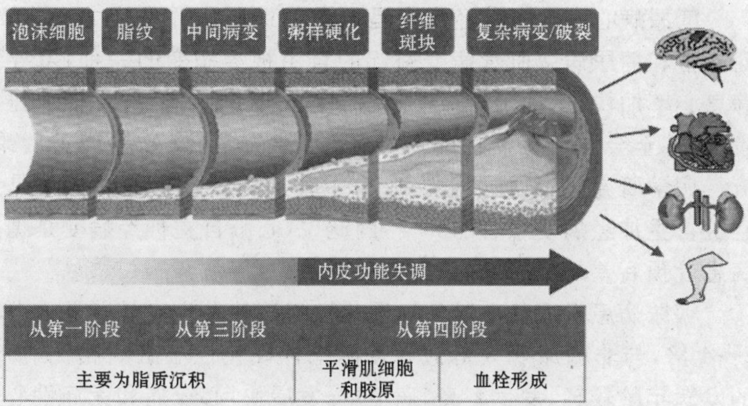

图 15 血管内皮病变发展

(一)糖尿病并发冠心病

随着生活、医疗水平的不断提高,许多糖尿病患者的寿命得到延长。心血管病上升为糖尿病的主要并发症。自从采用胰岛素与抗生素治疗后,有 70%～80%的糖尿病患者不是死于酮症酸中毒与感染,而是死于心血管并发症或伴随症。据有关资料统计,糖尿病患者心血管疾病发病率与死亡率较非糖尿病患者高 2～3 倍,其中冠心病发病率为 42%～52%,死亡率较高。糖尿病因心肌梗死而致死者达 75%～80%,Keen 报道,死于冠心病者占 40%～70%,死于心肌梗死亦为正常人的 2～3 倍。波士顿的 Joslin 糖尿病研究中心对 5 000 余例糖尿病患者死因进行统计,其中 53%并发冠心病而死亡。由此可见,糖尿病患者患有冠心病的严重性远高于非糖尿病患者,此已引起医学界的高度重视。

糖尿病患者的心脏问题主要有三个方面,心脏自主神经病变、心脏冠状动脉病变、心肌病变(表现为心肌顺应性下降及收缩力下降)。

糖尿病心脏自主神经病变是严重的糖尿病并发症之一，是代谢异常和糖尿病微血管病变引起的自主神经病变的一种，可导致静息心率加快、运动耐量减退、无痛性心肌缺血和直立性低血压等表现，甚至会导致无痛性心肌梗死、心律失常、猝死等严重后果。流行病学研究显示，糖尿病心脏自主神经病变患者的病死率是无心脏自主神经病变患者的 5 倍，因此说，心脏自主神经病变是糖尿病患者预后差的标志，临床危害性严重。

糖尿病患者冠状动脉粥样硬化性疾病的发生率是普通人群的 2～4 倍，与非糖尿病人群冠状动脉粥样硬化性心脏病相比，前者的发病年龄较轻、发生率高、病情重、发展快，心绞痛和无痛性心肌梗死发生率较高。

糖尿病心肌病是糖尿病引起心脏微血管病变和心肌代谢紊乱所致的心肌广泛局灶性坏死。早期通常表现为心肌顺应性降低和舒张期充盈受阻为主的舒张功能不全，晚期以收缩功能不全为主，易发生充血性心力衰竭。

1. 糖尿病性心绞痛用药

(1)心绞痛发作时的用药

①抗血小板治疗。阿司匹林为首选药物。急性期剂量应在 150～300 毫克/日，可达到快速抑制血小板聚集的作用，3 天后可改为小剂量即 50～150 毫克/日维持治疗。对于阿司匹林禁忌的患者，可采用噻氯匹定或氯吡格雷替代治疗，使用时应注意经常检查血常规，一旦出现明显白细胞或血小板降低应立即停药。

②抗凝血酶治疗。静脉肝素治疗一般用于中危和高危险组的患者，常采用先静注肝素 5 000 单位，然后以 1 000 单位/小时维持静脉滴注，调整肝素剂量使激活的部分凝血活酶时间(APTT)延长至对照的 1.5～2 倍(无条件时可监测全血凝固时间或激活的全血凝固时间)。静脉肝素治疗 2～5 天为宜，后可改为皮下注射肝素 7 500 单位，每 12 小时 1 次，再治疗 1～2 天。目前已有证据表

明，低分子量肝素与普通肝素静脉滴注比较，低分子量肝素在降低不稳定性心绞痛患者的心脏事件发生方面有更优或至少相同的疗效，由于后者不需血凝监测、停药无反跳、使用方便，故可采用低分子量肝素替代普通肝素。

③硝酸酯类药物。主要目的是控制心绞痛的发作。该药具有扩张外周静脉和小动脉的作用，以减轻心脏负荷和心肌对氧的需要，从而缓解心绞痛症状。剂型多种多样，普通片、缓释片、控释口颊片、溶液剂、喷雾剂、气雾剂、贴剂、注射剂，可以含、喷、贴、滴。

● 硝酸甘油气雾剂：将瓶倒置，喷口对准口腔按压 3～5 次。

● 硝酸甘油片：0.3～0.6 毫克，舌下含化；1～2 分钟开始起效，约半小时后消失。不良反应为头晕头痛、心悸面红、血压下降等。第一次用药时，嘱患者平卧片刻，必要时吸氧。

● 硝酸异山梨醇酯片：每次 5～10 毫克，舌下含化，2～5 分钟起效，维持作用 2～3 小时。

● 硝酸酯类注射液：若连续含硝酸甘油 3～4 片仍不能控制疼痛症状，需应用强镇痛剂以缓解疼痛，并随即采用硝酸甘油或硝酸异山梨酯静脉滴注。硝酸甘油的剂量以 5 微克/分钟开始，以后每 5～10 分钟增加 5 微克/分钟，直至症状缓解或收缩压降低 10 毫米汞柱，最高剂量一般不超过 80～100 微克/分钟，一旦患者出现头痛或血压降低（收缩压<90 毫米汞柱）应迅速减少静脉滴注的剂量。维持静脉滴注的剂量以 10～30 微克/分钟为宜。硝酸甘油持续静脉滴注 24～48 小时即可，以免产生耐药性而降低疗效。

● 亚硝酸异戊酯：每支 0.2 毫升，用手帕包裹敲碎，立即置于鼻部吸入。吸入后半分钟即显效，持续数分钟。其降低血压作用显著，需慎用。

（2）心绞痛缓解期的用药：在无禁忌证和患者可耐受的情况下，应给予阿司匹林（75 毫克/日）和他汀类药物。

①硝酸酯类药物。就缓解症状而言，短效硝酸酯类药物可用

于缓解急性期症状；长效硝酸酯类药物有抗心绞痛作用，如单硝酸异山梨酯缓释片等。适用于冠心病的长期治疗、预防血管痉挛型和混合型心绞痛，也适用于心肌梗死后的治疗及慢性心衰的长期治疗。口服：每日清晨服1片，病情严重者，可在每日清晨服2片，若出现头痛，最初剂量可减至每日半片。

②β-受体阻滞剂。对不稳定性心绞痛患者控制心绞痛症状，以及改善其近、远期预后均有好处，除有禁忌证如肺水肿、未稳定的左心衰竭、支气管哮喘、低血压（收缩压≤90毫米汞柱）、严重窦性心动过缓或二、三度房室传导阻滞者，主张常规服用。首选具有心脏选择性的药物，如阿替洛尔、美托洛尔和比索洛尔等。除少数症状严重者可采用静脉推注β-受体阻滞剂外，一般主张直接口服给药。剂量应个体化，根据症状、心率及血压情况调整剂量。阿替洛尔，常用剂量为12.5～25毫克，每日2次，美托洛尔，常用剂量为25～50毫克，每日2次或每日3次，比索洛尔，常用剂量为5～10毫克，每日1次，不伴有劳力型心绞痛的变异性心绞痛不主张使用。

③钙拮抗剂。以控制心肌缺血的发作为主要目的。

● 硝苯地平：对缓解冠状动脉痉挛有独到的效果，故为变异性心绞痛的首选用药。一般剂量为10～20毫克，每6小时1次，若仍不能有效控制变异性心绞痛的发作还可与地尔硫䓬合用，以产生更强的解除冠状动脉痉挛的作用，当病情稳定后可改为缓释和控释制剂。

● 短效二氢吡啶类药物：也可用于治疗不稳定性心绞痛合并高血压病患者，但应与β-受体阻滞剂合用，该类药物的不利方面是加重左心功能不全，造成低血压和反射性心率加快，所以使用时需注意了解左心功能情况。

● 地尔硫䓬：有减慢心率、降低心肌收缩力的作用，故较硝苯地平较常用于控制心绞痛发作。一般使用剂量为30～60毫克，每日 3 次或每日 4 次。该药可与硝酸酯类合用,亦可与 β-受体阻滞药合用,但与后者合用时需密切注意心率和心功能变化,对已有窦性心动过缓和左心功能不全的患者,应禁用此药。

● 地尔硫䓬注射液:对于心绞痛反复发作,硝酸甘油无效的患者,使用方法为 5～15 微克/千克体重/分钟,可持续静滴 24～48 小时,在静滴过程中需密切观察心率、血压的变化,如静息心率低于 50 次/分钟,应减少剂量或停用。

● 维拉帕米:不能与 β-受体阻滞剂配伍,多用于心绞痛合并支气管哮喘不能使用 β-受体阻滞剂的患者。

④血管紧张素转换酶抑制剂(ACEI)。不具有直接发挥抗心肌缺血的作用,但通过阻断肾素-血管紧张素系统(RAS)而发挥心血管保护作用。对于不能耐受 ACEI 的患者,可考虑应用血管紧张素受体拮抗剂(ARB)替代。

⑤尼可地尔。兼有三磷腺苷(ATP)依赖的钾通道开放作用及硝酸酯样作用。推荐用于对硝酸酯类不耐受的非 ST 段抬高的急性冠脉综合征患者。

2. 糖尿病性心肌梗死用药

(1)糖尿病心肌梗死的临床特点:在糖尿病症状的基础上突然发生心肌梗死的,其病情理应偏重而复杂,但是糖尿病心肌梗死的症状往往比非糖尿病心肌梗死为轻,中度胸痛多见,无胸痛者较非糖尿病患者更多见,而且较非糖尿病患者死亡率高。1975 年 solen 分析糖尿病心肌梗死 285 例的临床症状,结果有 33%无典型心绞痛症状,发作后一个月内有 40%死亡。实际上并非糖尿病心肌梗死症状较轻,而是由于糖尿病患者同时伴有未被发现的末梢神经炎和自主神经功能障碍的结果,掩盖了疼痛的症状,常常成为一种无痛性心肌梗死,所以其死亡率较高,此乃糖尿病心肌梗死发生的临床特点。

(2)糖尿病性急性心肌梗死的急救用药

①解除疼痛。急性心肌梗死(AMI)时,剧烈胸痛使患者交感神经过度兴奋,产生心动过速、血压升高和心肌收缩功能增强,从而增加心肌耗氧量,并易诱发快速性室性心律失常,应迅速给予有效镇痛剂,可给吗啡 3 毫克静脉注射,必要时每 5 分钟重复 1 次,总量不宜超过 15 毫克。不良反应有恶心、呕吐、低血压和呼吸抑制。一旦出现呼吸抑制,可每隔 3 分钟静脉注射纳洛酮 0.4 毫克(最多 3 次)以拮抗之。

②硝酸甘油。急性心肌梗死患者只要无禁忌证通常使用硝酸甘油静脉滴注 24～4 小时,然后改用口服硝酸酯类药物。硝酸甘油的不良反应有头痛和反射性心动过速,严重时可产生低血压和心动过缓,加重心肌缺血,此时应立即停止给药、抬高下肢、快速输液和给予阿托品,严重低血压时可给多巴胺。硝酸甘油的禁忌证有低血压(收缩压低于 90 毫米汞柱)、严重心动过缓(少于 50 次/分钟)或心动过速(多于 100 次/分钟)。下壁伴右室梗死时,因更易出现低血压,也应慎用硝酸甘油。

硝酸甘油的用药技巧:

● 口服起效慢且肝脏的首过消除可将大部分药物灭活,药效大大降低,因此片剂宜舌下含服给药。舌下含服对体位亦有要求,建议患者坐位或倚靠墙蹲下(松开腰带),以防体位性低血压而致摔倒。

● 血管扩张药物应用过程中要密切监测血压(最好使用输液泵),根据血压调整合适的维持剂量。用于心衰的治疗要以血压不低为前提,即收缩压高于 110 毫米汞柱。

● 小剂量、间断使用贴剂或静脉滴注,每日需要 8～12 小时的停药期,避免出现耐药,产生耐药的患者使用巯基供体类药,与 β 受体阻滞剂、他汀类、血管紧张素转换酶抑制剂或血管紧张素受体阻滞剂等药物联用可能对预防耐药有益。

● 避免与头孢唑啉、头孢哌酮、头孢曲松、替硝唑、甲硝唑等药物合用而引起双硫仑样反应。

③抗血小板治疗

● 阿司匹林：所有急性心肌梗死患者只要无禁忌证，均应立即口服水溶性阿司匹林或嚼服肠溶阿司匹林 150～300 毫克，以达到迅速吸收的目的。3 天后改为小剂量 50～150 毫克/日维持。

● 噻氯匹定：不同于阿司匹林，主要抑制二磷酸腺苷（ADP）诱导的血小板聚集。口服 24～48 小时起作用，3～5 天达高峰。开始服用的剂量为 250 毫克，每日 2 次，1～2 周后改为 250 毫克，每日 1 次维持。该药起作用慢，不适合急需抗血小板治疗的临床情况（如急性心肌梗死溶栓前），多用于对阿司匹林过敏或禁忌的患者，或者与阿司匹林联合用于植入支架的急性心肌梗死患者。主要不良反应是中性粒细胞及血小板减少，应用时需注意经常检查血常规，一旦出现上述不良反应应立即停药。

● 氯吡格雷：新型二磷酸腺苷受体拮抗剂，其化学结构与噻氯匹定十分相似，与后者不同的是口服后起效快，不良反应明显低于噻氯匹定，现已成为噻氯匹定替代药物。初始剂量 300 毫克，以后剂量为 75 毫克/日维持。

④抗凝治疗

● 普通肝素：先静脉推注 5 000 单位冲击量，继之以 1 000 单位/小时维持静脉滴注，每 4～6 小时测定 1 次凝血活酶时间（APTT）或出血时间（ACT），以便于及时调整肝素剂量，保持其凝血时间延长至对照的 1.5～2.0 倍。静脉肝素一般使用时间为 48～72 小时，以后可改用皮下注射 7 500 单位，每 12 小时 1 次，注射 2～3 天。

● 低分子量肝素：在降低不稳定性心绞痛患者的心脏事件方面优于或者等于静脉滴注普通肝素。有应用方便、不需监测凝血时间、出血并发症低等优点，部分患者可用低分子量肝素代替普通肝素。

⑤溶栓治疗

● 尿激酶：建议剂量为150万单位左右，于30分钟内静脉滴注，配合肝素皮下注射7 500～10 000单位，每12小时1次，或低分子量肝素皮下注射，每日2次。

● 链激酶或重组链激酶：建议150万单位于1小时内静脉滴注，配合肝素皮下注射7 500～10 000单位，每12小时1次，或低分子量肝素皮下注射，每日2次。

● 重组组织型纤溶酶原激活剂(rt-PA)：国外较普遍的用法为首先静脉注射15毫克，继之在30分钟内静脉滴注0.75毫克/千克(不超过50毫克)，再在60分钟内静脉滴注0.5毫克/千克(不超过35毫克)。给药前静脉注射肝素5 000单位，继之以1 000单位/小时的速率静脉滴注，以凝血活酶时间结果调整肝素给药剂量，使凝血活酶时间维持在60～80秒。为减少脑出血，我国多应用50毫克rt-PA(8毫克静脉注射，42毫克在90分钟内静脉滴注，配合肝素静脉应用，方法同上)，也取得较好疗效。

3. 中医辨证论治选用方 中医在治疗糖尿病性心脏病方面积累了丰富的临床经验，尤其在活血化瘀、补益心气、行气止痛等治疗方法上很有特色。糖尿病性心脏病属于中医“厥心痛”“心痛”“胸痹气”“胃痛”等范畴。尽管本病证变化多端，但基本上分为本虚标实两大类。本虚系指阴阳气血亏损，标实为阴寒；痰浊、血瘀交互为患。因此，辨证当分清标本虚实，抓住主证与兼证，主次缓急，治疗才能得心应手。临床多见于以下6型。

(1)气滞血瘀

【主　证】 胸闷胸痛，痛有定处，两胁胀痛，善太息，舌质暗红，苔薄白，脉弦。

【治　法】 行气止痛，活血化瘀。

【方　药】 四逆散合丹参饮加减。柴胡10克，白芍10克，枳实10克，檀香10克，砂仁6克，郁金10克，丹参12克，川芎10克，赤芍10克。加减：口干口苦，急躁易怒者，加牡丹皮10克，栀子12克，生石决明20克；胸痛甚者，加降香6克，延胡索6克。

【用　法】 每次1～2丸，每日2次。2周为1个疗程。

(2)痰浊瘀阻

【治　法】 通阳豁痰，化瘀止痛。

【方　药】 瓜蒌薤白半夏汤合失笑散加减。瓜蒌10克，薤白10克，半夏12克，干姜3克，豆蔻仁10克，五灵脂10克，蒲黄10克，丹参10克，郁金10克。加减：大便干燥者，加麻仁10克，决明子15克。

【用　法】 水煎，每日1剂，分2次服用。

(3)寒凝血瘀

【主　证】 胸痛彻背，遇寒痛甚，胸憋气短，不能平卧，面色苍白，四肢厥冷，舌质紫暗，苔薄白，脉沉细或结代。

【治　法】 通阳散寒，化瘀开痹。

【方　药】 瓜蒌薤白白酒汤合丹参饮加减。瓜蒌20克，薤白10克，附子(先煎)6克，枳实10克，檀香10克，丹参12克，郁金10克，红花6克，桂枝6克，白酒少许。加减：寒甚者，加干姜3克。

【用　法】 水煎，每日1剂，分2次服用。

(4)气虚血瘀

【主　证】 心慌气短，胸闷胸痛，乏力自汗，头晕目眩，少寐多梦，舌质暗淡，舌体胖有齿印，苔薄白，脉沉细或结代。

【治　法】 补益心气，活血通络。

【方　药】 天王补心丹加减。太子参30克，玄参15克，丹参12克，茯苓15克，五味子6克，远志10克，桔梗6克，当归10克，天冬12克，柏子仁15克，酸枣仁10克，川芎10克。加减：乏力自汗甚者，加生黄芪；头晕目眩者，加菊花10克，枸杞子12克。

【用　法】 水煎，每日1剂，分2次服用。

(5)阴虚血瘀

【主　证】 胸前作痛,心慌盗汗,心烦失眠,五心烦热,腰酸腿软,舌红少苔,边有瘀点,脉细数或结代。

【治　法】 滋阴益肾,活血通络。

【方　药】 左归饮加味。熟地黄 15 克,山茱萸 10 克,枸杞子 12 克,山药 10 克,麦冬 12 克,茯苓 10 克,生甘草 6 克,五味子 6 克,酸枣仁 10 克,当归 6 克,丹参 12 克,郁金 10 克。加减:五心烦热甚者,加龟甲(先煎)10 克,知母 12 克;失眠者,加夜交藤 20 克,黄连 6 克。

【用　法】 水煎,每日 1 剂,分 2 次服用。

(6)气阴两虚

【主　证】 胸闷隐痛,时作时止,心悸气短,倦怠懒言,面色无华,头晕目眩,遇劳则甚,口干少津,舌边红,有齿痕;脉细无力或结代。

【治　法】 益气养阴,活血通络。

【方　药】 生脉散、二至丸合失笑散加减。人参 10 克,麦冬 15 克,五味子 6 克,墨旱莲 12 克,女贞子 10 克,蒲黄 10 克,生黄芪 15 克,五灵脂 10 克,丹参 10 克,炙甘草 6 克。加减:阴虚火旺者,加生地黄 15 克,知母 12 克。

【用　法】 水煎,每日 1 剂,分 2 次服用。

4. 中成药的选用

细辛气雾剂

【方　药】 细辛挥发油、冰片。

【功　效】 宽胸,散寒止痛。用于寒凝中阻所致心绞痛之患者。

【用　法】 心绞痛发作时,即刻口腔喷雾给药。

益心丸

【方　药】 人参、麝香、牛黄、蟾酥、珍珠、田三七。

【功　效】 益气强心，芳香开窍，活血化瘀。用于气虚血瘀所致胸痛彻背、痛有定处、心悸气短之患者。

【用　法】 每次1～2丸，每日2次，舌下含服或吞服。

天王补心丹

【方　药】 人参、玄参、生地黄、天冬、麦冬、柏子仁、酸枣仁、远志、桔梗、五味子、当归、丹参、茯苓。

【功　效】 益气养阴，补心安神。用于气阴两虚所致胸闷隐痛、面色无华、心悸气短、口干少津之患者。

【用　法】 每次1丸，每日2～3次，口服。

苏冰滴丸

【方　药】 苏合香醋、冰片。

【功　效】 芳香开窍，行气止痛。用于气滞血瘀所致心前区疼痛之患者。

【用　法】 每次2～3丸，每日2次，口服。

除了上述市售的口服中成药外，还有冠心苏合丸、参芍片、复心片、复方丹参片、速效救心丸、瓜蒌片、愈风宁心片、氯贝丁酯、冠心安口服液等。静脉或肌注给药的中成药有复方丹参注射液、毛冬青注射液、川芎嗪、益母草注射液等，均有利于治疗糖尿病性心脏病。

5. 单味中药的选用

(1)毛冬青(别名山冬青)：凉血活血，清热解毒。本品含黄酮苷，具有扩张冠脉、降低心肌耗氧量的作用。每片0.4克，每次4片，每日3次。或每日15克，水煎服。

(2)赤芍：清热凉血，祛瘀止痛。本品含有α-儿茶精，属黄烷醇类，具有抗血栓形成、增加冠脉流量、改善微循环的作用。每日10～15克，水煎服。

(3)丹参(别名赤参、紫丹参)：活血祛瘀，凉血养血。经试验其能增加冠脉血流量，改善心肌血液循环及降低心肌耗氧量；还能降低血液黏稠度和增加纤维蛋白酶的溶解。药店有：丹参、复方丹参注射液、丹参Ⅱ号，可根据病情选用，无明显不良反应。丹参，每日10～15克，水煎服。

(4)葛根(别名干葛、葛子根)：发表解肌，消热生津。本品含葛根黄酮，能增加冠脉血流量，降低冠脉阻力，改善心肌缺血，减少心肌耗氧量，减慢心率，降低血压，缓解心绞痛。此外，还能改善脑血流量。葛根黄酮，每次3片，口服，每日3次。或每日15～20克，水煎服。

(5)益母草：活血祛瘀，利尿消肿。经试验其具有增进冠脉血流、减慢心率、改善微循环的作用。制剂有益母草注射液，肌注或静滴。或每日15～20克，水煎服。

(6)海风藤：祛风湿，通经络。本品含海风藤总黄酮，具有改善心肌缺血、降低心肌耗氧量、缓解心绞痛的作用，疗效显著。海风藤注射液静滴，或每日20～25克，水煎服。

(7)山楂：消食化积，活血散瘀。本品含山楂总黄酮，对缺血心肌有保护作用，能降低心肌耗氧量，抑制血小板聚集和改善微循环。山楂总黄酮(又名复心片)，每次5片，口服，每日3次；或每日15～20克，水煎服。

(8)川芎：活血行气，祛风止痛。本品含川芎碱、川芎嗪，能增加冠脉流量，降低动脉压和冠状血管阻力，解除动脉痉挛，增加心肌供氧、供血，抑制血小板聚集，抑制纤维蛋白原的形成。川芎嗪注射液静脉滴注或每日10～15克，水煎服。

(9)瓜蒌：瓜蒌清肺化痰，利气宽胸。经试验其具有增加冠脉流量、增加心肌收缩力的作用。每日10～20克，水煎服。

(10)白蒺藜：平肝疏肝，祛风明目。从蒺藜全草提取皂苷，经临床试验具有增强心肌收缩力、改善心肌微循环的作用，对缓解冠心病心绞痛有明显疗效。每日10～15克，水煎服。

此外，经临床、药理试验的单味中药还有当归、红花、薤白、降香、乳香，均有利于本病的治疗。

(二)糖尿病并发脑血管病

糖尿病并发脑血管病是糖尿病患者致死致残的主要原因之一。据国内资料统计，约有20%的脑血管病患者同时患有糖尿病，且糖尿病患者动脉硬化的发生率较正常人要高5倍，发生动脉硬化的时间亦比正常人早。有人报道，病程在5年以下的糖尿病患者，脑动脉硬化的发生率为31%；5年以上者为70%，且动脉硬化程度亦比较严重，能广泛累及心、脑、肾、下肢、视网膜等血管。

据文献报道，40岁以上的糖尿病患者并发脑动脉硬化症为正常人的1倍；脑血管意外的发生率为非糖尿病患者的5倍；脑梗死为非糖尿病患者的4倍；因糖尿病并发脑血管意外致死率为非糖尿病患者的2倍。

国外资料统计，糖尿病患者并发脑血管病占20%～30%。日本糖尿病性脑血管病发生率较欧美国家的要高。在日本，糖尿病作为脑血管病主要发病危险因素之一。

1. 糖尿病性脑出血用药

(1)颅内压增高的处理：甘露醇是脱水降低颅内压的首选药物，20%甘露醇250毫升在30分钟内快速静滴输入，约30分钟后颅压开始下降，3小时颅压达最低水平，可维持6小时。但应该注意防治不良反应，尤其是在使用较长时间时，应注意观察和处理如低血容量、高渗透状态、电解质紊乱、肾功能及心功能损害等。为减少不良反应，20%甘露醇125毫升在15～30分钟内快速静滴输入，每6小时1次或每8小时1次，这种用法“减量不减次”，也可以达到较好的降颅压效果。呋塞米(速尿)、甘油果糖和白蛋白也常用于加强脱水降低颅内压，应该酌情个体化应用。

(2)血压管理：①应综合管理脑出血患者的血压，分析血压升高的原因，再根据血压情况决定是否进行降压治疗。②当急性脑出血患者收缩压＞220毫米汞柱时，应积极使用静脉降压药物降低血压；当患者收缩压＞180毫米汞柱时，可使用口服降压药物控制血压，根据患者临床表现调整降压速度，160/90毫米汞柱可作为参考的降压目标值。③在降压治疗期间，应严密观察血压水平的变化，每隔5～15分钟进行1次血压监测。

(3)血糖管理：血糖值可控制在7.7～10.0毫摩/升的范围内。应加强血糖监测并相应处理：①血糖超过10.0毫摩/升时，首选胰岛素治疗。②血糖低于3.3毫摩/升时，可给予10%～20%葡萄糖口服或注射治疗。目标是达到正常血糖水平。

(4)止血药物：由于止血药物治疗脑出血临床疗效尚不确定，且可能增加血栓栓塞的风险，不推荐常规使用

(5)其他药物：神经保护药、中药制剂的疗效与安全性尚需开展更多高质量临床试验进一步证实。

2. 糖尿病性脑梗死用药 糖尿病作为脑血管病特别是缺血性卒中/短暂性脑缺血发作(TIA)的危险因素已经得到公认。越来越多的证据表明，高血糖可以增加卒中发生率，是卒中的独立危险因素。卒中患者中15%～33%患有糖尿病，且9.1%的卒中再发可归因于糖尿病早期的胰岛素抵抗和糖耐量异常，也可增加缺血性脑卒中的发病风险。而且，卒中急性期血糖过高或过低均可对卒中预后产生不良影响。

(1)血压管理：①准备溶栓的患者，血压应控制在收缩压＜180毫米汞柱，舒张压＜100毫米汞柱。②缺血性脑卒中后24小时内血压升高的患者要慎重处理。应先处理紧张焦虑、疼痛、恶心呕吐及颅内压增高等情况。血压持续升高，收缩压≥200毫米汞柱，舒张压≤110毫米汞柱，可选用拉贝洛尔或尼卡地平静脉治疗，避免使用血压迅速下降的药物。③卒中后若病情稳定，血压持续≥140/90毫米汞柱，无禁忌证，可在发病后数天恢复发病前服

用的降压药或开始启动降压治疗。④卒中后低血压的患者要积极寻找原因，必要时启动扩容治疗。可静脉滴注 0.9%生理盐水溶液纠正低血容量，处理可能引起心输出量减少的心脏问题。

(2)血糖管理：①血糖≥10.0 毫摩/升时应该给予降糖药治疗，首选胰岛素。加强血糖监测，血糖控制在 7.7～10.0 毫摩/升。②血糖<3.3 毫摩/升时，可给予 10%～20%葡萄糖口服或注射治疗。目标是达到正常血糖。

(3)改善脑循环

①静脉溶栓治疗。是血管再通的首选方法。

● 重组组织型纤溶酶原激活剂(rtPA)：缺血性卒中症状持续 4.5 小时内，年龄≥18 岁，使用方法：rtPA0.9 毫克/千克(体重)(最大剂量 90 毫克)静脉滴注，其中 10%在最初 1 分钟内静脉推注，其余静脉持续滴注 1 小时。用药期间及用药后 24 小时内应严密监护。rtPA 除出血风险外，有出现血管源性水肿引起呼吸道梗阻的报道。

● 尿激酶：发病在 6 小时内，没有使用 rtPA 的条件者，使用方法：尿激酶 100 万～150 万单位，溶于生理盐水 100～200 毫升，持续静滴 30 分钟，用药期间及用药后 24 小时内应严密监护。

②抗血小板治疗。不符合溶栓条件的患者要尽早开始抗血小板治疗，缺血性脑卒中阿司匹林 150～300 毫克/日，口服，急性期后改为预防剂量 50～325 毫克/日。静脉溶栓后的抗血小板治疗要在溶栓后 24 小时后进行。对阿司匹林不能耐受，可选用氯吡格雷等抗血小板治疗。

③抗凝。超早期抗凝治疗不能替代溶栓治疗。特殊情况的溶栓后抗凝治疗要在溶栓后 24 小时后进行。

④降纤治疗。脑梗死急性期血浆纤维蛋白原增高，可使用蛇毒酶制剂，降纤酶，巴曲酶等。

⑤扩容治疗。对一般缺血性卒中患者不主张扩容治疗。对于

低血压或脑血流低灌注所致的急性脑梗死如分水岭梗死可考虑扩容治疗，但要注意可能会加重脑水肿或心功能不全等并发症，此类患者不推荐扩血管治疗。

⑥其他改善脑循环药物

● 丁基苯酞：改善脑缺血区微循环，促进缺血区血管新生，增加缺血区脑血流。

● 人尿激肽原酶：改善脑动脉循环。

(4)神经保护：保护脑细胞，提高对缺血缺氧的耐受性。

①依达拉奉。是一种抗氧化剂和自由基清除剂，能改善急性脑梗死的功能结局并安全。

②胞磷胆碱。是一种脑细胞膜稳定剂。

③脑活素。是一种有神经营养和神经保护的药物。

④吡拉西坦。试验结果尚无定论。

⑤他汀类。缺血性脑卒中发病前已经服用他汀类的可继续使用。

3. 糖尿病性脑血管疾病用药应注意的问题

脑卒中血糖管理指导规范如下。

(1)对于急性缺血性卒中/短暂性脑缺血发作患者，应尽快测量并监测血糖，当血糖高于10.0毫摩/升时应该给予降糖治疗，急性期首选胰岛素，并注意防止低血糖发生；对于血糖低于3.3毫摩/升的患者，应该尽快给予补糖治疗。纠正血糖的目标为正常血糖即可、避免血糖过高。

(2)对于无糖代谢异常病史的缺血性卒中/短暂性脑缺血发作患者，应该做到尽早筛查血糖，应尽早查空腹血糖和糖化血红蛋白，对空腹血糖小于7毫摩/升的患者，急性期后应做糖耐量试验(OGTT)试验，保证对糖尿病或糖尿病前期的尽早发现。

(3)在脑卒中/短暂性脑缺血发作患者的长期血糖管理中，建议将糖化血红蛋白控制在小于7.0%(平均血浆葡萄糖为8.6毫摩/升)水平；在保证不发生低血糖或其他严重不良反应的情况下，一些患者可选择更加严格的目标糖化血红蛋白水平(6.5%)(平均血浆葡萄糖为7.8毫摩/升),这些患者可能包括糖尿病病史短,预期寿命长及无严重心血管疾病的患者;对于有严重低血糖事件发生史,预期寿命短,存在严重的微血管或大血管并发症,存在其他严重并发症,以及糖尿病病史长且应用包括胰岛素在内的多种药物都难以控制血糖的患者,可考虑将目标糖化血红蛋白水平提高为8.0%(平均血浆葡萄糖为10.2毫摩/升)。

(4)对于任何类型的重症脑卒中患者,推荐当血糖持续大于10.0毫摩/升时应该给予持续静脉泵入胰岛素治疗,推荐目标血糖浓度为7.8～10.0毫摩/升。目标血糖越接近以上范围低值可能获益越大,对于部分患者,只要不发生严重低血糖,6.1～7.8毫摩/升的血糖可能是合理的。

4. 中医辨证论治选用方　糖尿病性脑血管病,包括缺血性和出血性脑血管病,如脑血栓、脑梗死、腔隙性脑梗死、一过性脑缺血发作、脑出血(蛛网膜下腔、内囊、脑桥、小脑出血),均属中医"中风""偏枯"范畴。"中风"又名卒中。中风为糖尿病常见的严重病变。中医学把急性中风分为"中经络"与"中脏腑"两类。

(1)中风中经络的中医辨证治疗选用方:中风"中经络"是指病情较轻,一般无神志障碍,仅表现口眼㖞斜、语言不利、肢体麻木或半身不遂。

①风邪入中,阻络化热

【主　证】　突然口眼㖞斜,语言不利,半身不遂,口角流涎,舌质红,苔薄黄,脉弦细。

【治　法】　祛风清热,活血通络。

【方　药】　大秦艽汤加减。秦艽12克,羌活10克,防风10克,白芷10克,赤芍12克,当归10克,黄芩10克,桂枝6克,川芎10克,生地黄15克,牛膝6克,地龙10克。加减:面瘫者,加白附子6克,全蝎、白僵蚕各3克;痰多者,加石菖蒲、远志、胆南星各

10克。

【用　法】 水煎，每日服1剂，分2次温服。

②阴虚阳亢，风阳上扰

【主　证】 素为阴虚之体，头痛头晕，心烦健忘，急躁易怒，耳鸣眼花，少寐多梦，突然口眼㖞斜，语言不利，半身不遂，舌红，苔薄黄，脉弦数。

【治　法】 滋阴潜阳，息风通络。

【方　药】 镇肝熄风汤加减。白芍12克，玄参15克，天冬15克，生龙骨(先煎)30克，生牡蛎(先煎)30克，龟甲(先煎)10克，代赭石12克，牛膝10克，天麻10克，钩藤15克，菊花10克，赤芍10克。加减：风痰多者，加天竺黄、川贝母、胆南星各10克；烦躁易怒者，加栀子、黄连各10克；口眼㖞斜者，加全蝎、白僵蚕各3克，白附子6克。

【用　法】 水煎，每日1剂，分2次温服。

③气虚痰盛，痰浊阻络

【主　证】 突然口眼㖞斜、口角流涎，舌强语塞，半身不遂，眩晕，肢体麻木不仁，舌淡，苔白腻，脉弦滑。

【治　法】 健脾燥湿，化痰通络。

【方　药】 半夏天麻白术汤加减。天麻10克，半夏10克，白术15克，陈皮12克，太子参15克，茯苓15克，钩藤20克，地龙10克，全瓜蒌15克，水蛭6克。加减：口眼㖞斜者，加白附子、白僵蚕、全蝎；神昏嗜睡者，加石菖蒲；口苦心烦者，加黄连。

【用　法】 水煎，每日1剂，分2次温服。

(2)中风中脏腑的中医辨证治疗选用方：中风急性期，中脏腑者，目前多采用中西医结合抢救治疗。中脏腑分为闭证、脱证二型。闭证属实，以邪实内闭为主；脱证属虚，以阳气欲脱为重。闭证的主证为突然昏倒、不省人事、牙关紧闭、两手握固、二便闭结、口噤不开、肢体强痉拘急。根据有无热象而分为阳闭、阴闭。

①阳闭

【主　证】 除具备闭证特点外，兼见颜面潮红、气粗口臭、躁动不安、大便干燥、唇红身热，舌红，苔黄腻，脉滑数。

【治　法】 辛凉开窍，清肝熄风。

【方　药】 首先灌服或鼻饲至宝丹 1 粒，继用羚羊角汤加减。羚羊角（冲服）6 克，生地黄 15 克，夏枯草 10 克，菊花 10 克，白芍 10 克，牡丹皮 12 克，生石决明（先煎）20 克，龟甲（先煎）10 克，钩藤 15 克，牛膝 10 克。加减：大便干燥、腹胀者加大黄（后下）6 克，枳壳 10 克；抽搐重者，加全蝎、白僵蚕各 6 克。

【用　法】 急煎汤，每日 1 剂，分 2 次温灌服或鼻饲。

②阴闭

【主　证】 除具备闭证特点外，兼见面白唇暗、痰涎壅盛、四肢欠温、静而不烦、口唇发绀，舌紫暗或有瘀斑，苔白腻，脉沉滑。

【治　法】 辛温开窍，豁痰熄风。

【方　药】 急用苏合香丸 1 粒温灌服或鼻饲，继用涤痰汤加减。半夏 10 克，茯苓 15 克，陈皮 12 克，竹茹 10 克，石菖蒲 10 克，胆南星 10 克，枳实 12 克，天麻 10 克，钩藤 15 克，白僵蚕 6 克。

【用　法】 急煎汤，每日 1 剂，分 2 次温灌服或鼻饲。

③脱证

【主　证】 突然仆倒，不省人事，目合口开，手撒尿遗，鼻鼾息微，肢体软瘫，汗多肢冷，舌淡，苔薄，脉微欲绝。

【治　法】 益气回阳，扶正固脱。

【方　药】 参附汤加味。人参 10 克，制附子 10 克，生龙骨（先煎）30 克，生牡蛎（先煎）30 克，五味子 10 克，山茱萸 15 克。

【用　法】 急煎汤，每日 1 剂，分 2 次温灌服或鼻饲。

（3）糖尿病性脑血管病后遗症半身不遂的中医辨证治疗选用方

①气虚血滞，脉络瘀阻

【主　证】 半身不遂，兼肢软无力，患侧手足水肿，舌淡紫，苔薄白，脉细涩无力。多见于脑缺血中风。

【治　法】 补气活血，通经活络。

【方　药】 补阳还五汤加味。黄芪 20 克，桃仁 10 克，红花 6 克，当归 10 克，赤芍 10 克，地龙 10 克，全蝎 6 克，乌梢蛇 6 克，川牛膝 10 克，桑枝 12 克，川续断 10 克。

【用　法】 水煎，每日 1 剂，分 2 次温服。

②肝阳上亢，脉络瘀阻

【主　证】 半身不遂，兼头晕头痛、面赤耳鸣，舌红绛，苔薄黄，脉弦硬有力。多见于脑出血性中风。

【治　法】 平肝潜阳，息风通络。

【方　药】 天麻钩藤饮加味。天麻 10 克，钩藤 15 克，石决明 15 克，牛膝 10 克，生地黄 15 克，丹参 10 克，赤芍 10 克，鸡血藤 20 克，生龙骨(先煎)30 克，生牡蛎(先煎)30 克。

【用　法】 水煎，每日 1 剂，分 2 次温服。

(4)糖尿病性脑血管后遗症口眼㖞斜的中医辨证治疗选用方

风邪阻络

【主　证】 口眼㖞斜，语言不利，肢体麻木，苔薄白，脉弦滑。

【治　法】 祛风化痰通络。

【方　药】 牵正散加味。白附子 9 克，白僵蚕 6 克，全蝎 6 克，白芷 10 克，川芎 12 克，陈皮 10 克。

【用　法】 水煎，每日 1 剂，分 2 次温服。

(5)糖尿病性脑血管病后遗症语言不利的中医辨证治疗选用方

①风痰阻络

【主　证】 舌强语塞，肢体麻木，口角流涎，舌红，苔黄，脉弦滑。

【治　法】 祛风化痰，宣窍通络。

【方　药】 解语丹加味。天麻 10 克，全蝎 6 克，胆南星 10 克，白附子 6 克，远志 12 克，石菖蒲 10 克，木香 10 克，羌活 12 克，天竺黄 10 克，郁金 10 克。

【用　法】 水煎，每日1剂，分2次温服。

②肾虚精亏

【主　证】 失语，心悸气短，腰酸腿软，舌淡胖，苔白，脉沉细。

【治　法】 滋阴补肾，开声利窍。

【方　药】 地黄饮子加减。熟地黄15克，巴戟天10克，山茱萸10克，五味子6克，麦冬15克，肉苁蓉12克，远志10克，石菖蒲10克，木蝴蝶6克，杏仁12克，桔梗6克，茯苓10克。

【用　法】 水煎，每日1剂，分2次温服。

5. 中成药的选用

消栓通络片

【方　药】 三七、川芎、厚朴、木瓜、延胡索、羚羊角。

【功　效】 活血消栓，温经通络。用于瘀滞所致脑血栓、脑梗死之患者。

【用　法】 每次8片，每日3次，口服。

人参再造丸

【方　药】 蕲蛇、肉桂、红花、苏合香、全蝎、穿山甲、琥珀、虎骨、天麻、人参、白芷、熟地黄、檀香、三七、人工牛黄、冰片等。

【功　效】 祛风除痰，解痉止痛，活血通络。用于中风引起口眼㖞斜，语言不利、半身不遂之患者。

【用　法】 每丸9克，每次1丸，每日2～3次，口服。温黄酒或温开水送服。

华佗再造丸

【方　药】 当归、川芎、白芍、红花、红参、五味子、马钱子、胆南星、冰片等。

【功　效】 活血化瘀，化痰通络，行气止痛。用于瘀血或痰湿闭阻经络之中风瘫痪、拘挛麻木、口眼㖞斜之患者。

【用　法】 水丸，每次服8克(1小杯)，每日2～3次，连服10

天，停药 1 天，30 天为 1 个疗程。

脑立清

【方　药】 代赭石、磁石、清半夏、酒曲、牛膝、珍珠母、薄荷、冰片、猪胆膏。

【功　效】 重镇潜阳，醒脑安神。用于肝阳上亢所致的头晕目眩、心烦难寐之患者。

【用　法】 水丸，每次 10 丸，每日 2 次，口服。孕妇、体弱虚寒者忌服。

消栓再造丸

【方　药】 丹参、三七、血竭、安息香、川芎、人参、沉香、天麻、白花蛇。

【功　效】 活血化瘀，祛风通络，益气养血。用于本病所致肢体瘫痪、口眼㖞斜、语言障碍等后遗症。

【用　法】 每丸 9 克，每次 1 丸，每日 2 次。

除了上述中成药外，还有大活络丹、脑血康口服液、环丙桃酯、至保丹、中风回春丸、消栓口服液、偏瘫复原丸等；静脉或肌内注射的中成药有丹参液、川芎嗪注射液、脉络宁等，均利于治疗糖尿病性脑血管病。

三、糖尿病神经病变

糖尿病神经病变是糖尿病最常见的慢性并发症之一，病变可累及中枢神经及周围神经，以后者为常见。由于缺乏统一的诊断标准和检测方法，其患病率在 10%～96%不等。糖尿病病程在 10 年以上，常常有明显的临床糖尿病神经病变，其发生风险与糖尿病的病程、血糖控制不佳等相关。糖尿病性神经病变的发生率与糖尿病控制得好坏有密切关系。患者的血糖水平控制得越好，糖尿病性神经病变的发生率越低。

糖尿病周围神经病变可根据受损的部位及临床表现进行分型，常用的分型如下：

1. 远端对称性多发性神经病变 是糖尿病周围神经病变最常见类型。表现为末梢神经炎的症状：肢体疼痛、麻木，疼痛严重时有的病人会丧失继续生活的勇气。病人可有感觉异常，如有烧灼感、蚁走感、触觉过敏，但真正受到高温、低冷或刺伤等外界刺激时反而没有正常的感觉，不能立即采取自我保护措施。还有的病人叙述“脚下没根”“像踩在棉花上一样”，容易跌倒。

2. 近端运动神经病变 一侧下肢近端严重疼痛为多见，可与双侧远端运动神经同时受累。运动神经受累的情况比较少见，主要表现为血管神经性病变，如迅速进展的肌肉无力、肌肉萎缩、肢体疼痛等，多数患者经过积极治疗，症状可以消失。

3. 局灶性单神经病变 或称为单神经病变，可累及单颅神经或脊神经。颅神经损伤以动眼神经最常见，其次为面神经、外展神经、三叉神经及听神经。颅神经受害的表现包括上眼睑抬不起来、眼球活动障碍、视物双影、听力下降、口眼歪斜等。

4. 非对称性的多发局灶性神经病变 同时累及多个单神经的神经病变称为多灶性单神经病变（或非对称性多神经病变）。

5. 多发神经根病变 最常见为腰段多发神经根病变，主要为L2、L3和L4等高腰段的神经根病变引起的一系列症状。

6. 自主神经病变 糖尿病自主神经病变是糖尿病常见的并发症，患者常诉说大汗，特别是头面部和躯干部，四肢汗不多，当吃饭或稍事活动就会大汗淋漓，还有的表现为半身出汗。腹胀、腹泻、便秘交替出现的情况也不少见。可有直立性低血压，往往躺着时血压高，一站起来血压就下降，甚至头晕跌倒。另外，还可表现为排尿障碍，或有尿潴留，或小便淋漓不尽。

(一)针对发病机制治疗用药

发病机制:葡萄糖进入神经细胞时不需要胰岛素的帮助,所以糖尿病患者神经细胞内葡萄糖浓度常较高,这些葡萄糖在醛糖还原酶的催化下,首先生成山梨醇,进而又转变为果糖,使神经细胞内的渗透压升高。同时由于患者血糖高,神经细胞中蛋白质发生糖化变性,再加上糖尿病微血管病变造成局部缺氧,最终导致神经细胞肿胀,神经纤维鞘膜脱落,糖尿病神经病变发生。

1. 血糖控制 细胞内过多的葡萄糖会激活细胞内一个或多个代谢葡萄糖的通路,因此长期的高糖可导致包括糖尿病周围神经病变在内的糖尿病并发症的发生。积极严格地控制高血糖并保持血糖稳定是预防和治疗糖尿病周围神经病变的最重要措施。开始越早,治疗效果越明显。

2. 神经修复 糖尿病周围神经病变的神经损伤通常伴有节段性脱髓鞘和轴突变性。主要通过增强神经细胞内核酸、蛋白质及磷脂的合成,刺激轴突再生、促进神经修复。常用药如甲钴胺、生长因子等。

甲钴胺:是一种内源性的辅酶 B_{12},促进叶酸的利用和核酸代谢,且促进核酸和蛋白质合成作用,能促进轴突运输功能和轴突再生。用法:每次 1 片(0.5 毫克),口服,每日 3 次。安全性好。

3. 抗氧化应激 氧化应激是机体在高糖、缺血缺氧等损伤因素的作用下,体内产生的高活性分子如活性氧过多或清除减少导致的组织损伤。通过抑制脂质过氧化,增加神经营养血管的血流量,增加神经 Na^+-K^+-ATP 酶活性,保护血管内皮功能。常用药如硫辛酸等。

硫辛酸:是一种存在于线粒体的辅酶,类似维生素,能消除加速老化与致病的自由基。可以在全身通行无阻,到达任何一个细胞部位,提供人体全面效能,是具脂溶性与水溶性的万能抗氧化剂。用法:对严重糖尿病周围神经病变可用静脉滴注给药,每日300～600毫克,2～4周为1个疗程。注意事项:配好的输液,用铝箔纸包裹避光,6小时内可保持稳定。该品不能与葡萄糖溶液、林格溶液及所有可能与硫基或二硫键起反应的溶液配伍使用。

4. 改善微循环　周围神经血流减少是导致糖尿病周围神经病变发生的一个重要因素。通过扩张血管、改善血液高凝状态和微循环,提高神经细胞的血氧供应,可有效改善糖尿病周围神经病变的临床症状。常用药如前列腺素 E_1、脂微球包裹前列地尔、贝前列素钠、西洛他唑、己酮可可碱、丁咯地尔、钙拮抗剂和活血化瘀类中药等。

(1)前列腺素 E_1:能扩张血管平滑肌及抗血小板聚集,使营养神经的血管血流量增加,从而改善神经病变的症状。20～80微克加入生理盐水500毫升中,静脉滴注,每日1～2次,在3～4小时内滴完,2～4周为1个疗程。

(2)脂微球包裹前列地尔:扩张血管、抑制血小板凝集的作用。每日1次,1～2毫升(前列地尔5～10微克)+10毫升生理盐水(或5%的葡萄糖溶液)静汴,或直接入小壶。注意事项:①偶有出现血管痛、发红,偶见发硬,瘙痒等。②因其扩血管作用,使血管床增加,心肌出现相对缺血,一旦出现加重心衰,肺水肿,胸部发紧感,血压下降等症状要立即停药。

(3)西洛他唑:可抑制血小板聚集,具有抗栓作用。每次100毫克,口服,每日2次。有出血倾向,肝功能严重障碍者禁用。

5. 改善代谢紊乱　通过抑制醛糖还原酶、糖基化产物、蛋白激酶C、氨基己糖通路、血管紧张素转化酶而发挥作用。如醛糖还原酶抑制剂依帕司他等。

依帕司他:可逆地抑制多元醇代谢中葡萄糖转化为山梨醇的醛糖还原酶而发挥作用。口服:成人饭前每次1片(50毫克),每日3次。服药后,尿液可能呈现褐红色。

6. 其他 如神经营养，包括神经营养因子、肌醇、神经节苷脂和亚麻酸等。

(1)神经节苷脂：有利于各种神经元的修复和生长，促进神经传导速度的恢复，改善神经功能。每日20～40毫克，肌内注射，8～12周，初次试用可能有效，无明显不良反应。

(2)肌醇：糖尿病时神经肌醇浓度下降，影响神经结构和功能，故补充肌醇有利于神经组织的修复。每日0.5～2.0克，口服，疗程为3个月，视病情可考虑延长疗程，疗效有待探索。

(二)症状性治疗用药

治疗疼痛性糖尿病神经病变，缓解疼痛症状的药物有：硫辛酸，抗惊厥药(普瑞巴林、加巴喷丁、丙戊酸钠和卡马西平)；抗忧郁药物(度洛西汀、阿米替林、丙咪嗪和西肽普兰等)；阿片类药物(曲马朵、羟考酮)和辣椒素等。

糖尿病性神经病变的疼痛治疗特别困难。药物治疗对缓解神经性疼痛虽然有用，但一般药物的效果不很理想。常用的有：①苯妥英钠，每次100毫克，每日2～3次，剧烈疼痛时服用。②卡马西平，每次100～200毫克，每日3次，口服，用于锐痛及闪击样疼痛。③氟奋乃静，1～2毫克，睡前口服，或加用阿米替林10～30毫克，睡前服。④普鲁卡因或利多卡因静脉滴注，严重疼痛时用。

有人提出，可将糖尿病远端对称性多发性神经病变的疼痛分为三类，即感觉迟钝、感觉异常和肌肉疼痛，应分别给予不同的药物治疗，效果较为显著。感觉迟钝型用0.075%辣椒素乳膏涂于受累区域皮肤，每日4次，可有效改善感觉迟钝；感觉异常型，可用丙咪嗪50～150毫克，睡前和美西律150毫克共服，或二者选一。或美西律150毫克，如美西律不耐受，加卡马西平100毫克，每日2次，服用，重者增至200毫克，每日2次口服；肌肉疼痛型需用运动疗法，无效时加用骨骼肌松弛药及非甾体类抗炎药。

(三)自主神经病变治疗用药

1. 糖尿病性肠病　糖尿病性肠病包括糖尿病性腹泻及糖尿病性便秘。糖尿病性肠病是糖尿病的晚期并发症之一，多发于糖尿病控制不佳的患者。据有关资料统计，约有60％的糖尿病患者并发胃肠功能紊乱，而糖尿病性肠病的发病率约占糖尿病性神经病变的11.2％。糖尿病性肠病一旦发生，比较难以控制，目前还无特殊的有效治疗方法。

(1)糖尿病性腹泻的治疗：由于糖尿病性腹泻的因素很多，所以治疗应多方面考虑。

①严格控制糖尿病仍是糖尿病性腹泻的基本治疗。

②尽可能限制食用冷冻食物，避免不易消化的食物。

③改善肠蠕动，减少细菌生长。

④用一般止泻药，如复方地芬诺酯(苯乙哌啶)、碱式碳酸铋等疗效不好，用中枢神经系统镇痛及镇静药，如可卡因等对部分患者有效。

⑤从发病机制看，细菌过量生长起一定的作用，故不少患者应用抗生素后，腹泻症状可缓解，一般以广谱抗生素为宜。有人报道，用氨苄西林250毫克，每日4次，每月服1周，对控制继发于细菌感染引起的腹泻有明显疗效。

⑥近年来，随着对糖尿病性腹泻发病机制研究的深入，认为肾上腺素能神经受损在本病的发病中占有重要地位。发现α-肾上腺素能受体激动剂，如可乐定，对治疗糖尿病性腹泻可能有效。用法：开始1毫克，每12小时1次，口服，3天后加量到0.5～0.6毫克，每12小时1次，维持此剂量19～21天，然后经72小时以上缓慢停药。间隔10～14天后重复给药，药物引起不良反应较小。

(2)糖尿病性便秘的治疗：大多数糖尿病患者可呈便秘倾向，有时腹泻与便秘交替出现。部分患者便秘较为顽固，常需用缓泻药。常用的有：

①果导片，每次50～100毫克，睡前口服。

②酚酞，每次50～100毫克，睡前口服。

③开塞露，每次20毫升，肛门注入。

④甘油栓，每次1～2个，肛门塞入。

2. 糖尿病性胃轻瘫 多数患者并无明显的临床症状，较少患者存在早饱、恶心、呕吐、腹胀等，症状严重程度因人而异，同一患者的症状程度，亦受多方面因素影响，可能与糖尿病自主神经病变导致传入神经通路敏感性降低有关。由于胃排空延迟而致胃潴留，可有反复胃石形成。当并发食管下括约肌压力减低时可出现胃-食管反流症状（如反酸、反食、胃烧灼感等），严重者出现反流性食管炎。

使用胃动力药物必须定时，应在餐前半小时左右服药，使其血药浓度在进食时已达高峰。常用的药物有以下几种。

(1)甲氧氯普胺（胃复安）：为中枢、周围神经多巴胺受体拮抗药，有增强胃动力和止吐的作用，能加快胃排空速度。但长期应用时易出现耐药性，机体对药物的敏感性降低。可能与受体下调和神经递质乙酰胆碱的耗竭有关。其锥体外系症状的不良反应使该药长期应用受到限制。

(2)多潘立酮（吗丁啉）：为周围神经多巴胺受体阻滞剂，不良反应较少。

(3)西沙必利：是新一代全胃肠促动力药，直接作用于肠肌间神经丛，通过选择性地作用于肌间神经丛末梢的5羟色胺受体，促进神经节后纤维释放乙酰胆碱，作用于胃壁平滑肌的烟碱受体而增加胃窦收缩力，改善胃窦和十二指肠的协调性，主动增强胃动力，并可使消化间期移行性复合运动恢复正常。对胃酸的成分及分泌量无直接作用。此药主要不良反应可引起心律失常，有此风险的患者慎用。

(4)胃动素:是由小肠上段黏膜合成分泌的多肽,由22个氨基酸组成。静脉注射生理剂量胃动素可加速胃排空,其半衰期很短,难用于临床。

(5)红霉素:为胃动素受体激动剂,其所致胃动力改变并不伴有血浆胃动素峰值的出现。但红霉素长期应用易导致菌群失调。

3. 糖尿病神经源性膀胱　发病率为40%～80%。主要原因是糖尿病神经病变即交感和副交感神经受损。副交感神经受损时引起膀胱收缩力减弱,交感神经受损时影响膀胱三角肌和膀胱内括约肌增加排尿阻力。即使很好地控制了高血糖,仍有25%的发生率,其发生与病程是否得到系统治疗及神经病变的程度有关。

(1)吡斯的明:有效治疗糖尿病残余尿增多及尿潴留的机制为①通过抑制胆碱酯酶,使受损副交感神经释放的乙酰胆碱分解减少,有效地作用于其受体,使膀胱逼尿肌收缩力恢复。②对部分肌肉有直接兴奋作用。③对改善肌力有帮助。用法,每次60毫克,每日2～3次,8周为1个疗程。

(2)酚妥拉明:α-受体阻滞药,扩张血管,尤其是扩张小动脉和毛细血管,改善神经组织微血管的缺氧、缺血状态,使支配膀胱的受损神经病变逐渐恢复。此外,它还有降低尿道阻力的作用。用法:生理盐水250毫升加酚妥拉明20毫克,静脉滴注,8～15滴/分钟,每日1次,疗程为10～14日。

(3)丁咯地尔:α-肾上腺素能受体抑制剂,可扩张血管;抑制血小板聚集,改善红细胞变形性,增加供氧,改善微循环灌注。用法:盐酸丁咯地尔200毫克加生理盐水250毫升,静脉滴注,每日1次,疗程3周。

(4)西沙比利、莫沙比利:作用于膀胱肌间神经丛,促使乙酰胆碱的生理性释放,改善肌无力,使膀胱收缩,有利于排尿。

(5)爱维治:促进细胞对氧和葡萄糖的摄取和利用,改善细胞能量供给;有抗血栓和促进组织愈合作用;能改善微血管病变对病理性神经髓鞘代谢发挥再生作用，改善支配膀胱的神经病变，恢复膀胱排尿功能。用法：爱维治注射液 20 毫升加生理盐水 250 毫升，静脉滴注，每日 1 次，15 天为 1 个疗程，间隔 5～7 日进行第二个疗程。

(6)胰激肽原酶(怡开)：又称胰激肽释放酶、血管舒缓素、血管舒缓素。它能够激活纤溶酶原转化成纤溶酶，防止微血管中形成微血栓，改善微循环。另外，胰激肽原酶可舒张血管平滑肌细胞，改善各系统血供，使糖尿病患者神经病变和血管病变受损的平滑肌舒张功能得到改善。用法：胰激肽原酶 40 单位，每日 1 次，肌内注射，8 周为 1 个疗程。

(7)依帕司他：抑制醛糖还原酶的活性，减少山梨醇与果糖的堆积，减少对神经的损害，提高神经传导速度，改善逼尿肌和尿道括约肌的功能及其协调性，加强排尿功能。口服，每次 50 毫克，每日 3 次，疗程为 14 天。

(8)康络素：又名神经节苷脂。它存在于神经元膜，能促进自主神经细胞神经突触的生长及神经突触断端的再生，可激活钠-钾-ATP 酶的活性，恢复离子泵功能，改善神经传导。用法：每次 40 毫克，肌内注射，每日 1 次，15 次为 1 个疗程，用 2 个疗程。

(9)降纤酶：含有丰富的神经生长因子(NGF)，具有抗凝、去纤、溶栓、降脂，降低血黏度改善微循环等作用，对糖尿病自主神经细胞的生长、修复、维持生理功能起到根本的治疗作用。用法：前 3 日降纤酶 10 单位加生理盐水 250 毫升，静脉滴注，每日 1 次，以后每日改为 5 单位，静脉滴注，疗程 2 周。

4. 体位性低血压 糖尿病自主神经病变所致的体位性低血压多为突发性体位性低血压，因自主神经功能紊乱，引起直立性小动脉收缩功能失调所致。主要表现是突然变为直立体位时血压偏低，还可伴有站立不稳，视物模糊，头晕目眩，软弱无力，大小便失禁等，严重时会发生晕厥。预防的方法有：

(1)告诉患者不要突然站起,最好静卧缓慢坐起而后缓慢站立,做些轻微的四肢准备活动,有助于促进静脉血向心脏回流。站立时做交叉双腿的动作也有助于增高血压。站立后如有头晕感觉,应继续卧床休息。

(2)夜间起床大小便最容易引起体位性低血压,故夜间最好不如厕大小便。

(3)大量出汗、热水浴、腹泻、感冒、饮酒等都是发生体位性低血压的诱因,应该注意避免。清晨起床时须加小心。

一旦发生体位性低血压,立刻将患者抬放在空气流通处,或将头放低,松解衣领,适当保温,患者一般很快苏醒。对发作持续较长而神智不清楚的患者,可针灸百会、人中、十宣,必要时皮下注射升压药。有体位性低血压的患者睡眠时,抬高头部。药物可使用氟氢可的松及α-肾上腺素受体激动剂。

(1)氟氢可的松:是人工合成的盐皮质激素,可以促使水钠潴留,增加有效循环血容量,增加外用血管α受体的敏感性。每日用量为0.1毫克。

(2)盐酸米多君:是一种作用于α_1肾上腺素能受体激动剂,是唯一获美国食品与药物管理局(FDA)批准用于治疗体位性低血压的α_1受体激动剂,能增加周围血管阻力,升高直立性低血压,改善症状。每次5毫克,口服,每日3次,建议患者起床前1小时服用首剂药物,第二剂在中午12时服用,第三剂药物在下午4时左右服用,一般不会引起夜间的卧位高血压,据文献报告,盐酸米多君的不良反应包括:竖毛反应,心动过缓,心前区疼痛,自觉寒冷,尿潴留和卧位高血压。

(四)中医辨证论治选用方

1. 糖尿病神经病变　糖尿病性神经病变所致的汗液分泌功能紊乱属中医"汗症""半身汗""颈汗"范畴。一般认为"汗症"作为症状而伴见于本病的过程中，以虚者居多与自汗多属气虚不固，盗汗多属阴虚内热，病程久者或病情重者，则会出现阴阳虚实错杂的情况。

(1)肺气虚弱，卫表不固

【主　证】 上半身时时汗出甚多，少气懒言，神疲乏力，面色少华，易于感冒，舌苔薄白，脉细弱。

【治　法】 益气固表止汗。

【方　药】 玉屏风散加味。黄芪 20 克，白术 10 克，防风 10 克，浮小麦 30 克，糯稻根 20 克，生牡蛎 30 克，太子参 15 克，茯苓 10 克，生甘草 6 克。

【用　法】 水煎，每日 1 剂，分 2 次服用。

(2)阴阳失调，营卫不和

【主　证】 上半身出汗，尤以头面部、颈部出汗为多，进食或劳累时大汗，阵阵畏热汗出，下肢畏寒欠温，下半身无汗或少汗，舌嫩红，少苔，脉缓。

【治　法】 调阴阳，和营卫。

【方　药】 桂枝汤加味。桂枝 10 克，白芍 10 克，生姜 3 克，大枣 5 枚，炙甘草 6 克，生黄芪 15 克，五味子 6 克，淮小麦 30 克，糯稻根 20 克，知母 12 克，生牡蛎 30 克。

【用　法】 水煎，每日 1 剂，分 2 次服用。

2. 糖尿病性腹泻 临床上以顽固性腹泻、水样稀便，或腹泻与便秘交替出现为特征。

(1)肝气乘脾

【主　证】 大便溏泄，胸胁胀闷，嗳气食少，每当情绪不佳时，大便溏泄次数增多，舌淡红，脉弦。

【治　法】 抑肝扶脾，固涩止泻。

【方　药】 痛泻要方合逍遥散加减。白术 15 克，白芍 10 克，陈皮 12 克，防风 10 克，郁金 10 克，当归 6 克，柴胡 10 克，泽泻 10

克，生甘草6克，生地黄12克，莲子肉15克。

【用　法】 水煎，每日1剂，分2次服用。

(2)脾胃虚弱

【主　证】 大便泄泻，时发时止，脘腹胀满，面色萎黄，肢倦乏力，纳呆少食，舌淡，苔白，脉细弱。

【治　法】 健脾补气，和胃渗湿。

【方　药】 参苓白术散加味。党参10克，白术15克，茯苓10克，桔梗6克，炙甘草6克，山药10克，白扁豆10克，莲子肉15克，砂仁6克，木香10克，陈皮10克。

【用　法】 水煎，每日1剂，分2次服用。

(3)脾肾阳虚

【主　证】 肠鸣腹泻，完谷不化，多在黎明之前，泻后则安，形寒肢冷，腰膝腿软，舌淡苔白，脉弦细。

【治　法】 温补脾肾，固涩止泻。

【方　药】 四神丸加味。补骨脂10克，肉豆蔻10克，五味子6克，吴茱萸10克，生姜3克，大枣5枚，莲子肉12克，太子参15克，白术10克，炙甘草6克。

【用　法】 水煎，每日1剂，分2次服用。

3. 糖尿病性便秘

(1)气虚便秘

【主　证】 大便稍干，或有便意，努责不出，汗出气短，便后疲乏，面色苍白，神疲气怯，舌淡嫩，苔薄，脉虚。

【治　法】 益气通便。

【方　药】 黄芪汤合四君子汤加味。黄芪15克，麻仁15克，陈皮10克，白术10克，茯苓10克，党参10克，生甘草6克，枳壳12克，当归10克。

【用　法】 水煎，每日1剂，分2次服用。

(2)血虚便秘

【主　证】 口干咽燥,大便秘结,面色无华,头晕目眩,心悸,唇舌淡,脉细涩。

【治　法】 养血润燥通便。

【方　药】 润肠丸加味。当归12克,生地黄12克,麻仁10克,桃仁10克,枳壳10克,党参12克,生何首乌10克,知母12克,竹茹10克,陈皮10克,郁李仁10克。

【用　法】 水煎,每日1剂,分2次服用。

(3)阳虚便秘

【主　证】 大便艰涩,排便困难,小便清长,面色苍白,畏寒肢冷,舌质淡,苔白,脉沉迟。

【治　法】 温阳通便。

【方　药】 济川煎加味。当归10克,牛膝10克,肉苁蓉10克,泽泻12克,升麻10克,枳壳10克,肉桂6克,陈皮10克,郁李仁15克,松子仁10克。

【用　法】 水煎,每日1剂,分2次服用。

4. 疼痛的中医辨证治疗选用方 糖尿病性神经病变所致疼痛的性质属中医"痹症"范畴,多以本虚为主。

(1)气虚血痹

【主　证】 肢体麻木不仁,肢凉刺痛,以下肢为著,夜间疼痛加剧,得温痛减,遇寒加重。面色苍白,气短乏力,舌淡苔白,脉虚细无力。

【治　法】 益气活血,通络止痛。

【方　药】 黄芪桂枝五物汤加减。生黄芪20克,桂枝10克,赤芍、白芍各10克,当归10克,丹参10克,甘草6克,大枣5枚,生姜3片。加减:血虚明显者,加熟地黄15克,阿胶10克;上肢痛甚者,加桑枝10克,姜黄6克;下肢痛甚者,加牛膝10克,木瓜15克,地龙6克。

【用　法】 水煎，每日1剂，分2次服用。

(2)肝肾两虚

【主　证】 手足麻木，四肢挛急伴疼痛，部分患者疼痛剧烈，痛如针刺，腰酸耳鸣，五心烦热。舌质红，少苔，脉弦数。

【治　法】 补益肝肾，缓急止痛。

【方　药】 虎潜丸合芍药甘草汤加减。熟地黄15克，龟甲(先煎)15克，黄柏10克，知母12克，牛膝10克，当归10克，延胡索粉(冲服)10克，白芍10克，甘草6克，枸杞子10克。加减：筋脉挛急剧烈作痛者，加木瓜20克，地龙10克。

【用　法】 水煎，每日1剂，分2次服用。

5."汗症"的中医辨证治疗选用方 糖尿病性神经病变所致"汗症"可分3型，肺气虚弱，卫表不固；阴阳失调，营卫不和；心阴不足，逼津外泄。

(1)肺气虚弱，卫表不固

【主　证】 上半身时时汗出甚多，少气懒言，体倦乏力，面色少华，且易患感冒，苔薄白，脉细弱。

【治　法】 益气固表止汗。

【方　药】 玉屏风散加味。黄芪20克，白术15克，防风10克，浮小麦30克，糯稻根须30克，生牡蛎30克，太子参15克，茯苓10克，生甘草6克。

【用　法】 水煎，每日1剂，分次温服。

(2)阴阳失调，营卫不和

【主　证】 上半身出汗，尤以头部、颈部出汗为多，进食或劳累时大汗出。阵感畏热汗出，下肢畏寒欠温，下半身少汗或无汗，舌嫩红，少苔，脉缓。

【治　法】 调阴阳，和营卫。

【方　药】 桂枝汤加味。桂枝10克，白芍12克，生姜6克，大枣5枚，炙甘草6克，生黄芪15克，五味子6克，浮小麦30克，龙骨 30 克，牡蛎 30 克。

【用　法】 水煎，每日 1 剂，分 2 次温服。

(3)心阴不足，逼津外泄

【主　证】 夜寐盗汗，或自汗出；五心烦热，或午后潮热；心悸失眠，口干咽燥，舌红，少苔，脉细数。

【治　法】 滋阴降火，固表止汗。

【方　药】 当归六黄汤加味。当归 15 克，生地黄 15 克，熟地黄 15 克，黄连 10 克，黄芩 10 克，黄柏 10 克，黄芪 15 克，浮小麦 30 克，糯稻根 30 克，牡蛎 30 克，知母 10 克。

【用　法】 水煎，每日 1 剂，分 2 次温服。

(五)中成药的选用

小活络丸

【方　药】 川乌、当归、地龙、没药。

【功　效】 舒筋活络，止痛。用于风寒阻络所致肢节疼痛，麻木拘挛，行步艰难之患者。

【用　法】 每丸 3 克，每次 2 丸，每日 2 次，温黄酒或温开水送服。孕妇忌服。

木瓜丸

【方　药】 木瓜、怀牛膝、威灵仙、草乌。

【功　效】 散风散寒，活络，止痛。用于风寒湿所致关节疼痛、四肢麻木、行步艰难之患者。

【用　法】 水丸，每次 50 粒，每日 2～3 次。孕妇慎用。

伸筋活络丸

【方　药】 马钱子、当归、川牛膝、木瓜、全蝎、制川乌、木香、杜仲炭。

【功　效】 祛风活血，舒筋活络，止痛。用于风湿阻络所致手足麻木之患者。

【用　法】 水丸，每次 2～3 克，每日 1 次，晚饭后温开水送服。忌生冷饭食、荞麦面。严重高血压、气管炎、精神病患者慎用，孕妇忌服。

养血荣筋丸

【方　药】 当归、鸡血藤、赤芍、伸筋草、油松节、补骨脂。

【功　效】 养血荣筋，活络止痛。用于血不养筋所致肢体麻木、肌肉萎缩、筋骨疼痛、关节不利之患者。

【用　法】 每丸 9 克，每次 1～2 丸，每日 2 次。孕妇忌服。

除上述市售的中成药外，还有疏风定痛丸、活血通脉胶囊、大活络丹、通络片等，均有利于糖尿病性神经病变的治疗。

四、糖尿病足

糖尿病足是导致糖尿病患者致残致死的严重慢性并发症之一。1999 年，世界卫生组织（WHO）对糖尿病足的定义是：糖尿病患者由于并发神经病变及各种不同程度末梢血管病变而导致下肢感染、溃疡形成和（或）深部组织的破坏。

早在 1956 年，Oakley 等首先用“糖尿病足”这一名词。并认为该病是由于糖尿病血管病变而使肢端缺血和因神经病变而失去感觉、合并感染的足，称为糖尿病足。但由于此病多发生在四肢手足末端，因此，又称为肢端坏疽。它是糖尿病发展的一个严重阶段，也是糖尿病患者致残、致死的重要原因之一，严重威胁着糖尿病病人的健康。应该强调的是糖尿病足是一个全身性疾病。它既有内科疾病的临床表现，又有肢端溃烂、局部感染等外科疾病的症状和体征，所以在治疗上，要重视内外科综合治疗。

据报道，因糖尿病足造成的截肢者是非糖尿病患者的 15 倍，每年的截肢患者中约 50％是糖尿病患者，而后者 85％以上是因足部溃疡恶化造成深部感染或坏疽所致。

根据病因，糖尿病足溃疡和坏疽可分为神经性、缺血性和混合性。根据病情严重程度，可进行分级。常用的分级方法为 Wagner 分级法。

0 级：指的是有发生溃疡高度危险因素的足，这些高危因素包括：周围神经病变、自主神经病变、周围血管病变，以往有足溃疡史、足畸形如鹰爪足、Charcot 足，并有胼胝、失明或视力严重减退、肾脏病变特别是慢性肾衰竭，老年人，尤其是独立生活、不能观察自已足或糖尿病知识缺乏者，用特殊的尼龙丝检查触觉时感觉缺失。对于这些患者，应定期随访，加强保护足的教育，以防止足溃疡的发生。

1 级：足部皮肤表面溃疡，临床上无感染，突出表现为神经性溃疡。这种溃疡好发生于足突出部位即压力承受点，如足跟部、足或趾底部溃疡被胼胝包围。

2 级：较深的、穿透性溃疡，常合并软组织感染。

3 级：深部溃疡，常影响到骨组织，并有深部脓肿或骨髓炎。

4 级：特征为缺血性溃疡，足局部的或特殊部位的坏疽。通常合并神经病变。

5 级：坏疽影响整个足，大动脉阻塞起了主要的病因学作用。

(一)糖尿病足的合理用药

1. 全身治疗　从糖尿病足溃疡的发病原因与发病机制不难发现，实际上这是一种全身性疾病。局部处理，去除感染组织和坏死组织的确很重要，因为它会加重患者机体的损耗，最终导致死亡；如果没有改善患者的全身状态，包括血糖、营养状态及可能存在的脏器功能损伤，即使局部已经清理干净，由于神经和微循环障碍，营养不良，伤口将无法愈合，随时可能发生条件致病菌感染。因此，在局部感染坏死组织清创后，全身情况的改善，成为治疗是否愈合和愈合时间的关键。

(1)血糖控制:降糖药物的选择和剂量调整,三餐前短效(或速效)和睡前中效(长效或长效类似物)胰岛素方案;三餐前短效和早晚餐前中效胰岛素方案;预混胰岛素治疗方案;胰岛素泵持续皮下注射治疗方案(糖尿病足感染期间建议使用)。

(2)改善循环:重点在预防心血管病风险,口服阿司匹林,治疗高血压,血脂代谢异常,停止吸烟。单纯药物治疗效果不确定,应该考虑下肢血管重建术。

2. 感染的治疗 糖尿病足并有感染的患者,尤其是有骨髓炎和深部脓肿者,常需住院。应尽可能使血糖正常,加强胰岛素治疗和抗感染治疗,抗感染治疗应采用降阶梯疗法。最初可经验性采用广谱抗生素治疗。尤其是威胁肢体的感染,通常选择静脉用抗革兰阳性球菌,抗革兰阴性杆菌和抗厌氧菌的抗生素。待细菌培养结果出来后,再根据药物敏感试验,选用合适抗生素。

表浅组织的感染与深部组织感染处理上有所不同。原则上,应在细菌培养的基础上决定用药。有时,感染为少见的不典型的细菌所致,对于表浅的感染,可以采取口服广谱抗生素,如头孢菌素加克林霉素。不应单独使用头孢菌素或喹诺酮类药物．因为这些药物的抗菌谱并不包括厌氧菌和一些革兰阴性细菌。克林霉素可以很好地进入组织,口服治疗可以持续数周。

深部感染开始时应从静脉给药,以后再口服维持用药数周(最长达 12 周),特别是在有不可能清除感染组织的情况下,可口服广谱抗生素 3～6 个月。在临床的基础上,结合一系列 X 线片来了解治疗的效果,深部感染可能需要外科引流,包括切除感染的骨组织和截肢。

3. 外科局部治疗 积极的局部外科清创是坏疽创面能否治愈的关键。清创的原则是:在全身及局部血循环及微循环得以改善、急性炎症得以控制后,采用蚕食的方法,清除一切坏死组织,否则易致感染扩散。湿性浅表病灶，必须每日清除分泌物；深部病灶要注意保持窦道引流通畅，且不要过分冲洗，以防细菌沿肌腱、肌膜间隙蔓延扩展。伤口清洗可用 3％过氧化氢溶液（双氧水）、生理盐水。伤口清洗干净后可采用庆大霉素、甲硝唑（灭滴灵）、山莨菪碱或胰岛素湿敷，每日 4 次。维持伤口的湿性环境，手术后考虑真空装置负压封闭引流治疗可以加速术后伤口的愈合（图 16～图 21）。有条件的医院或患者可根据创面的具体情况选择适当的辅料，如生物活性产品（胶原蛋白、生长因子、生物工程组织）应用于神经性溃疡；系统性高压氧治疗；含有阳离子或其他抗菌药物的辅料。

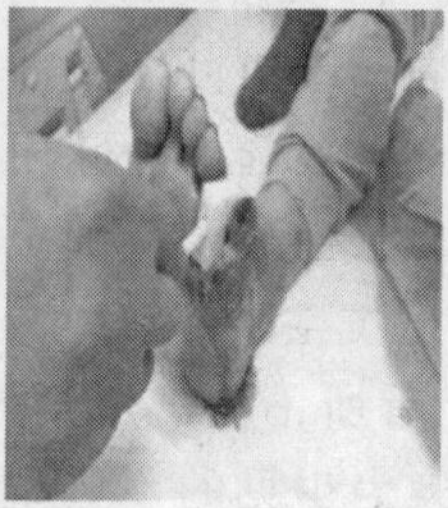
图16

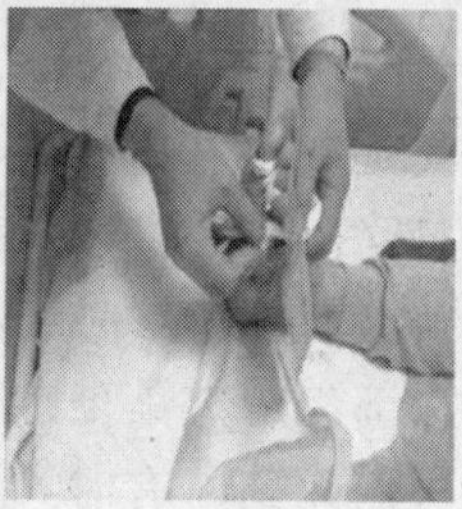
图17

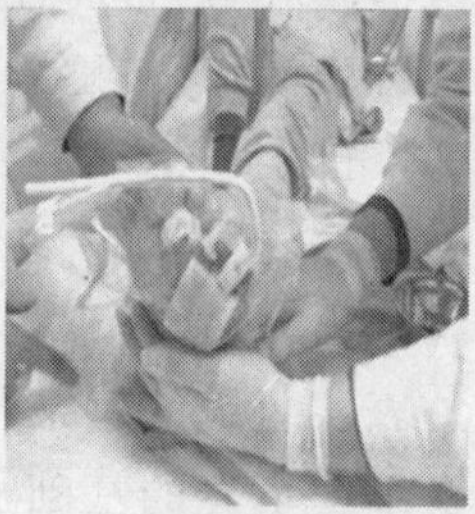
图18

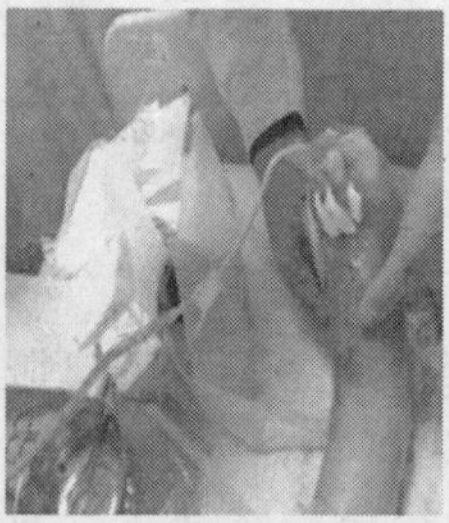
图19

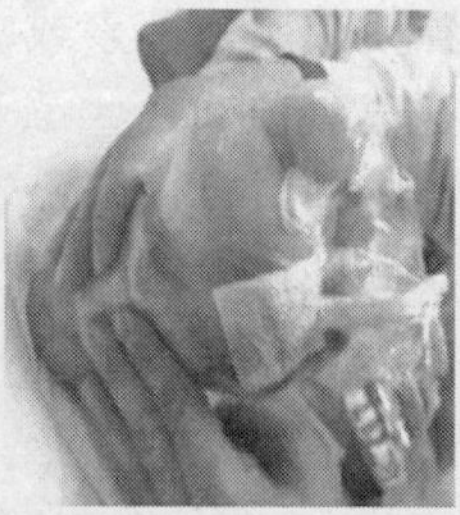
图20

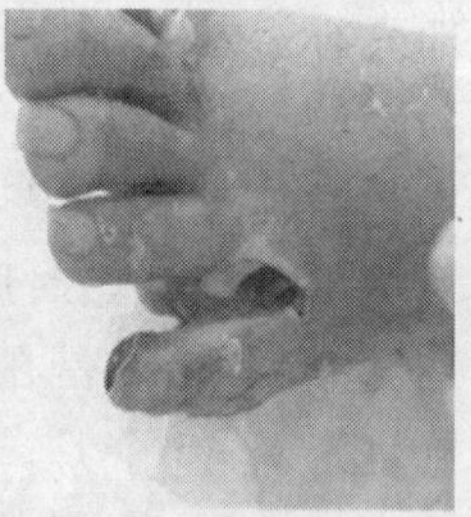
图21

注：图 16～20 为负压封闭引流操作过程，图 21 为糖尿病足

4. 糖尿病足潜在的心脏危险 近年来，糖尿病足患者在住院期间发生无痛性心肌梗死、心律失常和猝死的情况时有发生。糖

尿病足患者的心脏问题逐渐得到相关科室的重视。

(1)糖尿病足会掩盖心脏的问题

①糖尿病足是糖尿病极为严重的并发症之一，所以当糖尿病患者出现糖尿病足时，情绪会变得紧张，会把主要治疗精力放在糖尿病足上，而忽略其他病症。

②糖尿病足造成的足部缺血和溃疡，会使患者的基本活动减少，所以伴有心力衰竭患者活动后气急症状不明显，容易被忽视。

③足部溃疡和肾功能异常导致的低蛋白血症会引起足踝部甚至全身水肿、肺部湿啰音，而心功能不全患者也会导致身体水肿、肺部湿啰音等症状，因为患者可能会把注意力放到糖尿病足上，而忽视心功能不全问题。

(2)糖尿病足会影响心脏健康

①在糖尿病足溃疡治疗过程中，由于血管活性药物的使用、心肌收缩力因心肌病变较差、营养物质与补液的增加，可能会使心功能异常加重，甚至诱发急性全心衰竭。所以说，糖尿病患者如果在糖尿病足诊治过程中，出现胸闷、心悸与气急，或心脏不舒服的症状，一定要与医生沟通，以免心脏问题进一步加重。

②当糖尿病患者在足部严重感染、全身情况差时，心率多呈窦性心动过速，这时病情危重，自主神经病变检查无法进行。但当足病变情况改善，感染控制，代谢改善，心率仍大于 90 次/分钟，应高度怀疑心脏自主神经病变。

③糖尿病足患者发生下肢血管病变的概率很高，而实际上，患者的全身血管都有可能存在问题，包括心脏。所以，当糖尿病患者出现足部病变，就要考虑自身是否存在冠状动脉问题。

(二)糖尿病性下肢动脉粥样硬化的预防用药

糖尿病患者下肢动脉病变通常是指下肢动脉粥样硬化性病变(表 32)。下肢动脉粥样硬化性病变的患病率随年龄的增高而增加，糖尿病患者发生下肢动脉粥样硬化性病变的危险性较非糖尿病患者增加2倍。对机体的危害除了导致下肢缺血性溃疡和截肢外，更重要的是这些患者心血管事件风险明显增加和有更高的死亡率。下肢动脉粥样硬化性病变患者的主要死亡原因是心血管事件，在确诊1年后心血管事件发生率达21.1%，与已发生心脑血管病变者再次发作风险相当。

表32　下肢动脉粥样硬化性病变的Fontaine's分期

分　期	临床评估
Ⅰ	无症状
Ⅱa	轻度间歇性跛行
Ⅱb	中度至中度间歇性跛行
Ⅲ	缺血性静息痛
Ⅳ	缺血性溃疡或坏疽

糖尿病性下肢动脉粥样硬化性病变的规范化治疗包括三个部分：即一级预防——防止或延缓下肢动脉粥样硬化性病变的发生。二级预防——缓解症状，延缓下肢动脉粥样硬化性病变的进展。三级预防——血循重建，降低截肢和心血管事件发生。

1. 一级预防　严格控制导致糖尿病患者下肢动脉粥样硬化性病变发生的危险因素，即纠正不良生活方式，如戒烟、限酒、控制体重，严格控制血糖、血压、血脂。血糖控制目标为餐前血糖在4.4～7.2毫摩/升，餐后血糖在＜10毫摩/升，糖化血红蛋白(HbA1c)＜7%。血压控制目标为140/80毫米汞柱；血脂控制目标为低密度脂蛋白胆固醇＜2.6毫摩/升。年龄在50岁以上的糖尿病患者，尤其是合并多种心血管危险因素者，都应该口服阿司匹林以预防心血管事件。对于阿司匹林过敏者或合并有溃疡者，可服用氯吡格雷(参阅本章第二部分)。

2. 二级预防　在一级预防的基础上，对于有症状的下肢动脉粥样硬化性病变患者，建议应用小剂量阿司匹林，剂量为75～100毫克/日；同时，指导患者运动康复锻炼，时间至少持续3～6个月，以及给予相应的抗血小板药物、他汀类降脂药、血管紧张素转换酶抑制剂、血管扩张药物及抗凝药物治疗。

对于间歇性跛行患者，除上述治疗外，尚需使用血管扩张药物。目前所用的血管扩张药主要有脂微球包裹前列地尔、贝前列素钠、西洛他唑、盐酸沙格雷酯、萘呋胺、丁咯地尔和己酮可可碱等（参阅本章第三部分）。

3. 三级预防　针对慢性严重肢体缺血的患者，即临床上表现为静息痛或缺血性溃疡Fontaine′s分期在3期以上者，应该进行三级预防。其最终目的是减轻缺血引起的疼痛，促进溃疡愈合，避免因肢体坏死而导致的截肢，提高生活质量。

在内科保守治疗无效时，需行各种血管重建手术，包括外科手术治疗和血管腔内治疗，可大大降低截肢率，改善生活质量。外科手术治疗包括动脉内膜剥脱术、人造血管和（或）自体血管旁路术等。血管腔内治疗具有微创、高效、同时治疗多平面病变、可重复性强等优点，是目前下肢动脉粥样硬化性病变的首选治疗方法。

对高危足患者和家属的具体指导如下：

①每天检查足，包括足趾间。如果患者本人不能自行检查，需请他人予以帮助（如果视力受损，糖尿病患者不应自行检查足部）。

②定期洗脚，仔细擦干，特别是足趾间。水温通常低于37℃；不要用加热器或暖水瓶暖脚。

③避免赤足在室内外行走或赤足穿鞋。不应用化学试剂或膏药去除角化组织或胼胝。对于干燥皮肤应使用润滑油和护肤软膏，但不能在足趾间使用。

④每天检查鞋的内部。不要穿过紧、边缘粗糙和接缝不平的鞋。

⑤每天更换袜子。穿接缝向外或没有接缝的袜子，不要穿过

紧的袜子或长袜。

⑥平直地剪趾甲。应由专业人员修剪角化组织和胼胝。

⑦患者应定期让医务人员检查足。如果出现水疱、开裂、割破、抓破或疼痛，患者应立即告知医务人员。

(三)中医辨证论治选用方

本病属于中医“痹证”“疮疡”范畴，临床将本证分为寒湿阻络、血脉瘀阻、湿热壅盛、气血两虚等4型。

1. 寒湿阻络

【主　证】 患肢喜暖怕冷，皮肤苍白，麻木疼痛，遇冷痛剧，间歇性跛行，或有静息痛，舌暗，苔白腻，脉沉细。

【治　法】 温经止痛，祛湿通络。

【方　药】 当归四逆汤加减。当归10克，桂枝6克，白芍12克，细辛3克，川芎12克，牛膝12克，木通6克，延胡索15克，萆薢12克。加减：肢体麻木痛甚者，加炙乳香、没药各6克，桃仁10克，红花10克；肢冷甚者，桂枝改为10克。

【用　法】 每日1剂，水煎2次，滤汁混合，分早、晚2次服。

2. 血脉瘀阻

【主　证】 患肢呈持续性固定部位痛，皮色暗红，皮肤干燥，肌肉萎缩，重者肢端紫黑、干枯、坏死，舌紫暗，脉沉细或细涩。

【治　法】 活血化瘀，通络止痛。

【方　药】 桃红四物汤加味。熟地黄12克，当归10克，赤芍12克，川芎12克，桃仁10克，红花10克，地龙12克，牛膝12克，鸡血藤15克，木瓜12克，丹参15克。加减：疼痛甚者，加延胡索15克，炙乳香、没药各6克。

【用　法】 每日1剂，水煎2次，滤汁混合，分早、晚2次服。

3. 湿热壅盛

【主　证】 患肢局部红肿，按之剧痛，喜凉怕热，或溃烂、浸润蔓延，伴有发热、口干溲赤，舌红，苔黄腻，脉细数。

【治　法】 清热化湿解毒。

【方　药】 黄连解毒汤合四妙勇安汤加减。黄连 6 克，黄芩 12 克，黄柏 12 克，金银花 12 克，玄参 20 克，蒲公英 30 克，紫花地丁 30 克，牡丹皮 12 克，赤芍 12 克，生栀子 10 克，生薏苡仁 30 克，当归 10 克，生甘草 10 克。加减：高热烦渴者，加生石膏 30 克，板蓝根 30 克；疼痛甚者，加延胡索 15 克；高热神昏者，加鲜生地黄 30 克，紫雪散 3 克吞服；成脓破溃者，加炙穿山甲 6 克，皂角刺 10 克。

【用　法】 每日 1 剂，水煎 2 次，滤汁混合，分早、晚 2 次服。

4. 气血两虚

【主　证】 患肢疮口经久不愈，形成窦道，脓汁清稀，淋漓不尽，肉芽暗红或色淡，皮肤干燥，面色萎黄，神疲乏力，心悸气短，舌淡，苔薄，脉沉细无力。

【治　法】 益气养血。

【方　药】 十全大补汤加减。熟地黄 12 克，当归 10 克，白芍 10 克，川芎 10 克，党参 12 克，白术 10 克，茯苓 12 克，黄芪 20 克，蒲公英 30 克，苍术 10 克，黄柏 12 克，生甘草 6 克。加减：脓液较多者，加穿山甲 6 克，皂角刺 10 克。

【用　法】 每日 1 剂，水煎 2 次，滤汁混合，分早、晚 2 次服。

（四）中成药的选用

复春片

【方　药】 乳香、没药、郁金等。

【功　效】 活血化瘀，行气通络。用于瘀血阻络、肌肤筋脉失养所致的患肢发绀暗红、皮塌肉陷、趺阳脉弱、夜间痛甚者。

【用　法】 片剂，每片 0.3 克。每次 4～8 片，口服，每日 3 次。

阳和丸

【方　药】 熟地黄、鹿角胶、肉桂、麻黄、炮姜、白芥子、甘草。

【功　效】温阳补血，散寒行滞，消痰通络。用于阳气不足、营血失养、痰凝血滞所致的肢体麻木、肢端肤色苍白、间歇性跛行、趺阳脉弱或消失、晚期趾（指）坏死干脱者。

【用　法】蜜丸，每丸 3 克。每次服 2 丸，每日 2～3 次。疮疡红肿热痛，属阳证、实证，阴虚有热或寒化为热者忌用。

如意金黄散

【方　药】大黄、黄柏、姜黄、白芷、天花粉、生天南星、生苍术、生川厚朴、陈皮、生甘草。

【功　效】清火消肿，散瘀止痛。用于热毒蕴结所致肢体红肿疼痛、不能活动、伴有恶寒壮热者。

【用　法】散剂，每袋 15 克。外用，取适量茶水或食醋调成糊状外涂，也可用 80% 凡士林调成软膏外涂。已溃之疮口，阴疽者忌用。

九圣散

【方　药】黄柏、苍术、青黛、乳香、没药、红粉、紫苏叶、薄荷、苦杏仁。

【功　效】清热利湿，解毒。用于湿热毒邪所致下肢皮肤红肿、疼痛，继而破溃、脓水淋漓、久不愈合者。

【用　法】散剂，每袋 12 克。外用，用凉开水或茶水调适量药粉为糊状外涂，每日 1 次。切忌入口。

生肌玉红膏

【方　药】甘草、白芷、当归、紫草、香油、白蜡、血竭、轻粉。

【功　效】解毒消肿，生肌止痛。用于热毒内蕴所致患肢红肿热痛、溃烂流脓、久不收口者。

【用　法】软膏剂，每盒 12 克。外用，每日 1 次。

第九章 糖尿病慢性并发症

一、糖尿病并发高血压

高血压是糖尿病常见的并发症或伴发病之一。其发病率远较非糖尿病患者为高,这是世界各国所公认的现象。我国高血压在糖尿病人群中的患病率是40%～55%(1994年全国22万人群调查为55%,首钢3万人调查为38%),与发达国家(40%～60%)相似。1型糖尿病患者出现的高血压常与肾脏损害加重相关,而2型糖尿病患者合并高血压通常是多种心血管代谢危险因素并存的表现,高血压可出现在糖尿病发生之前。糖尿病患者的高血压不仅发病率高,而且发病早。无论男女患者,发病率随着年龄的增长、病程的延长而增高,但年龄以41～50岁组为最高,发病率可高达73.7%左右。

高血压也是糖尿病心血管和微血管并发症的重要危险因素。糖尿病合并高血压的心血管风险是非糖尿病人高血压的2倍。血压≥120/70毫米汞柱与糖尿病心血管事件和死亡持续相关。英国糖尿病前瞻性研究(UKPDS)显示,收缩压每下降10毫米汞柱,糖尿病相关的任何并发症、死亡、心肌梗死、微血管并发症均可以下降10%以上;降血压治疗对微血管的益处好于对大血管并发症。有研究表明,降压治疗可以减少糖尿病的心血管风险达74%;多组大型研究还证实,糖尿病病人的降血压治疗效果优于非糖尿病。

由于糖尿病对血管病变的影响,增加了高血压并发其他疾病,尤其是视网膜病变、脑血管病变、冠心病、心力衰竭和肾硬化等的危险性，因此，在糖尿病性高血压的早期阶段，就应加强病情的控制。

(一)危险分层与降压药物治疗原则

1. 高血压的危险分层 高血压患者的治疗决策不仅根据血压水平(表33)，还要根据以下诸方面：①其他危险因素。②靶器官损害。③并存临床情况，如心、脑血管病，肾病及糖尿病。④患者个人情况及经济条件等。为了便于危险分层，WHO/ISH 指南委员会根据“佛明翰心脏研究”观察对象10年心血管病死亡，非致死性卒中和非致死性心肌梗死的资料，计算出几项危险因素合并存在时对以后心血管事件绝对危险的影响(表34，表35)。

表33 血压水平的定义和分类

类别	收缩压(毫米汞柱)	舒张压(毫米汞柱)
正常血压	<120	<80
正常高值	120～139	80～89
高血压：	≥140	≥90
1级高血压(轻度)	140～159	90～99
2级高血压(中度)	160～179	100～109
3级高血压(重度)	≥180	≥110
单纯收缩期高血压	≥140	<90

注：若患者的收缩压与舒张压分属不同的级别时，则以较高的分级为准。单纯收缩期高血压也可按照收缩压水平分为1、2、3级。

表 34 影响预后的因素

心血管病的危险因素	靶器官的损害（TOD）	糖尿病	并存的临床情况（ACC）
·收缩压和舒张压水平(1～3 级)	·左心室肥厚	空腹血糖≥7.0mmol/L	·脑血管病
·男性>55 岁	心电图	(126mg/dL)	缺血性卒中
·女性>65 岁	超声心动图:LVMI	餐后血糖≥11.1mmol/L	脑出血
·吸烟	或 X 线	(200mg/dL)	短暂性脑缺血发作
·血脂异常	·动脉壁增厚		·心脏疾病
TC≥5.7mmol/L	颈动脉超声 IMT ≥0.9mm		心肌梗死史
(220mg/dL)	或动脉粥样硬化性斑块的超声表现		心绞痛 V
或 LDL-C>3.6mmol/L			冠状动脉血运重建
(140mg/dL)	·血清肌酐轻度升高		充血性心力衰竭
或 HDL-C<1.0mmol/L	男性 115～133mmol/L		·肾脏疾病
(40mg/dL)	(1.3～1.5md/dL)		糖尿病肾病
·早发心血管病家族史	女性 107～124mmol/L		肾功能受损(血清肌酐)
一级亲属,发病年龄<50 岁	(1.2～1.4mg/dL)		男性>133mmol/L
·腹型肥胖或肥胖	·微量白蛋白尿		(1.5mg/dL)
腹型肥胖 * WC 男性≥85cm	尿白蛋白 30～300mg/24h		女性>124mmol/L
女性≥80cm	白蛋白/肌酐比:		(1.4md/dL)
肥胖 BMI≥28kg/m^2	男性≥22mg/g		蛋白尿(>300mg/24h)

续表

心血管病的危险因素	靶器官的损害（TOD）	糖尿病	并存的临床情况（ACC）
·缺乏体力活动	(2.5mg/mmol) 女性≥31mg/g (3.5mg/mmol)		·外周血管疾病
·高敏C反应蛋白≥3mg/L或C反应蛋白≥10mg/L			·视网膜病变：出血或渗出，视盘水肿

注：TC：总胆固醇；LDC-C：低密度脂蛋白胆固醇；HDL-C：高密度脂蛋白胆固醇；LVMI：左室质量指数；IMT：颈动脉内膜中层厚度；BMI：体重指数；WC：腰围。＊为中国肥胖工作组标准

表34列出了危险分层中常用的危险因素、靶器官损害、糖尿病和并存的临床情况。糖尿病被列在单独一栏，主要是为了强调它作为危险因素的重要性，与非糖尿病病人相比，至少使危险增加了1倍。

表35　按危险分层、量化估计预后

其他危险因素和病史	血压（毫米汞柱）		
	1级高血压 收缩压140～159 或舒张压90～99	2级高血压 收缩压160～179 或舒张压100～109	3级高血压 收缩压≥180 或舒张压≥110
Ⅰ无其他危险因素	低危	中危	高危
Ⅱ 1～2个危险因素	中危	中危	很高危
Ⅲ≥3个危险因素	高危	高危	很高危
靶器官损害或糖尿病 Ⅳ并存的临床情况	很高危	很高危	很高危

注：暂沿用1999年指南的危险分层及定义，但量化估计预后应根据我国队列人群10年心血管发病的绝对危险，若按低危患者＜15％、中危患者15％～20％、高危患者20％～30％、很高危患者＞30％，作为中国人的标准，将高估我国人群的危险，故尚待对上述标准进行评估，以最终确定适合我国的危险度的定义

(1)按危险度将患者分为4组

①低危组。男性年龄<55岁、女性年龄<65岁,高血压1级、无其他危险因素者,属低危组。典型情况下,10年随访中患者发生主要心血管事件的危险<15%。

②中危组。高血压2级或1~2级同时有1~2个危险因素,病人应否给予药物治疗,开始药物治疗前应经多长时间的观察,医生需予以十分缜密的判断。典型情况下,该组患者随后10年内发生主要心血管事件的危险为15%~20%,若患者属高血压1级,兼有一种危险因素,10年内发生心血管事件危险约15%。

③高危组。高血压水平属1级或2级,兼有3种或更多危险因素,患糖尿病或靶器官损害或高血压水平属3级但无其他危险因素患者属高危组。典型情况下,他们随后10年间发生主要心血管事件的危险为20%~30%。

④很高危组。高血压3级同时有1种以上危险因素或兼患糖尿病或靶器官损害,或高血压1~3级并有临床相关疾病。典型情况下,随后10年间发生主要心血管事件的危险最高,达≥30%,应迅速开始最积极的治疗。

检查病人及全面评估其总危险谱后,判断病人属低危.中危、高危或很高危。

● 高危及很高危病人:无论经济条件如何,必须立即开始对高血压及并存的危险因素和临床情况进行药物治疗。

● 中危病人:先观察患者的血压及其他危险因素数周,进一步了解情况,然后决定是否开始药物治疗。

● 低危病人:观察患者相当一段时间,然后决定是否开始药物治疗。

治疗方针既定,医生应为每例病人制定具体的全面治疗方案,监测病人的血压和各种危险因素。

(2)改善生活方式:所有病人,包括需予药物治疗的病人均应改善生活方式。

(3)药物治疗:降低血压,控制其他危险因素和临床情况。

2. 治疗原则 从当前的认识,高血压时的降低血压应采取以下原则。

(1)小剂量开始:采用较小的有效剂量以获得可能有的疗效而使不良反应最小,如有效而不满意,可逐步增加剂量以获得最佳疗效。

(2)优先选用长效制剂:为了有效地防止靶器官损害,要求每天24小时内血压稳定于目标范围内,如此可以防止从夜间较低血压到清晨血压突然升高而致猝死、卒中或心脏病发作。要达到此目的,最好使用一天1次给药而有持续24小时作用的药物。其标志之一是降压谷峰比值>50%,此类药物还可增加治疗的依从性。

(3)联合用药:只有30%~40%的高血压患者服用一种降压药就能降压达标,约有70%的患者需联合应用两种或两种以上作用机制不同的降压药才能降压达标。降压药物小剂量联合,具有降压机制互补,降压疗效叠加,互相抵消或减轻不良反应的优点。为使降压效果增大而不增加不良反应,用低剂量单药治疗疗效不满意的可以采用两种或多种降压药物联合治疗。事实上,2级以上高血压为达到目标血压常需降压药联合治疗。联合用药,既可以服用多种降压药,也可服用单片复方制剂(SPC)。

(4)个体化:患者的体质各有差异,高血压的发病机制不同,一类药物对部分患者有效,对另一部分患者也许并不适宜。因此,不能机械地照搬他人有效的药物治疗方案。应由医生根据患者的具体情况(如年龄、血压升高的类型与幅度、有无并发症或并存的疾病等)量身定制适宜的降压方案。

糖尿病并发高血压的患者收缩压控制目标应该<140毫米汞柱,舒张压应控制在<80毫米汞柱。部分患者,如年轻没有并发症的患者在没有明显增加治疗负担的情况下,可将收缩压控制在

<130毫米汞柱。糖尿病患者就诊时应当常规测量血压以早期发现新的高血压患者和评价已诊断高血压患者的血压控制情况。我国糖尿病患者中高血压的知晓率、治疗率和控制率均处于较低水平，提高这“三率”是防治糖尿病高血压的主要任务。

生活方式的干预是控制高血压的重要手段，主要包括健康教育、合理饮食、规律运动、戒烟限盐、控制体重、限制饮酒、心理平衡等。

对糖尿病患者血压增高的初始干预方案应视血压水平而定。糖尿病患者的血压水平如果超过120/80毫米汞柱，即应开始生活方式的干预以减低血压和预防高血压的发生。血压≥140/80毫米汞柱者可考虑开始降压治疗。糖尿病患者收缩压≥160毫米汞柱时必须启动降压治疗。

(二)各类降压药物的适应证与禁忌证

糖尿病并发高血压选用降压药物治疗适应证与禁忌证见表36。

表36　主要降压药物选用的临床参考

类别	适应证	禁忌证	
		强制性	可能
利尿药(噻嗪类)	充血性心力衰竭，老年高血压单纯收缩期高血压	痛风	妊娠
利尿药(袢利尿药)	肾功能不全，充血性心力衰竭		
利尿药(抗醛固酮药)	充血性心力衰竭，心肌梗死后	肾衰竭，高血钾	
β受体阻滞剂	心绞痛，心肌梗死后，快速心律失常，充血性心力衰竭，妊娠	2～3度房室传导阻滞，哮喘，慢性阻塞性肺病	周围血管病 糖耐量减低 经常运动者

续表

类别	适应证	禁忌证	
		强制性	可能
钙拮抗剂(二氢吡啶)	老年高血压,周围血管病,妊娠,单纯收缩期高血压,心绞痛,颈动脉粥样硬化		快速心律失常,充血性心衰
钙拮抗剂	心绞痛,颈动脉粥样硬化	2～3度房室传导阻滞	
(维拉帕米,地尔硫䓬)	室上性心动过速	充血性心力衰竭	
血管紧张素转换酶抑制剂	充血性心力衰竭,心肌梗死后	妊娠,高血钾	
	左室功能不全,非糖尿病肾病	双侧肾动脉狭窄	
	1型糖尿病肾病,蛋白尿		
血管紧张素Ⅱ受体拮抗剂	2型糖尿病肾病,蛋白尿	妊娠,高血钾	
	糖尿病微量白蛋白尿,左室肥厚,ACEI所致咳嗽	双侧肾动脉狭窄	
α-受体阻滞剂	前列腺增生,高血脂	体位性低血压	充血性心衰

(三)降压药物的临床应用

当前常用于降压的药物主要有以下6类,即利尿剂、β受体阻滞剂、α受体阻滞剂、血管紧张素转换酶抑制剂(ACEI)、血管紧张素Ⅱ受体阻滞剂(ARB)、钙拮抗剂。目前,在我国常用的降压药如下(表37)。

表37 降压药用法与不良反应

口服降压药物	每天剂量(mg)	服药次数	主要不良反应
利尿药			
噻嗪类利尿药			血钾减低,血钠减低,血尿酸升高
氢氯噻嗪	6.25～25	1	
氯噻酮	12.5～25	1	
吲哒帕胺	0.625～2.5	1	
吲哒帕胺缓释片	1.5	1	
袢利尿药			血钾减低
呋塞米	20～80	2	
保钾利尿药			血钾增高
阿米洛利	5～10	1～2	
氨苯蝶啶	25～100	1～2	
醛固酮受体拮抗剂			血钾增高
螺内酯	25～50	1～2	
β-受体阻滞剂			支气管痉挛,心功能抑制
普萘洛尔	30～90	2～3	
美托洛尔	50～100	1～2	
阿替洛尔	12.5～50	1～2	
倍他洛尔	5～20	1	
比索洛尔	2.5～10	1	
α-、β-受体阻滞剂			体位性低血压,支气管痉挛
拉贝洛尔	200～600	2	
卡维地洛	12.5～50	2	
阿罗洛尔	10～20	1～2	

续表

口服降压药物	每天剂量(mg)	服药次数	主要不良反应
血管紧张素转换酶抑制剂			咳嗽,血钾升高,血管性水肿
卡托普利	25～100	2～3	
依那普利	5～40	2	
贝那普利	5～40	1～2	
赖诺普利	5～40	1	
雷米普利	1.25～20	1	
福辛普利	10～40	1	
西拉普利	2.5～5	1	
培哚普利	4～8	1	
喹那普利	10～40	1	
群多普利拉	0.5～4	1	
地拉普利	15～60	2	
咪哒普利	2.5～10	1	
血管紧张素受体拮抗剂			血钾升高,血管性水肿(罕见)
氯沙坦	25～100	1	
缬沙坦	80～160	1	
厄贝沙坦	150～300	1	
坎地沙坦	8～32	1	
替米沙坦	20～80	1	
奥美沙坦	20～40	1	
钙拮抗剂			
二氢吡啶类			水肿,头痛,潮红
氨氯地平	2.5～10	1	

续表

口服降压药物	每天剂量(mg)	服药次数	主要不良反应
非洛地平	2.5～20	1	
尼卡地平	60～90	2	
硝苯地平	10～30	2	
缓释片	10～20	2	
控释片	30～60	1	
尼群地平	20～60	2	
尼索地平	10～40	1	
拉西地平	4～6	1	
乐卡地平	10～20	1	
非二氢吡啶类			房室传导阻滞,心功能抑制
维拉帕米	90～180	3	
地尔硫䓬	90～360	3	
α-受体阻滞药			体位性低血压
多沙唑嗪	1～16	1	
哌唑嗪	2～20	2～3	
特拉唑嗪	1～20	1～2	
中枢作用药物			
利舍平	0.05～0.25	1	鼻充血,抑郁,心动过缓,消化溃疡病
可乐定	0.1～0.8	2～3	低血压
可乐定贴片	0.25	1/周	皮肤过敏
甲基多巴	250～1000	2～3	肝功能损害,免疫失调
莫索尼定	0.2～0.4	1	镇静
雷美尼定	1	1	心悸,乏力

续表

口服降压药物	每天剂量(mg)	服药次数	主要不良反应
直接血管扩张药			
米诺地尔	5～100	1	多毛症
肼屈嗪	25～100	2	狼疮综合征
高血压急症静脉注射用降压药：			

降压药	剂量	起效	持续	不良反应
硝普钠	0.25～10mg/kg/minIV	立即	1～2分	恶心、呕吐、肌颤、出汗
硝酸甘油	5～100ug/minIV	2～5分	5～10分	头痛、呕吐
酚妥拉明	5～15mgIV	1～2分	10～30分	心动过速、头痛、潮红
尼卡地平	5～15mg/hrIV	5～10分	1～4小时	心动过速、头痛、潮红
艾司洛尔	250～500mg/kg/minIVbolus 此后50～100ug/kg/minIV	1～2分	10～20分	低血压，恶心
乌拉地尔	10～50mgIV	15分	2～8小时	头晕，恶心，疲倦
地尔硫䓬	10mg，或5～15mg/kg/minIV			低血压，心动过缓
二氮嗪	0.2～0.4g/次IV	1分	1～2小时	血糖过高，水钠潴留
利血平	0.5～1.0mgIM或IV	1～2小时	4～6小时	

注：以上药物剂量及次数仅供参考，实际使用时详见有关药品说明书

大多数慢性高血压病人应该在几周内逐渐降低血压至目标水

平，这样对远期事件的减低有益。

推荐应用长作用制剂，其作用可长达24小时，每日服用1次，这样可以减少血压的波动、降低主要心血管事件的发生危险和防治靶器官损害，并提高用药的依从性。强调长期有规律的抗高血压治疗，达到有效、平稳、长期控制的要求。根据基线血压水平、有无靶器官损害和危险因素，选用单药治疗或联合治疗。

1. 单药治疗 起始时用低剂量单药，如血压不能达标，增加剂量至足量或换用低剂量的另一种药物，如仍不能使血压达标，则将后一种药物用至足量，或改用联合药物治疗。起始用低剂量单药的优点是可以了解病人对各种药物的疗效和耐受性的反应，但需要时间。

2. 联合治疗 起始即联合应用低剂量两种药物，如血压不能达标，可将其中药物的剂量增至足量，或添加低剂量第三种药物，如血压仍不能达标，将三种药物的剂量调至有效剂量。联合用药的目的是希望有药物协同治疗作用而相互抵消不良作用，固定的复方制剂虽不能调整个别药物的剂量，但使用方便，有利于提高治疗依从性。

3. 6类主要降压药 利尿剂、β-受体阻滞剂、α-受体阻滞剂、血管紧张素转换酶抑制剂（ACEI）、血管紧张素Ⅱ受体拮抗剂（ARB）、钙拮抗剂，都可以作为降压治疗的起始用药和维持用药（图22）。

糖尿病患者降压药物选择时应综合考虑疗效、心肾保护作用、安全性和依从性，以及对代谢的影响等因素。降压治疗的获益主要与血压控制本身相关。供选择的药物主要有ACEI、ARB、钙拮抗剂、利尿药、β-受体阻滞剂、α-受体阻滞剂等，其中ACEI或ARB为首选药物。为达到降压目标，通常需要多种降压药物联合应用。联合用药推荐以ACEI或ARB为基础的降压药物治疗方案，可以联合使用钙拮抗剂、吲哒帕胺类药物、小剂量噻嗪类利尿药或小剂

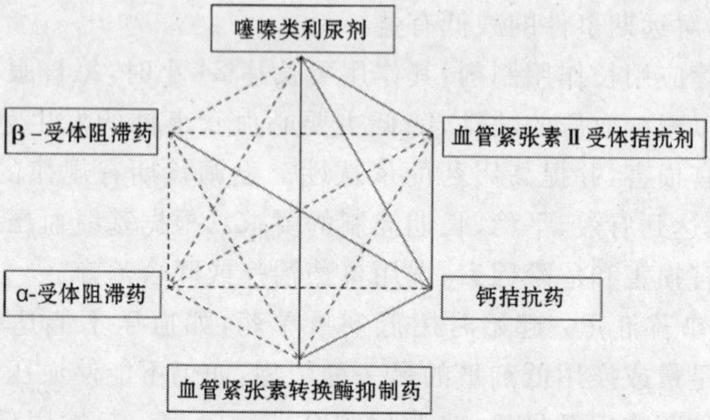

图 22　常用六种降压药物联合用药

量选择性β受体阻滞剂。

4. 糖尿病合并高血压危象的处理　高血压急症病人应进入加强监护室，持续监测血压和尽快应用适合的降压药。

降压目标是静脉输注降压药，1 小时使平均动脉血压迅速下降但不超过 25%，在以后的 2～6 小时内血压降至 160/100～110 毫米汞柱。血压过度降低可引起肾、脑或冠脉缺血。如果这样的血压水平可耐受的和临床情况稳定，在以后 24～48 小时逐步降低血压达到正常水平。下列情况应除外：急性缺血性卒中——没有明确临床试验证据要求立即抗高血压治疗；主动脉夹层应将收缩压迅速降至 100 毫米汞柱左右(如能耐受)。

有些高血压急症患者用口服短效降压药可能有益，如卡托普利、拉贝洛尔、可乐定。

急症常用降压药有硝普钠(静脉)，尼卡地平、乌拉地尔、二氮嗪，肼苯达嗪、拉贝洛尔、艾司洛尔、酚妥拉明等。

硝普钠属于硝基血管扩张药物，所含“亚硝基”在血管平滑肌内代谢产生一氧化氮(NO)，直接松弛小动脉和小静脉的平滑肌。此药对动、静脉的扩张强度是均衡的，扩张毛细血管减少回心血量，从而减少心脏的前后负荷。其“亚硝基”决定了其“见不得光”，储存及使用的时候均必须避光。给药仅用于静脉滴注，成人开始每分钟按体重 0.5 微克/千克。根据治疗反应以每分钟 0.5 微克/千克递增，逐渐调整剂量，常用剂量为每分钟 3 微克/千克，极量为每分钟 10 微克/千克。总量为按体重 3.5 毫克/千克。偶尔产生耐药，视为氰化物中毒的先兆，减慢滴速后即可消失。

5. 糖尿病性高血压的用药注意事项

(1)糖尿病与高血压均需长期终身治疗。从实际出发，宜选用降压作用温和、缓慢、持久、不良反应少而便于应用的药物。

(2)卧位高血压，体位性低血压者(即糖尿病性自主神经病变的高血压)，可穿高筒弹力袜或弹力腹带，平卧须睡高枕(20～50厘米)。如站起时血压正常，仅卧位时偏高，可以不用药物治疗。

(3)除少数高血压急诊外，降压不宜过快、过猛，宜在 18.6～20.0/12.0～13.3 千帕(145～150/90～80 毫米汞柱)，以免发生心、脑、肾等并发症。

(4)降压疗法的药物应从小剂量开始，如无效可加大药量或加用下一级药物。

(5)噻嗪类利尿剂能引起糖耐量减低，可使甘油三酯、总胆固醇、低密度脂蛋白胆固醇、极低密度脂蛋白胆固醇上升；β-受体阻滞剂能使胰岛 β 细胞分泌胰岛素减少，促使糖尿病恶化；并抑制儿茶酚胺的作用，从而加重低血糖反应恢复延迟，还可引起甘油三酯上升，高密度脂蛋白胆固醇下降，应用时应注意。

(6)噻嗪类利尿剂都可引起低血钾症，反之，保钾利尿剂与血管紧张素转换酶抑制剂可引起高血钾症。血钾过低与过高均可使心肌受损，甚者引起心律失常而猝死。

(四)中医辨证论治选用方

本证属于中医“头痛”“眩晕”“肝风”等范畴。依据其主要症状，临床可分为以下4型。

1. 肝阳上亢

【主　证】 头晕头痛，面部潮红，急躁易怒，口干口苦，大便干燥，少寐多梦，舌质红，苔黄，脉弦。

【治　法】 平肝潜阳，清热降火。

【方　药】 龙胆泻肝汤加减。龙胆草12克，黄芩10克，栀子12克，菊花10克，石决明15克，生地黄15克，牡丹皮10克，珍珠母12克，大黄(后下)4克，生牡蛎(先煎)30克，生龙骨(先煎)30克，泽泻10克。加减：肢体麻木者，加广地龙10克；头项强痛者，加葛根12克；必要时加羚羊角粉1.5克冲服，以增强清热息风之力。

【用　法】 水煎，每日1剂，分2次服用。

2. 阴虚阳亢

【主　证】 头晕头痛，头重脚轻之感，失眠健忘，耳鸣眼花，腰酸膝软，五心烦热，心悸多梦，舌质红，苔薄黄，脉细数。

【治　法】 滋阴平肝，清心安神。

【方　药】 天麻钩藤饮合杞菊地黄汤加减。天麻10克，钩藤15克，生石决明20克，黄芩10克，菊花10克，生地黄2克，枸杞子10克，牡丹皮10克，泽泻10克，葛根12克，麦冬12克，茯神15克。加减：腰痛甚者，加杜仲10克；口干者，加石斛10克，天花粉12克。

【用　法】 水煎，每日1剂，分2次服用。

3. 肝肾阴虚

【主　证】 头晕眼花，目涩而干，耳鸣，乏力，腰酸膝软，夜尿频数，五心烦热，遗精早泄，舌红，少苔，脉细数。

【治　法】 滋阴清热，益肝补肾。

【方　药】 知柏地黄汤加味。知母12克，黄柏10克，生地黄15克，山茱萸10克，山药10克，泽泻10克，茯苓15克，牡丹皮10

克，枸杞子12克，覆盆子10克，决明子12克，女贞子10克，远志10克。加减：急躁易怒者，加栀子12，龙胆草10；失眠多梦者，加柏子仁10克。

【用　法】 水煎，每日1剂，分2次服用。

4. 阴阳两虚

【主　证】 头晕头痛，心悸耳鸣，失眠多梦，腰膝酸软，肢冷麻木，腹胀腹泻，阳痿早泄，舌质淡，苔少，脉弦细或结代。

【治　法】 滋阴潜阳。

【方　药】 酸枣仁汤加味。炒酸枣仁15克，知母12克，炙甘草6克，柏子仁5克，白芍10克，川芎10克，五味子10克，枸杞子10克，白术10克，茯苓12克，淫羊藿10克，巴戟天10克。加减：口燥咽干者，加玉竹12克，石斛10克；腹胀甚者，加青皮、陈皮各12克，枳壳10克。

【用　法】 水煎，每日1剂，分2次服用。

(五)中成药的选用

降压丸

【方　药】 珍珠母、龙胆草、夏枯草、槐米、生地黄、牛膝。

【功　效】 滋阴平肝，降压。用于阴虚阳亢所致的头晕、头痛之患者。

【用　法】 每丸6克，每服1丸，每日3次。

降压冲剂

【方　药】 臭梧桐、罗布麻、钩藤、野菊花、吴茱萸、槐米。

【功　效】 清热平肝，降压。用于阴虚内热所致的头晕头痛、烦躁易怒之患者。

【用　法】 每袋18克，每次服1袋，每日2～3次。

降压片

【方　药】 黄芩、决明子、山楂、桑寄生、臭梧桐、桑白皮、地龙。

【功　效】 滋阴平肝，降压。用于阴虚阳亢所致头晕、头痛、五心烦热之患者。

【用　法】 每片 0.5 克，每次服 2～4 片，每日 2～3 次。

脉君安

【方　药】 葛根、钩藤等组成。

【功　效】 平肝熄风，解肌止痛，降压。用于肝肾阴虚、肝阳上亢、肝风上扰所致颈项强痛、头晕、头痛之患者。

【用　法】 每片 0.3 克，每次 4～5 片，每日 3～4 次。

芩钩降压片

【方　药】 黄芩、钩藤、决明子。

【功　效】 泻火降压。用于肝火所致头晕、头痛之患者。

【用　法】 每片 0.3 克，每次服 4～5 片，每日 3 次。

除了上述的中成药外，还有牛黄降压丸、罗布麻片、夏枯草降压片、降压膏、菊明降压片、大蓟降压片、罗布麻降压茶等。

(六)单味中药的选用

1. 地龙(别名蚯蚓) 清热，定惊，止喘，利尿。本品含黄嘌呤和地龙 B_1，经试验有解热、降压、舒张支气管、解除痉挛作用。主要降压机制为作用于中枢神经系统，使内脏血管扩张，起到镇静、抗惊厥、血压下降的作用。每日 5～10 克，水煎服，与臭梧桐配伍有协同作用。

2. 旱芹菜 具有抗肾上腺素作用。其作用机制为阻止条件反射性兴奋与抑制冲动而产生降压作用，对肾性高血压有效。每日 6～10 克，水煎服。

3. 防己甲素　消炎，镇痛，扩张冠状动脉。其降压机制为直接反射性扩张血管、抑制血管运动中枢或交感神经系统。每片20毫克，成人每次口服20～40毫克，每日3次，必要时可增加到每次服100毫克，每日3次。

4. 罗布麻叶(别名红麻、野麻)　清热利水，平肝安神。本品含黄酮苷，经试验有强心利尿、降压镇静作用。其作用机制可能是抑制中枢神经系统而使血压下降。每日3～9克。泡水代茶饮。

5. 葛根　发表解肌，解热生津，降压。本品含葛根黄酮。研究认为，葛根与其提取物葛根黄酮能增加脑血流量，对椎-基底动脉循环有改善作用，用于糖尿病性高血压伴头痛、颈项不适者。葛根每日10～30克，水煎服；葛根黄酮每日服1～2克。

6. 中国萝芙木　本品含生物碱(商品名为降压灵)。其降压机制为抑制血管运动中枢。每片含萝芙木生物碱4毫克，每日服3～9片。

7. 黄连　清热燥湿，泻火解毒，降压。通过扩张血管，增加乙酰胆碱作用及阻断交感神经而起降压作用。每日2～10克，水煎服。

8. 黄芩　清热燥湿，泻火解毒，安胎，降压。本品含有黄芩苷，为降压主要成分。每日3～10克，水煎服。

9. 黄柏　清热燥湿，泻火解毒，退虚热，降压，具有直接抑制中枢作用而使血压下降。每日3～10克，水煎服。

此外，紫石英、代赭石、石决明、延胡索、牡丹皮、长春花、猪毛菜、黄瓜等，亦具有降压作用。

二、糖尿病合并血脂代谢异常

糖尿病与血脂异常均为动脉粥样硬化性心血管病(ASCVD)的重要危险因素，二者同时存在时患者心血管风险进一步增高。

糖尿病患者中血脂异常的发生率显著高于一般人群，因此血脂检验应成为所有糖尿病患者的常规检测项目。糖尿病患者每年应至少检查1次血脂{包括低密度脂蛋白胆固醇(LDL-C)、总胆固醇(TCHO)、甘油三酯(TG)及高密度脂蛋白胆固醇(HDL-C)}。接受调脂药物治疗者，根据评估疗效的需要可增加检测次数。

(一)糖尿病血脂代谢异常分型和治疗原则

1. 糖尿病性血脂代谢异常的临床分型

(1)Ⅰ型(高乳糜微粒血症)：乳糜微粒升高，甘油三酯明显升高，胆固醇升高或正常，TCHO/TG＜0.20。

(2)Ⅱ型(高β-脂蛋白血症)：低密度脂蛋白升高，极低密度脂蛋白(前β脂蛋白)升高，胆固醇明显升高，甘油三酯亦升高，TCHO/TG＞1.0。

(3)Ⅲ型(阔β带型)：低密度脂蛋白(β-脂蛋白)升高，胆固醇和甘油三酯明显升高，TCHO/TG＞1.0。

(4)Ⅳ型(高前β脂蛋白血症)：极低密度脂蛋白升高，胆固醇正常或升高，甘油三酯明显升高，TCHO/TG＞0.6或＜1.5。

(5)Ⅴ型(混合型)：乳糜微粒升高，极低密度脂蛋白升高，胆固醇升高，甘油三酯明显升高，TCHO/TG＜0.6。

2. 糖尿病性血脂代谢异常的治疗原则 糖尿病性血脂代谢异常的防治，应采取综合措施。

(1)合理的饮食与运动：无论糖尿病患者血脂检测结果如何，均应为其做出改善生活方式的建议，这对于血脂、血糖及其他心血管危险因素均具有有益影响。

实行低动物脂肪、低胆固醇膳食，限制糖类的摄入，坚持开展适宜本人的体育运动，使血压和体重达到或接近正常水平。

(2)降糖药的应用：应用胰岛素治疗糖尿病对调血脂有很大的影响。1型糖尿病患者经胰岛素治疗后，血脂代谢异常可得到迅速改善。2型糖尿病患者经口服降糖药治疗后，低密度脂蛋白胆固醇及总胆固醇亦下降。可见控制血糖对防治血脂代谢异常是有益的。

(3)降脂药的选择：详见降脂药的选择和临床应用。

(二)调脂药物选择和临床应用

调脂类药物主要是用来降低血液中不良的脂质成分(低密度脂蛋白胆固醇，甘油三酯等)，提高有利的脂质成分(高密度脂蛋白胆固醇)，有助于阻止脂质对血管壁的浸润，保持动脉壁原有斑块的稳定性，防止形成血栓的药物。根据血脂代谢异常的不同类型，选用调脂药物。目前临床用于调脂治疗的药物有如下几类：

1. 他汀类 即3羟基3甲基戊二酰辅酶A(HMG-CoA)还原酶抑制剂。以降低胆固醇和低密度脂蛋白胆固醇为主，也降低甘油三酯并轻度升高高密度脂蛋白胆固醇。此外，他汀类还具有抗炎、保护血管内皮功能等调脂外的作用，故对防止和治疗动脉粥样硬化性疾病发挥了重要的作用。目前国内上市的主要有六种他汀：阿托伐他汀、辛伐他汀、洛伐他汀、普伐他汀、氟伐他汀和瑞舒伐他汀。

《2013年中国2型糖尿病防治指南》对糖尿病患者的血脂管理提出了更积极推荐，所有下列糖尿病患者，无论基线血脂水平如何，应该在生活方式干预的基础上使用他汀类药物：①有明确的脑血管疾病(CVD)。②没有CVD，但年龄>40岁伴有一个或多个CVD危险因素(早发性心血管疾病家族史、高血压、吸烟、血脂紊乱或蛋白尿)。③低风险患者(如无明确CVD且年龄<40岁)，LDL-C>2.6毫摩/升或具有多个CVD危险因素，在生活方式干预基础上，应考虑使用他汀治疗。

应用他汀类药物时应该注意以下几点：

(1)降脂疗效与剂量相关，药物剂量增加1倍，降脂幅度增加

6%左右(TCHO 为 5%,LDL-C 为 7%),故不应为追求降脂效果而一味加大剂量。除长效他汀类(瑞舒伐他汀)外,多数他汀类药物要求睡前服用。

(2)他汀类的主要不良反应

①肝酶升高。0.5%~2%的病例发生丙氨酸氨基转移酶(ALT)和天冬氨酸氨基转移酶(AST)升高,且呈剂量依赖性。他汀类导致肝衰竭者罕见,但胆汁淤积和活动性肝病是该类药物使用的禁忌证。

②肌病。包括肌痛(肌肉疼痛、触痛和无力),肌炎(肌肉症状并伴肌酸激酶升高)和横纹肌溶解(肌肉症状、肌酸激酶显著升高超过正常上限的 10 倍和肌酐升高),后者是最危险的不良反应,严重者可致死亡。为预防相关性肌病的发生,应注意可增加其发生危险的以下几种情况:合用多种药物;围手术期;合用特殊药物或饮食,如贝特类(尤其吉非贝齐)、烟酸(罕见)、环孢霉素、红霉素、克拉霉素、吡咯抗真菌药、奈法唑酮(抗抑郁药)、维拉帕米、胺碘酮,以及大量西柚汁和酗酒;剂量过大。如果在他汀类用药期间出现肌肉症状或排褐色尿(肌红蛋白尿),肌酸激酶升高达 10 倍或以上时,应停用他汀类药物。

他汀类药物的疗效与安全性总评价:他汀类在调脂并减少高危患者的主要缺血性事件发生的作用是十分肯定的,还有很多患者应该使用而未使用他汀类药物;但同时随着药物剂量的增大及(或)其他因素的影响,药物的不良反应也会增多,故还要严格监测,谨慎用药以策安全。

2. 贝特类　又称苯氧芳酸类药物,是指包括吉非贝齐、氯贝丁酯、非诺贝特、苯扎贝特和环丙贝特等在内的一类调脂药物。目前认为,贝特类药物最主要获益的人群是以高甘油三酯、小而密低密度脂蛋白胆固醇升高,高密度脂蛋白胆固醇降低为特征的动脉粥样硬化血脂异常的患者,其临床应用对减少冠心病患者的心血管风险可能有重要意义。近年来研究发现，贝特类药物除了具有调脂作用外，还具有抗炎、降低纤维蛋白原、改善内皮功能、改善胰岛素敏感性等调脂以外的抗动脉粥样硬化作用。贝特类与他汀类不同，通常要求白天服用。

贝特类调脂药物的安全性

(1)贝特类药物常见的不良反应为消化不良，也可引起肝脏转氨酶升高。

(2)应用贝特类药物，肌病、胆石症、静脉血栓形成的发生率＜1.0％。

(3)此类药物通过激活 PPAR-α，导致可逆的血肌酐及同型半胱氨酸水平增高。但大型临床试验中并未发现贝特类药物增加肾衰竭的风险。临床在开始应用贝特类药物时应首先检测血肌酐水平并根据肾功能损害的程度调整剂量。应用贝特类药物过程中，如果患者出现血肌酐水平增高，并已除外其他可导致血肌酐水平增高的原因，贝特类药物应停用或减量。

3. 烟酸 属水溶性 B 族维生素，当用量超过作为维生素使用的剂量时，有明显的调脂作用。烟酸的降脂作用可能与抑制脂肪组织中的脂解和减少肝脏中极低密度脂蛋白胆固醇合成和分泌有关。适用于除纯合子家族性高胆固醇血症和Ⅰ型高脂蛋白血症以外的任何类型的高脂血症患者。

烟酸的常见不良反应是皮肤瘙痒、颜面潮红、胃肠道不适、糖耐量异常、皮疹、诱发痛风和肝脏毒性等。这类药物的绝对禁忌证为慢性肝病和严重痛风；相对禁忌证为糖尿病、溃疡病和高尿酸血症。缓释型制剂的不良反应轻，可增加依从性。

临床上常用的阿昔莫司是一种烟酸类衍生物，可以抑制脂肪组织释放非酯化的脂肪酸，减少总胆固醇及低密度脂蛋白胆固醇的生成。与烟酸相比，阿昔莫司的抗脂肪分解作用持续时间较长，效能较强；能改善糖代谢；不引起尿酸代谢变化；较少引起肝功能异常等优点。阿昔莫司尤其适用于血清甘油三酯浓度升高、高密度脂蛋白胆固醇浓度下降、总胆固醇浓度轻度上升或正常的患者。主要的不良反应有皮肤血管扩张、面部潮红、瘙痒，偶有胃肠道不适。

4. 胆汁酸螯合剂 或称碱性阴离子交换树脂，在肠道内能与胆酸呈结合，促进胆酸随粪便排出体外，阻断胆汁酸中胆固醇的重吸收。刺激肝细胞膜表面的低密度脂蛋白胆固醇受体，加速血液中低密度脂蛋白胆固醇清除，使血清低密度脂蛋白胆固醇降低。另外，从肠道吸收胆固醇的过程中需要胆酸起乳化作用，胆酸被树脂吸附后随粪便排出，影响胆固醇从肠道的消化和吸收，起到降脂作用。常用的胆酸螯合剂有考来烯胺、考来替泊。

胆酸螯合剂常见不良反应有产气、腹胀、便秘等胃肠道不适，并可影响某些药物地高辛、华法林、甲状腺素、利尿药等的吸收。同时其可能干扰叶酸和其他脂溶性维生素的吸收，因此长期服用者应适当补充维生素 A、维生素 D、维生素 K、钙和叶酸，生长期及怀孕妇女更应注意补充。此类药物的绝对禁忌证为异常 β 脂蛋白血症和 TG＞4.52 毫摩/升，相对禁忌证 TG＞2.26 毫摩/升。

5. 胆固醇吸收抑制剂 目前上市的药物为依折麦布，作用于小肠细胞的刷状缘，抑制胆固醇和植物固醇的吸收（约 50%）。由于减少胆固醇向肝脏的释放，促进肝脏低密度脂蛋白胆固醇受体的合成，又加速低密度脂蛋白胆固醇的代谢。常用剂量可使低密度脂蛋白胆固醇降低约 18%。

最常见的不良反应为头痛和恶心，肌酸激酶和丙氨酸氨基转移酶和天冬氨酸氨基转移酶升高超过正常上限值 3 倍以上的情况仅见于少数患者。考来烯胺可使此药的曲线下面积增大 55%，故两者不宜同时服用，必须合用时在服用考来烯胺前 2 小时或后 4 小时服用此药。环孢素可增高此药的血药浓度。

6. 多廿烷醇 从蔗蜡中提取的多种脂肪醇的混合物。适用于原发型Ⅱa(总胆固醇及低密度脂蛋白胆固醇升高)和Ⅱb(总胆固醇、低密度脂蛋白胆固醇及甘油三酯升高)的高脂血症患者。

用法:推荐起始剂量为每日5毫克,在晚餐前时服用,因为胆固醇的生物合成在晚上较为活跃。如果效果不明显,剂量可以增加至10毫克/日(中午/晚上各1次)。顽固性患者可能需要的剂量为20毫克/日(每日2次)。

不良反应:多廿烷醇非常安全且耐受性极好,到目前为止,未发现与药物有关的临床及生物化学不良反应。在短期双盲对照的临床研究中,用药剂量5～20毫克/日,只有0.1%的患者因不良反应(皮疹)退出试验。

7. 其他调脂类药物

(1)n-3脂肪酸:n-3(ω-3)长链多不饱和脂肪酸:主要为二十碳戊烯酸(EPA,C20:5n-3)和二十二碳已烯酸(DHA,C22:6n-3),二者为海鱼油的主要成分。n-3脂肪酸制剂降低甘油三酯和轻度升高高密度脂蛋白胆固醇,对总胆固醇和低密度脂蛋白胆固醇无影响。主要用于高甘油三酯血症。n-3脂肪酸还有降低血压、抑制血小板聚集和炎症的作用,改善血管反应性。该类制剂的不良反应不常见,有2%～3%服药后出现消化道症状如恶心、消化不良、腹胀和便秘;少数病例出现转氨酶或肌酸激酶轻度升高,偶见出血倾向。

(2)普罗布考:此药通过渗入到脂蛋白颗粒中影响脂蛋白代谢,从而产生调脂作用。主要适用于高胆固醇血症尤其是纯合子型家族性高胆固醇血症。该药虽使高密度脂蛋白胆固醇降低,但可使黄色瘤减轻或消退,动脉粥样硬化病变减轻,其确切作用机制未明。有些研究认为,普罗布考虽然降低了高密度脂蛋白胆固醇,但它改变了高密度脂蛋白胆固醇的结构和代谢功能,提高了高密度脂蛋白胆固醇运载胆固醇到肝脏进行代谢的能力,因此更有利于高密度脂蛋白胆固醇发挥抗动脉粥样硬化的作用。普罗布考尚有抗氧化作用，能够避免低高密度脂蛋白胆固醇和脂蛋白(a)的氧化。常见不良反应包括恶心、腹泻、消化不良等；亦可引起嗜酸细胞增多，血浆尿酸浓度增高；最严重的不良反应是延长 QT 间期引起室性心律失常，但极为少见，因此有室性心律失常或 QT 间期延长者禁用。该药不宜用于孕妇、哺乳期妇女和儿童。停药后 6 个月内也不宜怀孕。

8. 调脂药物的联合应用 临床实践中，常根据血脂异常的病因及类别，根据调脂药物的作用机制、不良反应等因素进行调脂药物的选择。有些血脂异常的患者，用一种调脂药不能达到理想的疗效，可能需要联合用药。选择联合用药时应谨慎，尤其要注意不良反应。因联合用药可增加不良反应，应尽量避免，必要时，应小剂量，并密切关注不良反应的症状，定期监测肝功能、肌酸激酶等主要指标。

(1)他汀类与贝特类联合

①联用方法。他汀类和贝特类均采用最低有效剂量；晨起服用贝特，晚间服用他汀；所选择的具体药物确保无相互作用；教育患者认识肌病的症状；如有肌肉症状，肌酸激酶＞正常上限 5 倍应停药。

②联用注意事项。避免用于肝(酗酒)、肾功能不全(血肌酐＞176 微摩/升)；避免同时合用以下药物：环孢霉素，伊曲康唑，酮康唑，红霉素，克拉霉素，蛋白酶抑制剂，胺碘酮，维拉帕米；避免用于＞70 岁的老年人，特别是女性。

(2)他汀类与烟酸类联合：目前研究并未发现他汀类药物和烟酸缓释剂联合应用增加肌病和肝脏毒性的风险。但由于烟酸增加他汀类药物的生物利用度，故可能有增加肌病的危险。联合应用同样需要监测转氨酶和肌酸激酶，指导患者注意肌病症状。联合治疗较单用他汀类药物治疗有升高血糖的危险，但缓释剂很少发生，糖尿病也并非是这种合用的禁忌证。在联合使用他汀类和烟酸时，应加强血糖监测。

(3)他汀类与胆酸螯合剂联合:有协同降低血清低密度脂蛋白胆固醇的作用。联用可增加各自的降脂作用,并且研究还表明,两者联用可延缓动脉粥样硬化的发生和发展进程,可减少冠心病事件的发生。合用并不增加其各自的不良反应,且可因减少用药剂量而降低发生不良反应的风险。由于胆酸螯合剂在具体服用方法上的不便,此种方案仅用于其他治疗无效或不能耐受者。

(4)他汀类与胆固醇吸收抑制剂联用:多项临床试验观察了依折麦布与他汀类药物联合应用的降脂效果和安全性。10毫克/日依折麦布与10毫克/日阿托伐他汀或辛伐他汀联合应用,降低低密度脂蛋白胆固醇的作用与80毫克/日阿托伐他汀或辛伐他汀相当,使降脂达标率由单用他汀类药物的19%提高到合用的72%。依折麦布与其他他汀合用也有同样效果。合用并不增加他汀的不良反应。因此,依折麦布与低剂量他汀联合治疗使降脂疗效大大提高,达到高剂量他汀的效果,但无大剂量他汀类药物发生不良反应的风险。因此,在大剂量使用他汀仍不能达标时,加用依折麦布是当前的最佳选择之一。依折麦布不良反应小,联合使用他汀类和依折麦布治疗的患者耐受性好。联合治疗不增加肝脏毒性、肌病和横纹肌溶解的发生。

(5)他汀类与n-3脂肪酸联合:是临床治疗混合型高脂血症有效而安全的选择。他汀类药物与n-3脂肪酸制剂联合应用并不会增加各自的不良反应。由于服用大量的n-3多不饱和脂肪酸有增加出血的危险,并且对糖尿病和肥胖患者因增加热能的摄入而不利于长期应用。

(三)中医辨证论治选用方

中医学认为,糖尿病性高脂血症属于"浊阻""痰湿气""肥胖""湿热"等范畴。本病主要在心、肝、脾、肾。病症有虚有实,虚证和本虚标实多见,实证少见。邪实主要表现为湿浊、痰浊与血痰。治疗以健脾利湿为主要原则，有热者清之，有火者泻之，有瘀者化瘀，有痰者祛痰。本病虽为虚证但不宜大补、久补，而以通补并用。本病证见于脾虚痰浊、胃热腑实、脾肾两虚、气滞血瘀等4型。

1. 脾虚痰浊

【主　证】 血脂升高，腹胀纳呆，肢体困重，咳嗽有痰，水肿尿少，大便溏，舌苔白腻，脉滑。

【治　法】 健脾，祛痰，化浊。

【方　药】 二陈汤加味。陈皮10克，半夏10克，茯苓12克，甘草6克，竹茹10克，胆南星10克，白术15克，杏仁10克，白金丸3克。

【用　法】 水煎，每日1剂，分2次温服。

2. 胃热腑实

【主　证】 血脂升高，形胖体实，大便秘结，消谷善饥，口渴欲饮，苔黄腻，脉弦。

【治　法】 清热，通腑，泻浊。

【方4药】 大承气汤加减。川大黄6克，厚朴10克，枳实2克，黄芩10克，胡黄连10克，栀子10克，芒硝5克。

【用　法】 水煎，每日1剂，分2次温服。

3. 脾肾两虚

【主　证】 血脂升高，体倦乏力，腰腿酸软，腹胀纳呆，耳鸣眼花，水肿尿少，舌红，苔白，脉沉细。

【治　法】 健脾，益肾，调脂。

【方　药】 清脂汤加味。生何首乌15克，菟丝子12克，女贞子10克，淫羊藿10克，生地黄12克，泽泻10克，白术10克，黑芝麻6克，山楂10克。

【用　法】 水煎，每日1剂，分2次温服。

4. 气滞血瘀

【主　证】 血脂升高，胸闷憋气，胸痛烦躁，痛有定处，舌质暗淡或见瘀点，脉涩。

【治　法】 行气化瘀，降脂。

【方　药】 桃仁红花煎加味。丹参12克，赤芍10克，桃仁12克，红花6克，香附10克，当归10克，延胡索10克，生地黄12克，泽泻10克，决明子15克，青皮、陈皮各12克。

【用　法】 水煎，每日1剂，分2次温服。

(四)中成药与单味中药的选用

1. 中成药

绞股蓝总苷片

【主　药】 绞股蓝。

【功　效】 养心健脾，除痰化瘀，降血脂。用于高脂血症，心悸气短、胸闷肢麻、眩晕头痛、自汗乏力之患者。

【用　法】 每片20毫克，每次服2～3片，每日3次。

银杏叶片

【主　药】 银杏叶。

【功　效】 降胆固醇。用于糖尿病性高脂血症。

【用　法】 每次服4片，每日3次。

月见草油胶囊

【主　药】 月见草油。

【功　效】 降浊祛瘀。用于防治动脉硬化、高血脂、肥胖。

【用　法】 每丸0.5克，每次服3～4丸，每日2次。

软脉灵口服液

【主　药】 人参、枸杞子、何首乌、丹参、熟地黄、牛膝、川芎、当归。

【功　效】 益气活血，降血脂。用于早期动脉硬化、卒中、冠心病、高脂血症。

【用　法】 每日2～3次,每次1支,口服。

除了上述零售的中成药外,还有消栓通络片、中汇川黄液、消栓再造丸等,均有利于糖尿病性高脂血症的治疗。

2. 单味中药

(1)泽泻:其醇提取药有干扰胆固醇的吸收、分解和排泄作用。实验证明泽泻抗脂肪肝作用比山楂、地骨皮更明显。临床上降胆固醇作用与氯贝丁酯比较无明显差异。降甘油三酯作用比氯贝丁酯略差。其不良反应少,仅有轻度腹泻。

(2)大黄:口服大黄细粉或片剂,能促进胆固醇的排泄,减少胆固醇的吸收,故有降血脂的作用,其不良反应为腹泻。

(3)决明子:片剂、煎剂、糖浆剂均有降胆固醇的作用,对降甘油三酯亦有一定疗效。治疗效果与药量有一定关系。其不良反应为腹胀、腹泻、恶心等胃肠道症状。

(4)银杏叶:临床试验有一定的降胆固醇作用,无明显不良反应。

(5)灵芝:临床实验证实,灵芝片有降胆固醇、β-脂蛋白的作用,对高甘油三酯血症疗效更佳。其不良反应轻,少数患者有胃肠道反应。

(6)虎杖:临床及实验证实有降胆固醇、甘油三酯作用,临床发现对降甘油三酯效果较好。其不良反应为腹泻、胃部不适、嗳气、尿量增多等。

(7)梧桐叶:临床及实验证明有降血脂的作用,降β-脂蛋白效果十分明显。其不良反应有消化道反应及转氨酶升高,停药后恢复正常。

(8)三七:临床及实验证实有降血脂作用,对降胆固醇效果明显。无明显不良反应。

(9)枸杞子:实验证明有促进脂质代谢或抗脂肪肝的作用,主要是其中所含的甜菜碱所起的作用。临床发现对降β-脂蛋白有一定效果。

(10)地龙：片剂或水煎剂对胆固醇、甘油三酯、β-脂蛋白均有降低的作用。无明显不良反应。

除了上述中药之外，已证实具有降血脂的中药还有：冬虫夏草、人参、甘草、蜂胶、当归、丹参、夜交藤、杜仲、补骨脂、玉竹、黄精、蚕蛹、桃仁、红花、赤芍、泽兰、姜黄、没药、茺蔚子、毛冬青、茵陈、桑叶、菊花、苦参、荷叶、金银花、银柴胡、徐长卿、水牛角、野菊花、槐花、葛根、剑麻、冬青子、郁金、黄连、黄芩、昆布、月见草、金婆子、白僵蚕、番泻叶、橙皮、野蔷薇根、穿山龙、爬山虎、石菖蒲、淫羊藿、大麦银须等。这些药物可在中医药辨证论治的基础上选择经方，以进一步提高临床疗效。

三、糖尿病并发高尿酸血症

高尿酸血症是当今社会发病率非常高的一种代谢性疾病，与糖尿病一样，它对人体具有危害。没有症状的高尿酸血症并非对人体就没有危害。高尿酸血症的危害表现在很多方面，包括诱导胰岛素抵抗、损伤内皮细胞、影响胰岛功能、增加心肌梗死及卒中的发病风险。我国特别是在经济发达的城市和沿海地区，高尿酸血症患病率达5%～23.5%，接近西方发达国家的水平。高尿酸血症是2型糖尿病发生发展的独立危险因素，一项国内的研究发现，高尿酸血症者发生糖尿病的风险较血尿酸正常者增加95%。很多相关研究均表明，高尿酸血症已成为一个不容忽视的代谢性疾病。高尿酸血症是痛风发生的最重要的生化基础和直接病因。痛风特指急性特征性关节炎和慢性痛风石疾病，可并发肾脏病变，重者可出现关节破坏、肾功能受损。随着血尿酸水平的增高，痛风的患病率也逐渐升高，但是大多数高尿酸血症并不发展为痛风，只有尿酸盐结晶在机体组织中沉积造成损害才出现痛风；少部分急性期患者，血尿酸水平也可在正常范围，因此高尿酸血症不能等同于痛风。

鉴于痛风及关节损害仅是高尿酸血症的冰山一角，不能因为高尿酸血症没有症状就不对其进行关注和干预。

高尿酸血症的控制目标：血尿酸＜360 微摩/升（对于有痛风发作的患者，血尿酸＜300 微摩/升）；干预治疗切点：血尿酸＞420 微摩/升（男性），血尿酸＞360 微摩/升（女性）。

（一）糖尿病并发高尿酸血症的用药

首先采用生活方式干预，包括低嘌呤饮食、多吃蔬菜、多饮水、积极运动等。鉴于 80％的高尿酸血症是内源性因素所致，因此生活方式干预的效果可能有限，很多患者仅采用生活方式干预不足以有效降低血尿酸。一旦上述生活方式干预 3～6 个月高尿酸血症未能得到满意的有效控制，则应进一步加用药物干预。

1. 抑制尿酸合成的药物——黄嘌呤氧化酶抑制剂（XOI）抑制尿酸合成，使尿酸生成减少 包括别嘌呤醇及非布索坦。

（1）别嘌呤醇：为经典老药，具有不错的疗效，但缺点在于存在致命性不良作用，即剥脱性皮炎和肾衰竭，一旦发生死亡率非常高（高达 25％）。HLV5801 基因阳性患者发生别嘌呤醇超敏剥脱性皮炎的风险较大；与欧美人群相比，中国人群中 HLV5801 基因阳性者比例更高（10％vs. 0.5％）。此外，超敏剥脱性皮炎的发生与用药剂量有关。每天应用剂量在 100 毫克以下时，发生剥脱性皮炎的风险会显著降低。因此，现在采用别嘌呤醇治疗时都主张小剂量（50～100 毫克/日），而不像过去那样每日应用 300 毫克，甚至 600 毫克。所以，临床应用别嘌呤醇时，一定要减小其应用剂量。此外，有条件时，还应进行 HLA5801 基因筛查，对阳性患者则应尽量避免应用该类药物。

（2）非布索坦：2009 年在美国食品药品监督管理局（FDA）批

准了一种治疗高尿酸血症的痛风药物非布索坦(商品名 ULORIC),为非嘌呤类黄嘌呤氧化酶选择性抑制剂。该药的服用剂量为 40 毫克或 80 毫克,每日 1 次。

2. 增加尿酸排泄的药物　由于 90%以上的高尿酸血症为肾脏尿酸排泄减少所致,促尿酸排泄药适用人群更为广泛。代表药物为苯溴马隆、丙磺舒。在使用这类药物时要注意多饮水和使用碱化尿液的药物。

(1)苯溴马隆:很早就在欧美国家上市了,鉴于 90%左右的高尿酸血症患者均因尿酸由肾小管排出受损有关,而苯溴马隆能促进尿酸的排泄,抑制肾小管对尿酸的重吸收,能有效降低血尿酸水平。目前,苯溴马隆在中国人群中应用的剂量较小(一般为 25 毫克或 50 毫克),引发肝功能不全的可能性非常小。国家食品药品监督管理总局(SFDA)报告显示,目前为止,尚无苯溴马隆引起明显肝功能不全的相关报告。此外,肾功能不全,肾小球滤过率(GFR)<20 毫升/分钟,应暂时不应用苯溴马隆。总体来说,苯溴马隆的应用范围较广且服用方便(每天仅需服用 1 次),并能实现平稳降低尿酸的效果。在达到降尿酸效果后,可仅需每日或隔日服用半片药物来进行维持治疗,即可将尿酸水平一直维持在比较理想的目标水平。

用药注意事项:治疗期间需大量饮水以增加尿量(治疗初期饮水量不得少于 1 500～2 000 毫升),以促进尿酸排泄,避免排泄尿酸过多而在泌尿系统形成结石。在开始用药的前 2 周可酌情给予碳酸氢钠或枸橼酸合剂。

(2)丙磺舒:适用于痛风。用法及用量:成人每次 0.25 克,每日 2 次,每周后可增至每次 0.5 克,每日 2 次。根据临床表现及血和尿的尿酸水平调整药物用量,原则上以最小有效量维持。

用药注意事项:不宜与水杨酸类药、阿司匹林、依他尼酸、氢氯噻嗪、保泰松、吲哚美辛及口服降糖药同服。服用本品时应保持摄入足量水分(每日 2 500 毫升左右),防止形成肾结石,必要时同时服用碱化尿液的药物。定期检测血和尿 pH 值、肝肾功能及血尿酸和尿尿酸等。

3. 适当碱化尿液 当尿 pH 值在 6.0 以下时,需碱化尿液。尿 pH 值在 6.2～6.9 有利于尿酸盐结晶溶解和从尿液排出,但尿 pH 值>7.0 易形成草酸钙及其他类结石。因此碱化尿液过程中要检测尿 pH 值。常用药物:碳酸氢钠或枸橼酸氢钾钠。

口服碳酸氢钠(小苏打):每次 1 克,每日 3 次。由于本品在胃中产生二氧化碳,可增加胃内压,并可引起嗳气和继发性胃酸分泌增加,长期大量服用可引起碱血症,并因钠负荷增加诱发充血性心力衰竭和水肿。晨尿酸性时,晚上加服乙酰唑胺 250 毫克,以增加尿酸溶解度,避免结石形成。

枸橼酸钾钠合剂 Shohl 溶液(枸橼酸钾 140 克,枸橼酸钠 98 克,加蒸馏水至 1000 毫升):每次 10～30 毫升,每日 3 次。使用时应监测血钾浓度,避免发生高钾血症。

枸橼酸氢钾钠颗粒:该药不能用于急性或慢性肾衰竭患者,或当绝对禁用氯化钠时不能使用。枸橼酸氢钾钠也禁用于严重的酸碱平衡失调或慢性泌尿道尿素分解菌感染。

4. 与其他药物的相互作用 阿司匹林、噻嗪类利尿药及其他影响尿酸代谢的药物,都对高尿酸血症及其治疗有一定的影响。但是这种影响都是剂量依赖性的。将阿司匹林的用量由 100 毫克降至 75 毫克,则其对高尿酸血症的影响就会显著降低。噻嗪类利尿药,每日应用 12.5 毫克时对高尿酸血症的影响也非常微小。因此,对必须应用阿司匹林、噻嗪类利尿药的高尿酸血症患者而言,是完全可以应用这两种药物的,只是需要将应用剂量降至合适的范围即可。

降尿酸药物非常强效,同时服用其他有一定增高尿酸作用的药物并不会影响降尿酸药物治疗的效果。因此,当高尿酸血症患者需要同时服用心血管疾病相关药物时，需要对用药剂量持审慎态度，却不能因噎废食，因其具有增高尿酸的作用就不用了。相反，应该采用相对较小的剂量，既能降低其不良反应，又能实现疗效即可。

此外，一些调脂药及降压药都有一定降低尿酸的作用。因此，对合并高脂血症、高血压、高血糖的高尿酸血症患者，优先选择具有降低尿酸作用的药物。就降压药物而言，氯沙坦可使尿酸水平降低15%；就调脂药物而言，阿托伐他汀可使尿酸水平降低20%，非诺贝特也能使尿酸水平降低20%左右。因此，对合并高血压、高脂血症的高尿酸血症患者而言，优先选择上述药物将有利于高尿酸血症的控制。

高尿酸血症治疗是痛风预防和治疗的关键部分，高尿酸血症和痛风治疗中国专家共识推荐痛风治疗路径见图23，高尿酸血症治疗路径见图24。

（二）中医辨证论治选用方

1. 急性发作期

(1)风湿热闭，湿热阻滞

【主　证】　关节局部红肿热痛，疼痛剧烈，夜间为甚，每以湿热天气之下，受潮湿，或过食醇酒厚味而诱发，伴有咽干，口中黏腻，胸脘痞闷，小便黄赤，大便不爽，头晕困重，腰腿沉重酸痛，舌质红，苔黄腻，脉滑数或弦滑。

【治　法】　祛风通痹，清热利湿。

【方　药】　宣痹汤、四妙丸加减。秦艽15克，威灵仙12克，茵陈12克，虎杖15克，金钱草15克，姜黄9克，苍术、白术各15克，黄柏12克，薏苡仁25克，川牛膝、怀牛膝各15克，茯苓15克，萆薢12克，土茯苓30克，忍冬藤30克。

【用　法】　水煎，每日1剂，分2次温服。

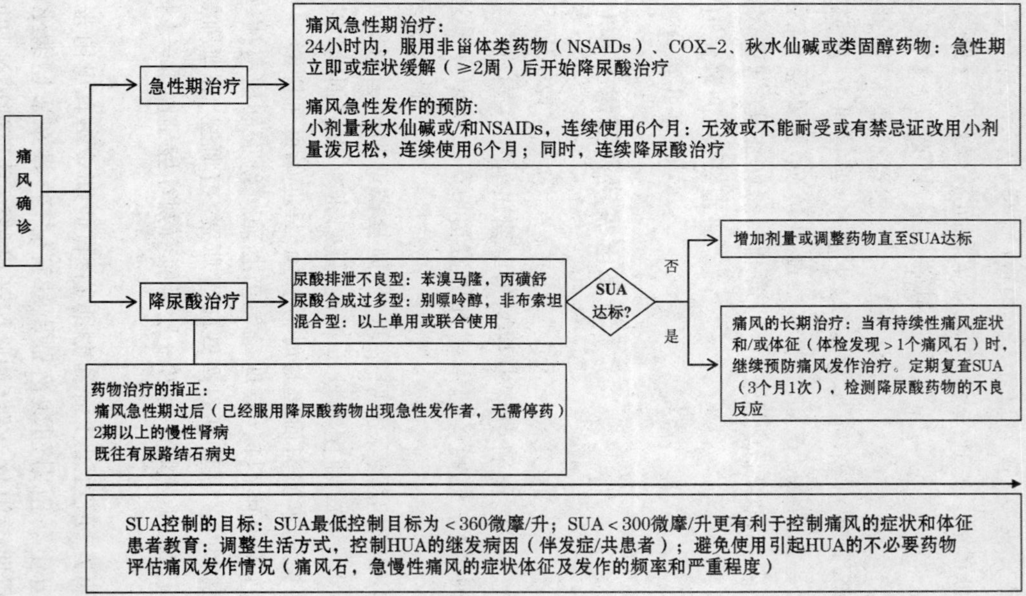
痛风确诊
急性期治疗
痛风急性期治疗：
24小时内，服用非甾体类药物（NSAIDs）、COX-2、秋水仙碱或类固醇药物：急性期立即或症状缓解（≥2周）后开始降尿酸治疗
痛风急性发作的预防：
小剂量秋水仙碱或/和NSAIDs，连续使用6个月：无效或不能耐受或有禁忌证改用小剂量泼尼松，连续使用6个月；同时，连续降尿酸治疗
降尿酸治疗
尿酸排泄不良型：苯溴马隆，丙磺舒
尿酸合成过多型：别嘌呤醇，非布索坦
混合型：以上单用或联合使用
SUA达标?
否
是
增加剂量或调整药物直至SUA达标
痛风的长期治疗：当有持续性痛风症状和/或体征（体检发现＞1个痛风石）时，继续预防痛风发作治疗。定期复查SUA（3个月1次），检测降尿酸药物的不良反应
药物治疗的指正：
痛风急性期过后（已经服用降尿酸药物出现急性发作者，无需停药）
2期以上的慢性肾病
既往有尿路结石病史
SUA控制的目标：SUA最低控制目标为＜360微摩/升；SUA＜300微摩/升更有利于控制痛风的症状和体征
患者教育：调整生活方式，控制HUA的继发病因（伴发症/共患者）；避免使用引起HUA的不必要药物
评估痛风发作情况（痛风石，急慢性痛风的症状体征及发作的频率和严重程度）

图 23　痛风治疗路径

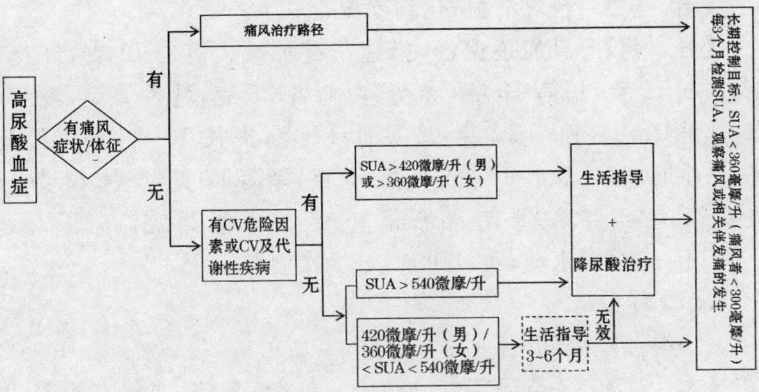

图 24　高尿酸血症治疗路径

(2)风寒湿痹，湿热阻滞

【主　证】 关节局部红肿热痛，疼痛剧烈，夜间为甚，每以阴冷天气之下，受风寒而诱发，或伴有口不干，胸脘痞闷，小便清白，大便不爽，头晕困重，肢体畏寒，舌质红，苔白腻，脉沉紧，或沉弦而滑。

【治　法】 祛风散寒，清热除湿。

【方　药】 当归拈痛汤、上中下统治痛风方加减。羌活 9 克，独活 9 克，防风 9 克，威灵仙 12 克，秦艽 12 克，苍术、白术各 15 克，黄柏 12 克，薏苡仁 25 克，川牛膝、怀牛膝各 15 克，木瓜 15 克，青风藤 25 克，海风藤 25 克，络石藤 25 克，鸡血藤 25 克，忍冬藤 25 克。

【用　法】 水煎，每日 1 剂，分 2 次温服。

(3)气血瘀痹，痰湿阻滞

【主　证】 关节局部红肿热痛，局部色紫暗，发热不甚，夜间为甚，遇阴冷天气，或受外伤而诱发，或伴有口不干，胸脘痞闷，小便清白，大便不爽，头晕，肢体沉重，舌质淡暗，苔白腻，脉沉弦细，或弦细而滑。

【治　法】 行气活血，化痰除湿。

【方　药】 身痛逐瘀汤、指迷茯苓加减。桃仁12克，红花9克，当归12克，川芎12克，赤芍、白芍各25克，乳香9克，没药9克，秦艽12克，独活12克，威灵仙12克，虎杖12克，薏苡仁25克，川牛膝、怀牛膝各15克，茯苓15克，泽泻12克，萆薢12克，土茯苓25克，忍冬藤25克，络石藤25克，鸡血藤25克。

【用　法】 水煎，每日1剂，分2次温服。

2. 缓解期

(1)湿浊痰瘀，肝肾亏虚

【主　证】 关节局部红肿热痛，局部色紫暗，或伴有头晕，耳鸣，咽干，胸脘痞闷，腰膝酸痛，肢体麻木，小便清白，大便不爽，舌质淡暗，苔腻，脉沉弦细，或弦细而滑。

【治　法】 化湿祛瘀，滋补肝肾。

【方　药】 身痛逐瘀汤、独活寄生汤加减。桃仁12克，红花9克，当归12克，川芎12克，赤芍、白芍各25克，乳香9克，没药9克，秦艽12克，独活12克，威灵仙12克，断续、桑寄生各15克，虎杖12克，薏苡仁25克，川牛膝、怀牛膝各15克，茯苓15克，泽泻12克，萆薢12克，土茯苓25克。

【用　法】 水煎，每日1剂，分2次温服。

(2)湿热留恋，脾肾不足

【主　证】 关节局部红肿热痛，局部色紫暗，或伴有头晕，耳鸣，食少纳呆，咽干口腻，胸脘痞闷，男子阳痿，妇女带下量多，小便赤黄，大便不爽，舌质淡暗，苔腻，脉沉细弦，或沉细而滑。

【治　法】 清热利湿，健脾补肾。

【方　药】 四妙丸、五子衍宗丸加减。苍术、白术各15克，黄柏12克，薏苡仁25克，川牛膝、怀牛膝各15克，枸杞子15克，茯苓15克，菟丝子15克，车前子(包煎)15克，茵陈12克，土茯苓25克，萆薢12克，金钱草15克。

【用　法】水煎，每日1剂，分2次温服。

四、糖尿病并发口腔疾病

糖尿病患者常隐匿起病，长期血糖升高，机体代谢紊乱，导致全身微循环障碍，可使包括口腔在内的全身其他器官发生并发症。临床上，一些糖尿病患者是以口腔表现为首发症状，会先到口腔科就诊，在口腔疾病治疗过程中被口腔医师发现。因此，每一位口腔医师都必须掌握糖尿病方面的知识，在口腔感染治疗效果不佳时，口腔科医师应考虑到患者是否患有糖尿病，并进行血糖检测，这有助于早期诊断和治疗糖尿病及其所引起的口腔疾病。口腔中的各种感染也会使糖尿病加重，糖尿病的恶化又进一步加重口腔感染，二者相互影响。所以，内科医师在治疗内科疾病的同时应注意糖尿病患者的口腔表现。

(一)糖尿病性口腔疾病种类

1. 糖尿病与口腔颌面部感染　口腔颌面部感染多位于体表，应仔细询问病史，根据其临床症状、体征及各项检查，炎症的诊断一般是不困难的。判断感染的来源、病原体的种类、感染的解剖部位和范围。判断炎症发展阶段，尤其是要判断脓肿是否形成、脓肿的部位及有无并发症，并要对糖尿病病情有充分估计，这些有价值的评估直接决定了治疗效果的好坏。对于颌骨内或颞下间隙和翼颌间隙等深在部位的感染及皮肤黏膜上慢性炎症和溃烂，应与恶性肿瘤、血管瘤及囊肿等继发感染相鉴别，必要时可做病理学检查以明确诊断。治疗包括局部治疗和全身治疗。其原则是：增强机体的抵抗力，控制细菌的生长和炎症扩散，减轻症状和恢复功能。

应特别注意对颜面部疖痈局部病灶的处理，若处理不当如搔抓、挤压等可引起感染扩散。因此，颜面部疖痈切忌搔抓、挤压、热敷和理疗，以避免感染扩散。

2. 糖尿病与牙周炎 牙龈指数和龈沟出血指数可判定牙根炎症的程度，牙菌斑、牙石检查确定局部刺激因素，牙周袋深度检查确定牙周炎程度，其他如X线片检查、牙齿松动度及功能检查等均可辅助明确诊断。牙周炎应与牙龈炎相鉴别。牙龈炎是假性牙周袋，无附着丧失，无牙槽骨吸收，经治疗疾病可痊愈，牙龈恢复正常。

糖尿病患者行牙周治疗前，要测血糖、糖化血红蛋白，了解血糖控制情况，血糖控制在达标范围内，可进行牙周治疗。若血糖控制差，又必须进行治疗，口服药物或胰岛素控制血糖，并给予抗生素，预防感染加重或扩散。糖尿病患者的牙周炎临床治疗包括局部治疗和全身治疗。

3. 糖尿病与口腔念珠菌病 口腔念珠菌病是由念珠菌感染引起的真菌病。现已知念珠菌属有150余种，其中有7种可致病，其中白色念珠菌致病性最强，临床最常见。念珠菌是条件致病菌，随着广谱抗生素、免疫抑制剂及糖皮质激素的广泛应用，糖尿病发病率增加且糖尿病的病情控制不佳，真菌感染日益增多，口腔念珠菌病的发病率不断增加。

口腔念珠菌病按发病部位可分为念珠菌口炎、念珠菌口角炎、念珠菌属炎及慢性皮肤黏膜念珠菌病。口腔念珠菌病患者自觉症状有口干、味觉异常、烧灼感及轻微疼痛。念珠菌口炎临床分为如下4型。①急性伪膜型念珠菌病俗称“鹅口疮”。②急性萎缩型念珠菌病。③慢性萎缩型念珠菌病。④慢性增殖型念珠菌病。

4. 糖尿病与唾液腺良性肥大 唾液腺良性肥大又称唾液腺肿大症，是一种无症状退行性、非肿瘤、非炎症、无痛性肥大的唾液腺疾病。唾液腺良性肥大的确切病因尚不十分清楚，糖尿病患者可伴唾液腺良性肥大，唾液分泌量及其成分均有改变，唾液中糖分及钙的含量增加；有的患者血糖、尿糖均正常，仅糖耐量曲线异常，即可表现腮腺良性肥大。

(二)糖尿病性口腔疾病用药

糖尿病并发口腔疾病的用药和其他治疗方法,可根据患者的具体情况选择应用。

1. 清洗、上药 糖尿病患者牙周炎严重,血糖水平较高,一般情况很差时,暂不做其他处理。可先用0.15%氯己定液含漱,或2%~3%碳酸氢钠液冲洗清洁患处,然后局部涂以3%碘甘油。

2. 其他治疗方法

(1)洁治术:当全口牙周组织炎症基本控制,应做初步洁治术,最好每半年至1年进行1次洁治术。

(2)刮治术、袋内壁刮术、龈切除术、龈翻瓣术等:全口洁治术后,牙周炎症基本控制、血糖水平稳定(接近正常即可)和全身状态较佳者,可选择治疗。

(3)切开引流:对牙周脓肿,须及时切开引流,以免炎症扩散。龋齿充填、根管治疗、拔牙、牙的结扎固定术等,可根据患者不同情况酌情选用。

(4)糖尿病并发口腔疾病进行治疗时应注意以下事项:①糖尿病病情被控制后,方能进行口腔各种治疗。②对患者进行口腔治疗的时间应以早晨为宜,尤其较重的患者,应将口腔手术治疗时间排在早晨用药和早餐后1.5~3小时之内。③避免1次就诊时进行各种治疗。候诊及治疗时间不宜过长。④麻醉药或镇静剂要根据患者具体情况谨慎使用。⑤在口腔疾病局部治疗的同时,不要忽视抗生素全身的使用。⑥为防治糖尿病患者的低血糖反应,诊室应备有葡萄糖或其他糖类。

五、糖尿病并发消化系统疾病

糖尿病并发消化系统异常是糖尿病常见并发症之一，食管、胃、肠、肝、胆等均可有不同程度的累及并产生相应的功能紊乱或(和)病变。糖尿病胃肠病变发生率占糖尿病患者的50%左右，有报道其中胃部病变占10%左右，腹泻和便秘约占20%。糖尿病并发胃肠道疾病其发病机制不清，可能与糖尿病自主神经病变、内分泌功能失调、胃肠微血管病变、高血糖及代谢紊乱、幽门螺杆菌易感等因素相关。

(一)糖尿病并发胃肠疾病用药

1. 止吐、促动力药

(1)甲氧氯普胺(胃复安):是中枢、外周多巴胺受体拮抗药，口服:10毫克/次，3次/日。

(2)多潘利酮:是外周多巴胺-2受体拮抗剂，可阻断化学感受器触发区的多巴胺受体，发挥止吐活性，调节胃和小肠平滑肌的动力。且安全性好。

(3)西沙必利、莫沙必利:是5-羟色胺4受体激动剂，可刺激肠肌层神经丛肠胆碱能神经元释放乙酰胆碱，从而促进胃肠道蠕动，加速胃与结肠排空，对糖尿病胃轻瘫与糖尿病性便秘有确定疗效，但应注意其对心脏有负极化影响而导致严重心血管事件，部分国家已禁用。

(4)红霉素:是胃动素受体激动剂，能够刺激胃肠动力，以治疗糖尿病自主神经病变引起的胃轻瘫，多采用静脉注射250毫克/日。

2. 可乐定 是一种α_2-肾上腺素能促效剂，可减少腹泻次数与大便的量，可用于治疗糖尿病性腹泻。可乐定的作用机制可能

是刺激肠细胞的 α_2-肾上腺受体。使用剂量 0.075～0.5 毫克，每日 2 次。

3. 其他治疗　对难治的顽固性呕吐患者，必要时可以采用胃造瘘减压，放置空肠造瘘管行素食饮食。有报道可以采用内镜下幽门括约肌周围注射卡尼汀，卡尼汀以减少胆碱能神经释放乙酰胆碱，松弛幽门括约肌以减少排空阻力，对部分患者可以短期缓解症状，长期疗效不佳。

(二)糖尿病并发肝胆疾病用药

非酒精性脂肪肝在 2 型糖尿病患者中发病率高达 50%，在糖尿病并发肥胖的人群中接近 100%。其中约半数患者为脂肪性肝炎。药物治疗包括调脂、护肝、去脂等药物(调脂药见本章糖尿病合并血脂代谢异常)。糖尿病患者胆结石发病率可增加 2～3 倍。2 型糖尿病胆结石发病率较 1 型糖尿病高。肥胖是重要的协同离子，但糖尿病本身是独立危险因素。糖尿病患者的胆囊结石形成与胆囊收缩功能减弱、血清胰岛素水平增高、血脂代谢紊乱、胆汁成分的改变、胆汁细菌感染等因素密切相关。治疗胆囊结石的方法首选胆囊切除术。

(三)肝源性糖尿病用药

肝脏是葡萄糖代谢的主要器官，肝脏功能受损往往影响正常的糖代谢，甚至可出现糖耐量低减或糖尿病，这种继发于慢性肝功能损害的糖尿病统称为肝源性糖尿病。资料显示，慢性肝病患者 60%～80%可发生糖耐量异常，而 10%～15%在疾病的自然病程中可最终发展为糖尿病。

在我国，肝源性糖尿病多继发于肝硬化，其患者均有不同程度的肝功能损害，目前在治疗上多主张不宜使用口服抗糖尿病药物，仅部分较轻的肝源性糖尿病可经饮食治疗和口服抗糖尿病药物而控制良好，多数应及早使用胰岛素治疗（胰岛素治疗见相关章节）。与肝脏功能正常的糖尿病患者相比，肝源性糖尿病患者血糖控制更为艰难，低血糖和高血糖常交替出现，表现为血糖波动更大。

六、糖尿病性阳痿

糖尿病患者伴有阳痿，是器质性阳痿最常见的原因。糖尿病患者的阳痿大约有 80％是器质性的（糖尿病性阳痿）。大约每 2 个临床诊断为糖尿病的患者中，就有 1 个出现性功能障碍，糖尿病患者阳痿的发生率可较其他人高 2～5 倍。另据统计，男性糖尿病患者中有 40％～60％伴有不同程度的阳痿。

糖尿病性阳痿可以发生在任何年龄，20～30 岁的患者发病率为 25％～30％；年龄＞50 岁的患者发病率为 50％～70％；80 岁以上，糖尿病和非糖尿病男性阳痿的发生率为 70％～80％。阳痿的发生率一般随增龄而增高。大多数患者的阳痿是在糖尿病发病后数年才出现的，而且在糖尿病性阳痿中 70％是血管病变引起的。另一种较少见的情况是，在做出糖尿病诊断之前患者就已经出现了阳痿。此种糖尿病性阳痿的特点是，阳痿症状的出现十分突然，如果及时诊断、治疗，则患者的性功能多能迅速得以恢复。

（一）糖尿病性阳痿的用药

治疗糖尿病，纠正糖代谢紊乱，重视糖尿病患者的饮食控制及降糖药的运用；时时警惕可能出现的各种并发症。这些注意点在糖尿病性阳痿的治疗中是很重要的。心理治疗和性指导不宜忽视。

1. 5-磷酸二酯酶抑制剂（PDE-5） 可抑制环磷鸟苷（cGMP）转化为 5-GMP，使平滑肌细胞中的 cGMP 增多，cGMP 是细胞信号传导的第二信使，可使阴茎海绵体平滑肌和阴茎小动脉平滑肌松弛，血流注入阴茎海绵窦而使阴茎勃起。目前国内外主要有3种口服PDE-5抑制剂，即西地那非、伐地那非和他达拉非。一项多中心随机对照研究指出：与安慰剂相比，西地那非100毫克、他达拉非20毫克和伐地那非20毫克均能明显改善勃起功能，保持勃起完成性交。

2. α_2受体阻断剂　育亨宾（美国星球大药厂产品）能作用中枢神经系统，提高性兴奋，可使阴茎海绵体内的血流增加，促进勃起。常用剂量为5.4毫克，每周3～4次，疗程4～10周。不良反应有头痛，Ⅰ度房室传导阻滞和变态反应。肾功能不全者慎用。目前国内尚没有该药。

3. 5-羟色胺受体阻断剂　曲唑酮为三唑吡啶类抗抑郁药，主要是选择阻断5-羟色胺受体和阻止突触前5-羟色胺受体的再吸收，具有抗抑郁作用，还有中枢镇静作用和轻微肌肉松弛作用。治疗勃起障碍的机制是刺激使阴茎勃起的几种因素，导致阴茎勃起。

4. 异克舒令　为β肾上腺素能受体兴奋剂，每日10～20毫克，分2次服用，不良反应少见。

5. 复方罂粟碱海绵体内注射　罂粟碱、酚妥拉明两者合用能使阴茎海绵体小动脉和窦状隙扩张，血流量增加而产生勃起。罂粟碱每瓶300毫克（10毫升），抽出1毫升弃去，酚妥拉明15毫克加注射用水3毫升稀释后注入罂粟碱瓶中混匀（配成每毫升含罂粟碱22.5毫克和酚妥拉明1.25毫克混合液）。用1毫升注射器28号针头在阴茎根部两侧注射，每次注射完毕加压3～5分钟。开始剂量为0.1～0.2毫升，逐渐调整。不良反应有头痛、血尿、海绵体纤维化、异常勃起、肝功能损害、低血压及局部感染等。应该严格掌握适应证，不可滥用，否则后果严重。

（二）中医辨证论治选用方

阳痿证，有虚实之分，并伴有较多的其他症状，或因虚所及，如阳虚、阴虚、气血不足；或因实致痿，如肝郁、湿热；或虚实夹杂，如肾虚血瘀。临床上不可一概而论，应辨证施治，同时知常达变。十几年来，中医治疗阳痿积累了大量的经验，并取得了可喜成绩。证型有7型。

1. 命门火衰

【主　证】 阳事不举或勃起不坚，腰腿酸痛；神疲乏力，畏寒肢冷，面色苍白，耳鸣脱发，牙齿松动，舌淡，苔白，脉多沉细（多见于老年人）。

【治　法】 温肾壮阳。

【方　药】 右归丸加减。熟地黄15克，淮山药15克，山茱萸10克，杜仲10克，菟丝子10克，肉桂6克，制附子6克，淫羊藿10克，仙茅10克，阳起石12克，党参12克，巴戟天10克，鹿角胶10克。

【用　法】 水煎，每日1剂，日服2次。

2. 心脾两虚

【主　证】 阳事不举，面色萎黄，不思饮食，身倦乏力，心悸失眠，舌淡，苔少，脉细弱（多见于脑力劳动者）。

【治　法】 补益心脾。

【方　药】 归脾汤加减。党参15克，白术10克，茯苓10克，黄芪15克，龙眼肉10克，酸枣仁12克，当归10克，补骨脂10克，菟丝子10克，远志10克，广木香6克，炙甘草6克。

【用　法】 水煎，每日1剂，日服2次。

3. 肝郁失疏

【主　证】 阳痿不起，或举而不坚，精神不悦，胸闷不舒，胸胁胀痛，舌质淡红，脉弦细（多见于肝气郁结者，常伴有七情内伤史）。

【治　法】 疏肝解郁。

【方　药】 达郁汤加减。升麻12克，柴胡10克，川芎10克，香附10克，白蒺藜12克，青皮10克，枳壳6克，当归10克，川楝子10克，白芍12克，白术15克，枸杞子12克，补骨脂10克。

【用　法】 水煎，每日1剂，日服2次。

4. 阴虚火旺

【主　证】 阳物能举，临房即软，伴有早泄，心悸盗汗，腰膝酸软，精神紧张，足跟疼痛，尿黄便干，舌红，苔少，脉细数（多见于青壮年有手淫史者）。

【治　法】 滋阴降火。

【方　药】 知柏地黄汤加减。知母12克，黄柏10克，山茱萸10克，牡丹皮10克，泽泻12克，茯苓15克，生地黄15克，山药12克，地骨皮10克，鳖甲10克，牡蛎（先煎）30克。

【用　法】 水煎，每日1剂，日服2次。

5. 湿热下注

【主　证】 阳事不举，阴茎痿软，阴囊潮湿或痒痛，尿后有余沥，小便热赤，体困倦怠，舌苔黄腻，脉弦数或弦滑（多见于形体丰实者）。

【治　法】 清利湿热。

【方　药】 龙胆泻肝汤加减。龙胆草20克，柴胡12克，黄芩10克，栀子10克，泽泻15克，车前子12克，木通10克（肾病者禁用），黄柏10克，茯苓15克，防己10克，薏苡仁12克，苍术10克，川萆薢10克，知母12克，当归10克。

【用　法】 水煎，每日1剂，日服2次。

6. 惊恐伤肾

【主　证】 卒遇惊恐，骤然阳痿，心悸失眠，心情抑郁，舌淡，苔薄白，脉弦细有力（多见于平素胆怯多疑之人）。

【治　法】 益肾安神。

【方　药】 大补元煎与安神定志丸加减。熟地黄15克，枸杞子10克，党参15克，杜仲10克，山茱萸10克，山药10克，茯神15克，远志12克，石菖蒲10克，龙眼肉12克。

【用　法】 水煎，每日1剂，日服2次。

7. 肾虚血瘀

【主　证】 阳物不举或举而不坚，头晕目眩，精神不振，面色晦暗，舌质紫暗、见瘀斑，脉沉涩（多见于久病且屡经其他方法治疗无效者）。

【治　法】 补肾化瘀。

【方　药】 少腹逐瘀汤加减。当归10克，川芎10克，白芍12克，延胡索10克，没药10克，蒲黄10克，五灵脂10克，肉桂6克，熟地黄15克，淫羊藿10克，菟丝子12克，黄芪20克。

【用　法】 水煎，每日1剂，日服2次。

（三）中成药的选用

无比山药丸

【方　药】 山茱萸、熟地黄、山药、茯苓、泽泻、赤石脂、杜仲、五味子、巴戟天、肉苁蓉、菟丝子、牛膝。

【功　效】 能补肾之阴阳，益肾之精，兼有收摄肾气之功。

【用　法】 每日2次，每次服1丸。

肾气丸

【方　药】 生地黄、淮山药、山茱萸、泽泻、茯苓、牡丹皮、附子、桂枝。

【功　效】 本方补泻同用，巧妙益肾壮阳。长期服用可增强体质，提高免疫能力，提高性兴奋。

【用　法】 每日2次，每次服1丸。

强力春宝

【方　药】 本方是在清宫廷秘复《宝元带》鹿蚕丸方基础上加以多种动物睾丸组成。

【功　效】 补肾，壮阳，催淫。用于肾阳虚衰、阳事举而不坚、龟头寒、中老年人肾脏虚寒等。

【用　法】每日2次，每次服6克。

苁蓉补肾丸

【方　药】肉苁蓉、山茱萸、鹿茸、巴戟天、菟丝子、川椒、石斛、茯苓、石菖蒲、磁石、沉香。

【功　效】补肾壮阳，益精养血。

【用　法】每日2次，每次服1丸。

龟苓集散

【方　药】人参、鹿茸、海马、枸杞子、锁阳、熟地黄、补骨脂、菟丝子、杜仲、茯苓、雀脑、淫羊藿、穿山甲、牛膝、甘草、天冬、公丁香、砂仁、石燕、大青盐(为引药)。

【功　效】壮肾阳，填精髓。

【用　法】每日2次，每次服1袋或半袋。

右归丸

【方　药】熟地黄、淮山药、山茱萸、枸杞子、鹿角胶、菟丝子、杜仲、当归、肉桂、附片、炙甘草。

【功　效】温补肾阳，填精补血。治疗肾阳虚弱的阳痿，力量较肾气丸为甚。

【用　法】每日2次，每次服1丸。

七、糖尿病性皮肤病

大约30%的糖尿病患者在病程中出现皮肤损害。皮肤真菌感染为糖尿病患者最容易并发的皮肤病变，发病率可高达40%；皮肤化脓性感染为20%；糖尿病性脂溢性皮炎可高达37%。糖尿病类脂质渐进性坏死为0.1%～0.3%，多发生于30～40岁患者，多见于女性，病变可单发或多发。80%位于胫前，亦可见于其他部位，临床发现20%患者的病程可持续6～12年，病程中无自觉症状，胫前色素斑发病率为15%～50%。多见于男性，多发生于糖尿病病情较轻、病程较长，且伴有神经病变的患者。皮肤环状肉芽肿可分为局限性和播散性两类，局限性占23%；播散性为77%。糖尿病性黄色瘤的发病率为0.1%。其他，如皮肤瘙痒症、胡萝卜素沉着症非常多见，而糖尿病性大疱比较少见。

(一)糖尿病性皮肤病的用药

1. 糖尿病皮肤感染的用药

(1)积极控制糖尿病，且用胰岛素治疗。

(2)使用足量有效抗生素以控制感染。

(3)感染早期可采用50%硫酸镁或75%酒精外敷。清创成脓后切开引流，清除坏死组织。

(4)真菌感染者可内服灰黄霉素，每次0.2克，每日3次，饭后口服。外用1%克霉唑软膏局部外涂；或1%甲紫液局部外涂，每日1～2次。

2. 糖尿病性皮肤瘙痒症的用药

(1)泛发性皮肤瘙痒症：①氯苯那敏(扑尔敏)，每次8毫克，每日3次，口服；或异丙嗪，每次12.5～25毫克，每晚服1次。②如抗组胺剂效果不明显，可改用氯氮䓬(利眠宁)、甲丙氨酯(眠尔通)等药内服。③亦可采用10%葡萄糖酸钙注射液，每次10毫升，静脉注射，每日1次。

(2)局部皮肤瘙痒症：①薄荷酚甘油洗剂，如优力肤膏或白色洗剂等外用止痒。②女阴瘙痒时，可局部外用氟氢可的松软膏、氟轻松软膏或10%苯海拉明霜外用，每日1～2次。

3. 糖尿病性大疱的治疗 多数专家认为，糖尿病性大疱可不治自愈。

(1)主张采用冷敷、抽液等局部方法。

(2)预防局部感染。

(3)禁用糖皮质激素类药治疗。

4. 糖尿病性类脂渐进性坏死的治疗

(1)首先控制糖尿病。

(2)皮损可用维生素 E 治疗，每次 50 毫克，每日 3 次，口服效果较好。

(3)局部注射醋酸氢化可的松，每 1～2 厘米大小的皮损注射 0.5～1 毫升。为了减少注射的疼痛，可在每毫升氢化可的松中加入 1%盐酸普鲁卡因 1 毫克，每 2 周注射 1 次，3～5 次为 1 个疗程。

(4)皮损局部应保持清洁卫生，避免外伤。

(二)中医辨证论治选用方

1. 糖尿病性皮肤瘙痒症的中医辨证治疗选用方　泛发性皮肤瘙痒症属于中医“诸痒”“痒风”“风痒”等范畴。局部性皮肤瘙痒症多见于外阴瘙痒症即中医称为“阴痒”；肛门瘙痒症即中医称为“谷道痒”。本证临床分为 3 型。

(1)血虚风燥，肌肤失养

【主　证】　皮肤瘙痒干燥脱屑，有明显的抓痕及血痂或伴头晕、眼花、心慌、失眠等兼证，多见于老年糖尿病患者，冬春易发病，舌淡，苔薄白，脉弦细。

【治　法】　养阴润肤，祛风止痒。

【方　药】　当归饮子加减。当归 10 克，生地黄 15 克，白芍 10 克，何首乌 10 克，鸡血藤 15 克，麦冬 12 克，防风 10 克，白蒺藜 10 克，钩藤 15 克，胡麻仁 10 克，生甘草 6 克。加减：阴虚者，加熟地黄 15 克；大便干燥者，加玄参 15 克。

【用　法】　水煎，每日 1 剂，分 2 次服用。

(2)风湿蕴阻，肌肤失养

【主　证】　因经久搔抓，皮肤继发感染或皮损多有渗水糜烂或呈湿疹样变，多见于青壮年糖尿病患者，夏秋季发病，舌苔白腻，脉弦滑。

【治　法】 祛风利湿，养血润肤。

【方　药】 全虫方合四物汤加减。全虫6克，刺蒺藜12克，苦参10克，白鲜皮15克，黄柏10克，威灵仙10克，熟地黄15克，当归10克，白芍10克，川芎10克，防风10克。加减：湿盛者，加萆薢12克，泽泻15克；病情顽固者，可用秦艽丸、除湿丸交替服用。

【用　法】 水煎，每日1剂，分2次服用。

(3)湿热下注，肌肤失养

【主　证】 瘙痒部位多在女阴、阴囊、肛周等部位，皮损多有渗出糜烂，女子白带多，舌红，苔黄，脉滑数。

【治　法】 清热利湿，滋润肌肤。

【方　药】 萆薢渗湿汤加味。萆薢10克，薏苡仁12克，黄柏10克，茯苓15克，牡丹皮10克，泽泻12克，苦参10克，滑石20克，生地黄12克，生甘草10克。加减：湿热盛者，加苍术、白术各12克；大便干燥者，加麻仁15克。

【用　法】 水煎，每日1剂，分2次服用。

2. 糖尿病湿疹的中医辨证治疗选用方 糖尿病湿疹近似于中医“湿毒”“恶疮”之称。根据症状和病变部位不同，名称各异。浸淫遍体，渗液极多者为“浸淫疮”；身起红粟，瘙痒出血者为“血风疮”；发于面部者为“面游风”；发于肘、膝窝处为“四弯风”；发于掌指间者为“病疮”；发于手掌者为“鹅掌风”；发于小腿者为“湿毒疮”；发于肛门者为“肛门圈癣”。本证临床分为3型。

(1)湿热蕴结

【主　证】 以红色丘疹为主，发病迅速皮损作痒，滋水淋漓，味腥，疮面黏或黄痂，大便干结，小便黄，舌红，苔黄，脉滑数。

【治　法】 清热利湿，止痒。

【方　药】 防风苦参汤。防风10克，荆芥10克，苍术、白术各10克，蝉蜕5克，知母12克，牛蒡子10克，苦参10克，生地黄12克，赤芍10克，栀子10克，车前子10克。加减：大便干结者，加大黄5克，苦参10克；心烦者，加黄连6克。

【用 法】 水煎，每日1剂，分2次服用。

(2)风盛血燥

【主 证】 以皮损浸润、肥厚、色素沉着伴剧痒为特征，泛发全身，发病迅速，常抓破出血，渗液不多，舌红，苔薄白，脉弦数。

【治 法】 祛风，养血，润燥。

【方 药】 滋燥养荣汤加味。防风6克，蝉蜕5克，白蒺藜10克，生地黄12克，当归10克，苦参12克，胡麻仁10克，秦艽10克，白芍10克。加减：皮损感染者，加野菊花20克，金银花50克。

【用 法】 水煎，每日1剂，分2次服用。

(3)阴虚夹湿

【主 证】 病程日久，皮疹为丘疹、丘疮疹或浸润成片，泛发全身，舌红，少苔。

【治 法】 滋阴除湿。

【方 药】 地黄茯苓汤。生地黄30克，苦参15克，当归10克，麦冬10克，玉竹12克，鲜芦根30克，木通3克(肾病者禁用)，冬瓜30克，茯苓30克，知母10克，苍术、白术各12克。加减：胃火甚者，加黄连6克，石膏20克。

【用 法】 水煎，每日1剂，分2次服用。

3. 糖尿病小腿溃荡的中医辨证治疗 小腿溃疡中医通称为“臁疮”，俗称烂腿、老烂足。溃疡位于胫骨前嵴内侧缘者为“内臁疮”，内臁属阴，难愈难敛；位于外侧缘者为“外臁疮”，外臁属阳。本证临床分为2型。

(1)湿热

【主 证】 小腿溃疡周围红肿疼痛，肉芽红紫，触之疼痛，舌质红，苔薄黄，脉弦。

【治　法】 清热解毒，利湿。

【方　药】 清热除湿汤加味。野菊花15克，蒲公英15克，大青叶12克，紫花地丁12克，赤芍10克，龙胆草12克，车前草15克，生石膏（先煎）30克，黄芩10克，七叶一枝花10克，茯苓20克，泽泻15克。加减：疼痛者，加川楝子10克，延胡索10克；局部瘀血紫暗者，加丹参15克，鸡血藤20克。

【用　法】 水煎，每日1剂，分2次服用。

(2)寒凝

【主　证】 患肢肿胀发凉，肉芽水肿，色不鲜，病程日久，舌淡，苔薄白，脉沉细。

【治　法】 温化寒湿。

【方　药】 桂枝当归汤加减。当归15克，黄芪20克，赤芍10克，丹参20克，防己15克，土茯苓30克，炙甘草6克。加减：阳虚者，加附子6克，肉桂9克；下肢肿甚重者，用怀山药30克。

【用　法】 水煎，每日1剂，分2次服用。

(三)中成药及中药外用药的选用

1. 中成药

龙胆泻肝丸

【方　药】 龙胆草、黄芩、栀子、泽泻、柴胡、当归、木通（肾病者禁用）、车前子、生地黄、甘草。

【功　效】 清泄肝胆湿热。用于肝胆湿热下注所致阴蚀痒痛、肛周瘙痒之患者。

【用　法】 每丸6克，每次1丸，每日2～3次。

洁尔阴洗液

【方　药】 黄柏、苦参、蛇床子、苍术。

【功　效】 清热除湿，祛风止痛。用于下焦湿热下注所致男女阴部瘙痒症之患者。

【用 法】 每瓶250毫升，每日2～3次，外用，7天为1个疗程。

散风活络丸

【方 药】 威灵仙、茯苓、党参、海风藤、当归、牛膝。

【功 效】 祛风除湿，活络润肤。用于风湿阴络所致皮肤干燥瘙痒、皮屑脱落、血不润肤之患者；

【用 法】 水丸，每包4.5克，每次半袋，每日1～2次，口服。

八珍益母丸

【方 药】 益母草、党参、白术、当归、熟地黄。

【功 效】 养血润肤、祛邪止痒，用于气血不足所致月经不调、血不润肤瘙痒之患者。

【用 法】 每瓶600粒，每次60粒，每日2次，口服。

洁身液

【方 药】 苦参、黄瓦、蛇床子、大青叶。

【功 效】 清热解，止痒。用于湿热下注所致阴部瘙痒，阴囊湿疹皮痒症之患者。

【用 法】 水剂，每瓶100毫升。外用，每日2次，7天为1个疗程。

防风通圣丸

【方 药】 防风、荆芥穗、麻黄、连翘、当归、大黄。

【功 效】 清热祛湿，散风止痒。用于风热蕴结所致皮肤刺痒、口苦咽干、大便干燥之患者。

【用 法】 每丸6克，每次服1丸，每日2～3次。

2. 中药外用药

(1)皮肤湿疹膏：密陀僧6克，炉甘石3克，大梅冰1.5克。研细加香油调糊状，棉枝外搽。用于糖尿病湿疹患者。

(2)四圣散:辛丹、官粉、白矾、松香各等份,共研细粉外敷。疗程2～3个月。用于糖尿病下肢溃疡者。

(3)坐浴方:蛇床子15克,白鲜皮15克,地肤子15克,黄柏10克,秦皮6克,川椒6克,薄荷3克,枯矾2克。水煎,煎液坐浴,每日1～2次,每次25分钟,10天为1个疗程,用于糖尿病会阴部瘙痒患者。

(4)槟榔汤:槟榔30克,雄黄粉10克,调成糊状,外敷肛门口。每日1次,3～5次见效。用于肛门瘙痒的患者。

(5)苏矾合剂:苏木15克,明矾6克,甘草6克,黄柏10克,茶叶15克。水煎,外洗患处,每日1～2次,用于糖尿病性湿疹患者。

八、糖尿病性骨质疏松症

骨质疏松是糖尿病患者中最为重要的代谢性骨病。一项涉及32 089例绝经后女性的前瞻性人群研究显示,1型糖尿病患者女性患者髋部骨折率高于正常女性12倍。而2型糖尿病女性患者髋部骨折率也比正常女性高1.7倍。有研究提示,长期罹患2型糖尿病的患者更容易跌倒。

骨质疏松症和强直性骨质增生,多见于老年性糖尿病患者。骨质疏松症随着年龄的增长而加重,常表现为腰痛及骨折。

(一)糖尿病性骨质疏松症的用药

钙元素与糖尿病并发症关系密切。1型糖尿病可并发特异性骨病,有骨髓异常和风湿样表现,其特点为游走性骨关节病。糖尿病引起的骨质疏松症属继发性骨质疏松症。糖尿病与无机盐、骨代谢紊乱的关系非常复杂。据大多数学者的意见,糖尿病患者由于缺少胰岛素,呈高血糖状态,大量含糖尿液排出时,大量钙、磷亦由尿中丢失。实验结果证实,糖尿病患者尿钙丢失的主要原因是由于肾小管对钙、磷的重吸收减少。此外，肾脏在丢失钙、磷的同时，骨皮质中含有的镁也同时丢失，呈低镁状态。糖代谢改变后，无机盐代谢可恢复正常。临床结果已表明，糖尿病经胰岛素治疗后尿钙可下降至正常范围。

国外专家曾详细报道了糖尿病并发骨质疏松症，并收集到了糖尿病可引起体内无机盐代谢紊乱，骨骼中无机盐成分减少的证据，并证实了糖尿病可出现骨皮质变薄现象。横向研究证明，在患糖尿病 2～3 年后，骨中钙的减少变得明显了，病程短于 5 年的糖尿病患者的骨质疏松症可以与长期糖尿病患者一样严重。

1. 从饮食中补充钙 在治疗糖尿病时，应及时补充钙及适量的维生素 D。如按照成人每日需要 0.6～0.8 克计算，应大力提倡从饮食中补充钙(表 38)，补钙有助于改善糖尿病患者的骨质疏松症，降低患者动脉粥样硬化发展速度，以及纠正细胞内缺钙和对抗糖尿病肾病的发展，应予以足够的重视。

表 38 钙含量最高的食物

食物名称	毫克	食物名称	毫克	食物名称	毫克
石螺	2458	牛乳粉(多维奶粉)	1797	香菜(脱水)	1723
芥菜干	1542	曲拉	1217	芝麻酱	1170
石榴花茶	1143	发菜(干)	1048	田螺	1030
豆腐干(小香干)	1019	婴儿奶粉	998	虾皮	991
鸡蛋粉	954	白菜(脱水)	908	黄毛籽	868
蕨菜(脱水)	851	契达干酪(脱脂)	840	甘草	832
奶皮子	818	榛子(炒)	815	奶酪	799
芝麻(黑)	780	酸酪蛋	756	茴香籽	751

续表

食物名称	毫克	食物名称	毫克	食物名称	毫克
豆腐干(卤干)	731	奶疙瘩	730	螺(均值)	722
豆腐干(臭干)	720	契达干酪(普通)	720	苜蓿	713
沙蓬子	686	全脂牛奶粉	676	婴儿营养粉	668
虾脑酱	667	凤尾鱼(熟)	665	全脂速溶奶粉	659
芥末	656	花椒	639	豆奶粉	635
桑葚(干)	622	芝麻(白)	620	野苋菜	610
鲮鱼(罐头)	598	奶豆腐(鲜)	597	黄油渣	597
油菜(脱水)	596	苜蓿籽	595	丁香鱼(干)	590
酱油(味精)	589	沙参叶	585	藿香叶(鲜)	580
虾米	555	湖盐	552	丁香鱼(香辣味)	542
红螺	539	冰淇淋粉	539	金钱酥	508
白沙蒿籽	505	刺楸	495	全脂加糖奶粉	495

注:每 100 克食物的钙含量

2. 补充钙剂及维生素 D 制剂　在糖尿病常规治疗的基础上补充适量的钙剂和维生素 D 制剂,可以防治糖尿病性骨代谢紊乱,纠正患者的负钙平衡,维持正常的生理功能。合理用药能够增强骨的重建能力,促进成骨细胞的形成。在患者肠钙吸收正常的情况下,每日给予 1～1.5 克的钙剂就可以,常用的钙剂有葡萄糖酸钙、乳酸钙、氯化钙及碳酸钙等。维生素 D 的应用要从小剂量开始,一般情况下,每日补充 400～500 单位就可以,出现骨质疏松时由于患者对维生素 D 有抗药性,每日用量可加大到 4 000～5 000 单位。糖尿病肾病的患者,存在维生素 D 的 1α 羟化障碍,使 1,25-双羟维生素 D_3 的合成受到影响。所以,在治疗糖尿病肾病时,要同时给予活性维生素 D 制剂,目的是增强肠钙的吸收,减少尿钙、尿磷和尿镁的排泄，维持体内钙、镁、磷代谢的正常水平。对于合并有脂肪肝的糖尿病患者，因为存在有维生素 D 的 25 羟化障碍，也同样使 1,25-双羟维生素 D_3 的合成受到影响，出现骨矿代谢紊乱。因此，在治疗原发病的同时要给予补充 25 羟维生素 D_3。

3. 其他药物治疗 严重的糖尿病骨质疏松症患者，治疗时应注意加用雌激素、降钙素、二磷酸盐及氟化钠等药物，以抑制破骨细胞活性，促进破骨细胞转化成骨细胞，改善糖尿病性骨矿代谢紊乱。

(1)雌激素：能够防治骨质疏松症已经逐渐被人们所公认，它可以降低骨组织对甲状旁腺激素的敏感性，从而纠正机体的负钙平衡，对骨质有明显的保护作用。但目前很多国内外的研究表明，雌激素不宜长期使用，因为它能够抑制破骨细胞转化为成骨细胞，明显降低骨形成的速度，并容易引起子宫内膜增殖症及功能性子宫出血，以及诱发宫颈癌、子宫内膜癌或乳腺癌的可能。用量及用法也要随个体差异选择适当的计量，如己烯雌酚，每日 0.5～1 毫克，口服，连续服用 25 天后停药 5 天，或连续服药 4～5 周后停药 7～10 天。用法有口服、经皮和阴道用药多种制剂。药物有结合雌激素、雌二醇、替勃龙等。激素治疗的方案、剂量、制剂选择及治疗期限等，应根据患者情况个体化选择。

关于激素治疗安全性的关注：绝经妇女正确使用激素治疗，总体是安全的，以下几点为人们特别关注的问题。①激素治疗与子宫内膜癌。曾经对有子宫的妇女长期只补充雌激素，确实增加子宫内膜癌的风险。自 20 世纪 70 年代以来，对有子宫的妇女补充雌激素的同时也适当补充孕激素，子宫内膜癌的风险不再增加。②激素治疗与乳腺癌。国际绝经学会关于绝经后妇女激素治疗的最新推荐中指出：关于激素治疗与乳腺癌的关系仍有争论，而且应当放心的是其可能的风险不大，小于每年 1/1 000。激素治疗中雌激素的不同剂量和制剂、孕激素、雄激素，以及不同给药途径和乳腺癌的关系都需要更多的研究来探索。乳腺癌仍是激素治疗的禁忌证。③激素治疗与心血管病风险。激素治疗不用于心血管病的预防。没有心血管病危险因素的妇女，60 岁以前开始激素治疗，可能对其心血管有一定的保护作用；已经有血管的损害，或 60 岁以后再开始激素治疗，则没有这种保护作用了。④激素治疗与血栓。激素治疗轻度增加血栓风险。血栓是激素治疗的禁忌证。非口服雌激素因没有肝脏的首过效应，可能这种担心更小，需要更多的临床研究证实。⑤激素治疗与体重增加。雌激素非同化激素，虽然大剂量时会有水钠潴留而体重增加。绝经后激素治疗中使用的低剂量一般不会出现水钠潴留。相反，多数有安慰剂对照的临床试验显示，研究后激素治疗和安慰剂二组妇女的体重均有增加，而安慰剂组妇女体重增加更明显。

(2)降钙素：能够减少骨吸收，促进破骨细胞转化为成骨细胞，有止痛和保护骨质的作用，可升高环磷酸腺苷和无机磷的水平，是治疗骨质疏松症的理想药物，与钙剂联合应用效果较佳。目前应用于临床的降钙素类制剂有 2 种：蛙鱼降钙素和鳗鱼降钙素类似物。

(3)双磷酸盐：补充适量的双磷酸盐可以使血磷增加，升高放射免疫甲状旁腺激素浓度，使骨吸收明显增加，抑制骨的矿化，产生较多类骨质，适用于糖尿病性骨矿含量减少。临床上常用阿伦膦酸钠，唑来膦酸注射液。阿伦膦酸钠，每片 70 毫克，每次 1 片，每周 1 次。唑来磷酸注射液，每支 5 毫克，每次 1 支静脉注射，每年 1 次。

双磷酸盐类药物总体安全性较好，但以下 3 点应特别关注：①口服双磷酸盐后少数患者可能发生轻度胃肠道反应，包括轻度上腹疼痛、反酸等食管炎和胃溃疡症状。故除严格按服药说明书服用外，有活动性胃及十二指肠溃疡、反流性食管炎者慎用。②静脉输注含氮双磷酸盐可引起一过性发热、骨痛和肌痛等类流感样不良反应，多在用药 3 天后明显缓解，症状明显者可用非甾体抗炎药或普通解热镇痛药对症治疗。③用药前检查肾功能。进入血中的药约60%以原形从肾脏排泄，对于肾功能异常的患者，应慎用此类药物或酌情减少药物剂量。特别是静脉输注的双磷酸盐类药物，每次给药前应检测患者肾功能，肌酐清除率<35毫升/分钟的患者不用此类药物。静脉输注时间不应少于15分钟，稀释药物液体不应少于250毫升。

(4)氟化钠：主要能够增强成骨细胞的活性，促进骨的生成，但是对于新形成的骨组织的矿化率低，与钙剂和维生素D制剂联合应用，有利于类骨组织的钙化。与钙剂联合应用时，应早、晚分开服用，以免影响吸收。每日的最佳剂量为氟化钠50毫克、元素钙1 000毫克、维生素D 800单位。

(5)噻嗪类药物：常用于利尿及降血压，同时还有减少尿钙排出的作用，因此对于糖尿病性骨质疏松症患者，尿钙排泄明显增多时，可适当选用噻嗪类利尿药。

(6)甲状旁腺激素(PTH)：PTH是当前促进骨形成药物的代表性药物。适应证：国外已批准用于治疗男性和女性严重骨质疏松症，国内即将上市。临床试验表明，人甲状旁腺激素[PTH(1-34)]能有效地治疗绝经后严重骨质疏松，提高骨密度，降低椎体和非椎体骨折发生的危险。用法：一般剂量20微克/日，皮下注射。注意一定要在专业医师指导下应用。用药期间应监测血钙水平，防止高钙血症的发生。治疗时间不宜超过2年。

关于甲状旁腺激素治疗安全性的关注：患者对于PTH(1-34)治疗的总体耐受性较好，部分患者可能有头晕或下肢抽搐的不良反应。有动物研究报告，重组人甲状旁腺激素[rhPTH(1-34)]可能增加成骨肉瘤的风险，因此对于合并Paget's病、骨骼疾病放射治疗史、肿瘤骨转移及合并高钙血症的患者，避免使用rhPTH(1-34)。

(7)选择性雌激素受体调节剂类(SERMs)：SERMs不是雌激素，其特点是选择性地作用于雌激素的靶器官，与不同形式的雌激素受体结合后，发生不同的生物效应。如已在国内外上市的SERMs雷洛昔芬在骨骼上与雌激素受体结合，表现出类雌激素的活性，抑制骨吸收，而在乳腺和子宫上则表现为抗雌激素的活性，因而不刺激乳腺和子宫。适应证：国内已被SFDA批准的适应证为治疗绝经后骨质疏松症。临床试验表明，雷洛昔芬可降低骨转换至女性绝经前水平，阻止骨丢失，增加骨密度，降低发生椎体骨折的风险。降低雌激素受体阳性浸润性乳腺癌的发生率。雷洛昔芬，用法：每日1片(60mg)，口服。注意少数患者服药期间会出现潮热和下肢痉挛症状，潮热症状严重的围绝经期妇女暂时不宜用。关于雷洛昔芬药物安全性的关注：雷洛昔芬药物总体安全性良好。国外研究报告该药轻度增加静脉栓塞的危险性，国内尚未发现类似报道。故有静脉栓塞病史及有血栓倾向者如长期卧床和久坐期间禁用。

(8)锶盐：锶的化学结构与钙和镁相似，在正常人体软组织、血液、骨骼和牙齿中存在少量的锶。人工合成的锶盐(雷奈酸锶)可同时作用于成骨细胞和破骨细胞，具有抑制骨吸收和促进骨形成的双重作用。临床研究证实，应用雷奈酸锶治疗能显著提高骨密度，改善骨微结构，降低发生椎体骨折及所有非椎体骨折的风险。最长临床资料长达10年。用法：2克/日，睡前服用，最好在进食2小时之后。注意不宜与钙和食物同时服用，不推荐在重度肾功能损害的患者中使用。

关于雷奈酸锶药物安全性的关注：雷奈酸锶药物总体安全性良好。常见的不良反应包括恶心、腹泻、头痛、皮炎和湿疹，一般在治疗初始时发生，程度较轻，多为暂时性，可耐受。有极少对该药发生超敏反应的报告，多在用药3～6周出现。临床上发现服药后出现皮疹的情况应尽快停药，密切观察并及时处理，必要时给予糖皮质激素治疗。

(9)维生素K_2：是一种脂溶性维生素，具有叶绿醌生物活性的萘醌基团的衍生物，是人体不可缺少的重要维生素之一。维生素 K_2 生成骨蛋白质，再与钙共同生成骨质，增加骨密度，防止骨折。每粒 0.5 克（含维生素 K_2 90 微克），每次 1 粒，每日 1 次。注意：正在服用华法林的患者禁用。

4. 关于联合治疗的建议

(1)同时联合方案：钙剂及维生素 D 作为骨质疏松症的基础治疗药物，可以与骨吸收抑制剂或骨形成促进剂联合使用。通常情况下，对于骨吸收抑制剂及骨形成促进剂，不建议同时应用相同作用机制的药物来治疗骨质疏松症。有研究显示，同时应用双膦酸盐及甲状旁腺激素制剂，不能取得加倍的疗效。

(2)序贯联合方案：尚无明确的证据指出各种抗骨质疏松药物序贯应用的禁忌。可根据个体情况酌情选择。有研究表明序贯应用骨形成促进剂和骨吸收抑制剂，能较好维持疗效，临床上是可行的。

(二)中医辨证论治选用方

中医学将本病多归属于“骨痿”“腰背痛”等范畴，肾虚是骨质疏松症的主要病机所在，在治疗时应以补肾益精，同时也要重视肝脾的作用，配合调补肝脾、益气养血、活血化瘀等治法。

1. 肾阴亏虚

【主 证】 腰酸背痛，自汗盗汗，口干咽燥，渴欲饮水，舌光少苔，脉细或数。

【治 法】 滋阴补肾，益精养骨。

【方 药】 左归丸加减。熟地黄 15 克，山药 10 克，山茱萸 10 克，枸杞子 12 克，菟丝子 10 克，龟板胶 10 克，鹿角胶 10 克，牛膝 12 克，透骨草 15 克。

【用 法】 水煎，每日 1 剂，分 2 次服用。

2. 肾阳不足

【主　证】 腰膝软弱，畏寒肢冷，舌质淡而胖，苔薄白，脉沉细。

【治　法】 补肾壮阳，强筋健骨。

【方　药】 右归丸加减。熟地黄15克，山药12克，山茱萸10克，枸杞子15克，菟丝子10克，鹿角胶10克，肉桂6克，附子6克，巴戟天10克，加减：症见寒象明显者，可加用仙茅10克，肉苁蓉10克，淫羊藿12克；风寒湿邪痹阻不愈者，参考独活寄生汤方加减。

【用　法】 水煎，每日1剂，分2次服用。

3. 脾胃虚弱

【主　证】 四肢关节疼痛，体倦肢软，面色苍白，大便稀溏，舌质淡，脉洪而虚。

【治　法】 健脾益气，益精填髓。

【方　药】 补中益气汤加味。党参12克，黄芪20克，白术15克，茯苓15克，炙甘草6克，当归10克，陈皮10克，升麻10克，柴胡9克，白芍15克，骨碎补10克，续断10克。

【用　法】 水煎，每日1剂，分2次服用。

4. 气血亏虚

【主　证】 面色苍白，四肢倦怠，四肢关节痛，气短少言，舌质淡，苔薄白，脉细虚。

【治　法】 补益气血，养髓壮骨。

【方　药】 八珍汤加减。人参10克，白术15克，茯苓10克，当归10克，川芎10克，熟地黄15克，黄芪20克，黄精10克，龟板胶10克，龙眼肉10克。

【用　法】 水煎，每日1剂，分2次服用。

5. 气虚血瘀

【主　证】 脊柱、骨盆、四肢疼痛，乏力，下肢痿废，行走不便，小便频数，舌质淡，苔白，脉缓。

【治　法】 益气活血。

【方　药】 补阳还五汤加减。生黄芪20克，赤芍10克，红花6克，当归10克，川芎10克，地龙10克，骨碎补15克，丹参20克，茯苓15克，陈皮10克。

【用　法】 水煎，每日1剂，分2次服用。

（三）古方治疗骨质疏松症

六味地黄丸加味

【方　药】 生地黄或熟地黄、山药、山茱萸、茯苓、牡丹皮、泽泻、杜仲、川续断、牛膝、炙乳香、没药。偏于肾阴不足者，可加用枸杞子、白芍等；偏肾阳不足者，可加用菟丝子、金毛狗脊、鹿角片、附子等；疼痛剧烈时，可加服三七片。并可适当加骨碎补、狗脊、杜仲及海螵蛸等含钙剂丰富的药以补骨填髓，以纠其疏松之漏。

【功　效】 滋肾养肝，健身健筋骨。

【用　法】 每丸6克，每次服1丸，每日2次。

济生肾气丸

【方　药】 生地黄或熟地黄、山药、山茱萸、茯苓、牡丹皮、泽泻、桂枝、附子、牛膝、车前子。

【功　效】 调肾之阴阳。

【用　法】 每丸6克，每次服1丸，每日2次。

青娥丸加味

【方　药】 杜仲、补骨脂、胡桃肉、淫羊藿、熟地黄、怀牛膝。疼痛血瘀明显者，可加用制乳香、制没药、延胡索、红花、桃仁等。

【功　效】 阴阳双补。

【用　法】 每丸6克，每次服1丸，每日2次。

第十章　糖尿病治疗新领域

糖尿病的传统治疗主要包括控制饮食、加强运动、口服降糖药物及注射胰岛素等，然而部分患者使用这些方法不能较为满意地控制血糖及其并发症，且终身服药及注射胰岛素使得患者的长期依从性较差。因此，糖尿病治疗的新领域开始向胰岛素外拓展，这其中包括，与减重相关的手术治疗，以及胰腺移植、胰岛移植和干细胞移植的治疗。

一、代谢（减重）手术治疗 2 型糖尿病

（一）代谢手术的方式及现状

对于肥胖的 2 型糖尿病患者，尽管非手术减重疗法，如控制饮食、运动、药物治疗能在短期内改善血糖和其他代谢指标，但在有些患者中，这些措施对长期减重及维持血糖良好控制的效果并不理想。此外，有些降糖药物会增加体重。代谢手术以其疗效确切、并发症少等优势迅速流行。糖尿病的外科手术治疗源于 1982 年美国外科医生 Pories 等的发现，他在手术治疗病态肥胖症时发现手术对于合并 2 型糖尿病的患者存在疗效，因此将外科手术引入到治疗 2 型糖尿病领域。2009 年，美国糖尿病协会（ADA）在 2 型糖尿病治疗指南中首次推荐减重手术作为治疗肥胖症伴 2 型糖尿病的重要措施。2011 年 3 月，国际糖尿病联盟（IDF）发表声明，明确指出：对于 BMI 为 30～35 千克/米^2，且最佳药物治疗不能对其糖尿病进行有效控制的患者，特别是同时合并其他严重心血管疾

病风险因素的患者，手术应被视为一种合理的替代治疗方案。在我国，2011 年，CDS 和中华医学会外科学分会也就减重手术治疗 2 型糖尿病达成共识，认可减重手术是治疗伴有肥胖的 2 型糖尿病的手段之一，并鼓励内外科合作共同管理实施减重手术的 2 型糖尿病患者。近年来有专家指出，减重手术对 2 型糖尿病的治疗意义已经超越了对肥胖症的治疗，它对多种代谢异常均有治疗意义，因而，2011 年国际糖尿病联盟(IDF)将在各类减重手术中糖尿病缓解率最高的胃转流术和胆胰分流术命名为代谢手术。

手术方法有很多种。但概括起来，主要是两个方面。一是把胃缩小，或者把胃的入口扎上(如腹腔镜袖状胃切除术和胃束带术)，让人吃得慢，吃得少；二是把胃接到离肛门不远的地方，让食物来不及吸收就排出去了(如胆胰旁路术)。当然，也可以在一个病人身上把两者结合起来做(如胃旁路术)。目前广泛使用的手术主要是通过腹腔镜操作的。手术方式主要有如下 4 种：

1. 腹腔镜袖状胃切除术(LSG)　需要切除约 80%的胃，留下“袖管”样的长管状胃通道，限制食物摄取，去除胃部抗肠促胰素物质，2 年内减重 60%～70%，2 型糖尿病的缓解率为 70%。该手术不改变人体消化道结构，不产生营养物质缺乏，手术操作相对简单，术后并发症较少，并发症及再次手术率是所有减重手术中最低的。目前认为，此手术是中重度肥胖伴 2 型糖尿病的首选术式。袖状胃切除术后，还可根据效果转化为 2 期胃旁路术(图 25)。

2. 腹腔镜下可调节胃束带术(LAGB)　属限制性手术，将环形束带固定于胃体上部，形成近端胃小囊，并将出口直径限制在 12 毫米，在束带近胃壁侧装有环形水囊，并与置于腹部皮下的注水装置相连。术后通过注水或放水调节出口内径。早期饮食教育至关重要，防止胃小囊扩张。术后 2 年 2 型糖尿病缓解率 60%。此种术式再手术率和复发率较高，目前应用逐渐减少。

3. 胆胰旁路术(BPD)　虽然减重效果好，2 型糖尿病缓解率可达95%，但手术操作极为复杂，并发症和死亡率均较高，容易出现维生素、微量元素营养物质，特别是蛋白质缺乏。术后必须严格监控营养代谢紊乱状况，并予以补充。对于BMI≥50千克/米^{2}的严重肥胖伴2型糖尿病患者可以考虑选择此种术式。

4. 腹腔镜下胃旁路术(LRYGB) 这一手术旷置了远端胃大部、十二指肠和部分空肠，既限制胃容量又减少营养吸收，使肠-胰岛轴功能恢复正常。随访5年，2型糖尿病缓解率83%。操作较为复杂，创伤大，并发症发生率高，术后需要营养物质监测与补充。在中国，胃部疾病尤其是胃癌高危人群较多，胃旁路术后无法行胃镜检查，对残胃癌的诊断不利。故用于2型糖尿病病程相对较长、需要减重更多的患者。

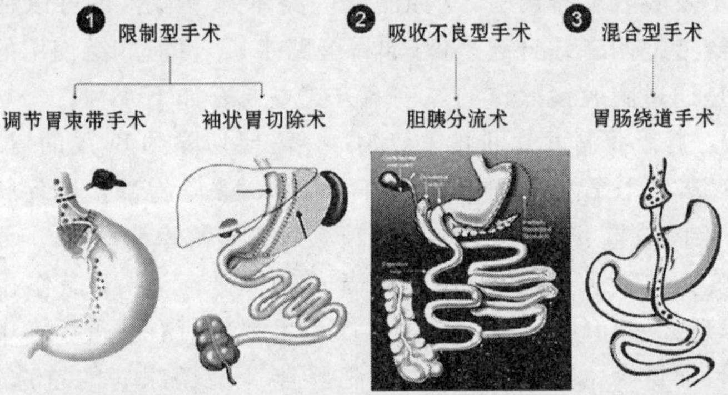

图25 主要减重手术方式

中国目前主流的手术方式为LSG、LRYGB和LAGB。LSG是以限制胃容积为主的手术类型，保持原胃肠道解剖关系，胃底完全切除可改变部分胃肠激素水平。LSG对T2DM患者的糖代谢及其他代谢指标改善程度较好，可作为独立手术应用，也可作为重度肥胖症(BMI>50千克/米^2)患者第一阶段的代谢外科手术。LRYGB是代谢外科最常用、有效的手术方式，除减重效果显著外，对糖代谢及其他代谢指标改善程度也较高，可作为代谢外科首选手术方式。LAGB为单纯限制胃容积、减少食物摄入量而达到减重目的的手术方式，缺少中长期疗效数据，暂不推荐应用于以治疗T2DM为目的的患者。

（二）适合代谢手术的患者

年龄在18～60岁，一般状况较好，手术风险较低．经生活方式干预和各种药物治疗难以控制的2型糖尿病或伴发疾病（HbA1c＞7.0％）并符合以下条件的2型糖尿病患者，可考虑减重手术治疗。

1. 可选适应证　BMI＞32千克/米^2，有或无并发症的2型糖尿病，可行胃肠减重手术。

2. 慎选适应证　BMI 28～32千克/米^{2}且有2型糖尿病，尤其存在其他心血管风险因素时，可慎重选择减重手术。

3. 暂不推荐　BMI 25～28千克/米^2，如果合并2型糖尿病，并有向心性肥胖（腰围男性＞90厘米，女性＞85厘米），且至少有额外的下述2条代谢综合征组分：高甘油三酯、低HDL-C、高血压。手术应在患者知情同意情况下，严格按研究方案进行。手术的性质应被视为纯粹的临床研究，且事先应有医学伦理委员会批准；目前证据不足，暂不推荐为临床常规治疗方法。

以下情况属于减重手术的禁忌人群：①滥用药物、酒精成瘾、患有难以控制的精神疾病患者，以及对减重手术的风险、益处、预期后果缺乏理解能力的患者。②明确诊断为1型糖尿病的患者。③胰岛β细胞功能已明显衰竭的2型糖尿病患者。④外科手术禁忌者。⑤BMI＜25千克/米^2。⑥妊娠糖尿病及其他特殊类型的糖尿病。

(三)代谢手术的效果

近 30 年来，临床实践显示肥胖合并糖尿病患者在接受减重手术后，除体重下降外，糖尿病病情亦得到显著改善，大多无须用药即能有效地控制血糖在正常范围，疗效明显优于常规内科治疗，且伴随的代谢综合征和高血压等相关并发症也得到明显缓解。甚至有报道这类患者的肿瘤发生率也显著降低。糖尿病减重手术治疗的有效性已得到临床的充分认可。近年来，多个专业学会先后发表声明、专家共识或指南将减重手术列为合并病态性肥胖的糖尿病患者的治疗方式。

2010 年，中华医学会糖尿病学分会提出的 2 型糖尿病缓解标准为：①术后仅采用生活方式干预，不用任何降糖药物。②糖化血红蛋白≤6.5%。③空腹血糖≤7.0 毫摩/升及餐后 2 小时血糖≤10 毫摩/升。④维持 1 年以上。以该标准为依据，研究显示，代谢手术在 2 年后诱导 2 型糖尿病缓解率达 72%，然而，在 10 年后这个数字会减少到 36%。但对于那些未达到完全缓解的患者，其应用降糖药的种类和剂量已明显减少，生活质量也得到显著提高。另外，对于糖尿病的并发症及并发症，如高血压、血脂异常、高尿酸血症、睡眠呼吸暂停综合征、糖尿病肾病等，代谢手术也有一定的疗效。但是，我们尚不清楚代谢好转是否能转化为糖尿病的重要大血管和微血管并发症的减少。

(四)代谢手术的风险

手术治疗肥胖伴 2 型糖尿病亦有一定的短期和长期风险，该治疗方法的长期有效性和安全性，特别是在我国人群中的有效性和安全性尚有待评估。研究分析显示，RYGB 术后 30 天死亡率为 0.3%～0.5%，90 天死亡率为 0.35%。LAGB 的死亡率为 0.1%。深静脉血栓形成和肺栓塞是手术引起死亡的重要原因。

术后并发症还包括出血、吻合口瘘、消化道梗阻、溃疡等。远期并发症包括营养缺乏、胆石症、内疝形成等。

目前认为，内科治疗仍然是糖尿病治疗的基础，并且贯穿于整个糖尿病治疗的始末。胃肠外科手术为糖尿病治疗开创了一条新的途径，常规减重手术已广泛用于重度肥胖 2 型糖尿病患者，临床效果肯定；但对轻度肥胖及非肥胖 2 型糖尿病患者，尚缺乏大型、前瞻性临床随机、对照研究，手术的长期效益、风险仍有待评估。代谢手术在我国刚刚起步，面临的问题和挑战还很多。

二、胰腺移植治疗糖尿病

Ⅰ型糖尿病患者的主要病因是胰岛 β 细胞自身免疫破坏所致的胰岛素绝对缺乏，部分病程长的 2 型糖尿病患者在疾病晚期也存在严重胰岛素不足。但是，传统的胰岛素和胰岛素泵治疗不能使所有患者血糖得到理想的控制。胰腺移植的目的就是给血糖不稳定的糖尿病患者提供足够量的 β 细胞，从而控制患者的血糖及糖尿病并发症。虽然胰腺移植需要进行较大的手术及术后需要终身使用免疫抑制，但目前仍是传统治疗Ⅰ型糖尿病无效的最佳治疗方法。

(一)胰腺移植的现状

1966 年，胰腺移植开始用于治疗糖尿病，此后胰腺移植的方法又有不断改进。据国际胰腺移植登记(IPTR)的资料，迄今全球已开展胰腺移植 30 000 例以上。多数患者为 1 型糖尿病，约 6% 的患者为 2 型糖尿病。研究证实，胰腺移植可有效缓解糖尿病。然而，由于供体器官短缺、手术创伤大，以及移植后需要终身用免疫抑制剂，限制了胰腺移植手术的开展。

(二)适合胰腺移植的患者

胰腺移植主要用于1型糖尿病及少数符合适应证的2型糖尿病。

1.1型糖尿病　1型糖尿病由于胰岛素不足而出现高血糖。胰腺移植能有效地恢复正常的血糖水平，也能在一定程度上控制糖尿病的并发症，从而改进患者的生活质量和存活率。胰腺移植用于治疗1型糖尿病的指征为：

(1)对已经或计划进行肾移植的糖尿病患者，胰腺移植是一种可接受的治疗选择，成功的胰腺移植不会影响患者存活，且可改进移植肾存活并将恢复正常血糖。这类患者可以行胰腺和肾脏同时移植(SPK)或先接受肾脏移植，再接受胰腺移植(PAK)手术，其中SPK的胰腺存活率高于PAK。

(2)单纯胰腺移植(PTA)手术仅适于下列情况，以胰岛素为基础的治疗一直不能防止反复的严重急性代谢并发症(低血糖和酮症酸中毒)，需要医学处理；对外源性胰岛素产生了严重的临床和情感问题而影响身心健康。

2.2型糖尿病　既往认为2型糖尿病是胰腺移植的禁忌证，但最近的临床试验表明胰腺移植可用于部分2型糖尿病的治疗。并提出其标准是年龄＜60岁，BMI＜32千克/米^2，仅伴有轻微的心血管并发症，患者不吸烟，未接受过截肢术，超声心动图未见异常心壁运动。近5年内胰岛素抵抗较轻(胰岛素用量小于1单位/千克/日)，空腹血清C肽水平＜10纳克/毫升。所选择的患者在接受胰腺移植后其疗效与1型糖尿病患者接受胰腺移植后的疗效相似。

(三)胰腺移植的效益风险评估

成功的胰腺移植能使糖尿病患者的血糖恢复正常，进而控制糖尿病并发症的进展，目前是需依赖胰岛素治疗的糖尿病患者的最佳治疗方法。但是，移植后的外科并发症、手术创伤大、供体器官短缺，以及移植后终身用免疫抑制剂的不良反应严重制约了胰腺移植手术的临床开展。

胰腺移植术后的外科并发症最常见的是血栓形成和出血。其他常见的有膀胱瘘或肠瘘，移植后的胰腺炎、感染和肠梗阻。胰腺移植后的3～6个月，手术的问题是引起所移植的胰腺功能丧失的主要原因。胰腺移植后的3～12个月，由于急性排异反应引起移植的胰岛功能丧失也是常见的原因。其次，慢性排异反应也将引起移植的胰岛功能丧失。接受3种移植（SPK、PAK和PTA）的患者存活率在移植后的1年和3年相似，分别约为96%和92%。5年和10年的患者存活率在接受SPK患者约为87%和71%，接受PAK患者约为85%和68%，接受PTA患者约为89%和76%。接受SPK的患者5年和10年的移植胰腺存活率最高分别为85%和55%，接受PAK的患者约为80%和37%。接受PTA的患者约为76%和35%。移植后不再需要给予胰岛素而存活的患者都具有良好的生活质量。目前，胰腺移植主要作为肾移植的附属手术，对于非尿毒症患者，免疫抑制剂的不良反应和糖尿病的严重并发症，孰轻孰重，难以抉择。

三、胰岛移植治疗糖尿病

（一）胰岛移植的现状

胰岛移植是一种能够稳定控制血糖并且耐受良好的治疗手段，可增加患者的胰岛素分泌细胞，有效控制血糖代谢，改善糖尿病并发症，提高生活质量，进而达到根治糖尿病的目的。而且，还可避免外源性胰岛素治疗引起的低血糖和胰岛素抵抗。与胰腺移植相比，胰岛移植仅需将胰岛经门静脉移植入机体，避免胰腺移植的较大手术及由手术引起的并发症，并且胰岛可从不适合胰腺移植的胰腺分离而得到，故可减少器官的浪费。然而，移植所需的长期免疫抑制状态，则会带来一系列并发症。1967年，同种异体胰岛移植首次被用于治疗Ⅰ型糖尿病患者，胰岛移植至今已进行了约1 500例。目前，胰岛移植的治疗效果已经取得显著进展，能够减少糖尿病相关并发症的发生。然而，相对低效的胰岛分离技术、经门静脉移植过程中发生的急性凝血反应和补体系统活化、胰腺供体不足、胰岛功能远期逐步丧失，以及无法准确监测排斥反应等重要问题，仍继续阻碍着胰岛移植的进展。

（二）适合胰岛移植的患者

目前，胰岛移植的适应证较为严格，接受移植的患者必须是：①成人1型糖尿病患者。②C肽值＜0.3纳克/升。③经过合理的内科治疗后血糖控制仍然不理想。④反复出现低血糖（1年内至少1次）及由此引发的意识障碍。

（三）胰岛移植的效益风险评估

胰岛移植所需的胰岛是经过胶原酶和蛋白酶的消化从供体胰腺腺泡组织中分离出来的单个胰岛细胞团。在胰岛的获取过程中，多种不利因素均会造成胰岛损伤，如缺血和缺氧、机械损伤、分离时所产生的失巢凋亡样作用、消化酶对胰岛的毒性作用，以及纯化时使用的梯度分离液对胰岛的毒性作用等。胰岛分离技术的优化直接影响存活胰岛的数量。常见的移植方式是经门静脉系统输注胰岛。这种方式过程简单，通常情况下患者耐受良好，但也可能出现出血、门静脉血栓形成、门静脉周围肝脂肪变性、低血压等并发症。成功的胰岛移植可以治愈糖尿病患者，获得稳定的糖代谢，不会发生糖尿病并发症。但是，移植后患者体内功能性胰岛细胞的存活无法长期维持，移植后随访5年的患者中不依赖胰岛素治疗的比率低于10%。尽管移植后患者可长期存活，但许多患者还需再移植或额外补充胰岛素治疗。所以，目前阻碍胰岛移植在临床上广泛应用的主要障碍除了供体来源的短缺和需要长期应用免疫抑制剂，更为重要的就是移植后胰岛的快速丧失。

四、干细胞移植治疗糖尿病

(一)干细胞移植的现状

由于胰腺移植和胰岛移植存在上述的局限性，促使人们将研究重点转向寻求具有分化为胰岛素分泌细胞潜能的干细胞。干细胞是一类特殊的细胞，具有两个最主要的生物学特征：一是可保持不断自我增殖的能力，二是在适当条件下可分化为特定的组织细胞。根据来源的不同，干细胞可分为成体干细胞、胚胎干细胞(ES细胞)及诱导性多潜能干细胞(iPS细胞)。成体干细胞是从机体内某个组织或器官分离得到的干细胞。其优点是在某些领域中具有临床应用的经验积累，移植后几乎没有成瘤的风险，安全性较好。缺点是其数量非常少，进行分离比较困难，且体外扩增能力有限。iPS细胞是利用病毒载体进行体外基因转染等方法，通过重编程技术诱导体细胞转化而来的干细胞。iPS细胞粉墨登场的动因是为了避开人类ES细胞研究存在的伦理学争议。但由于存在病毒和外源性基因的污染，故临床上用于细胞替代治疗具有潜在的安全隐患。ES细胞是从早期胚胎(囊胚)中分离得到的干细胞。ES细胞具有极其强大的增殖能力，这是成体干细胞所无法比拟的特点，在理论上具有分化为机体所有组织细胞的潜能，并且没有iPS细胞的潜在安全隐患。因此，人类ES细胞的临床应用前景和学术研究价值目前被普遍看好。近年来，人们还在糖尿病患者中采用自体骨髓造血干细胞移植(AHST)或间充质干细胞(MSCs)

进行了试验性治疗。这类治疗将从外周血或骨髓中分离出的干细胞在体外培养后输入人体，期待干细胞能够在体内重建胰岛细胞功能。

总体来说，目前很多研究提示干细胞移植在治疗糖尿病中具有潜在的应用价值，但尚缺乏可以肯定回答干细胞治疗的有效性和安全性的大型临床证据。

（二）适合干细胞移植的患者

原则上需要胰岛素替代治疗的患者都适合进行胰岛干细胞移植。但鉴于目前干细胞治疗糖尿病尚处于临床应用前的研究阶段，中华医学会糖尿病学分会于 2012 年发表关于干细胞治疗糖尿病的立场声明：不建议将干细胞移植治疗糖尿病的技术作为常规的临床实践。鼓励开展干细胞治疗糖尿病的基础和临床研究，但在研究中必须注意以下问题：

1. 与干细胞治疗糖尿病相关的基础和临床研究需遵守国际干细胞研究学会《干细胞临床转化指南》和国内有关干细胞研究的道德伦理准则和相关指南或管理规定。

2. 如开展临床研究，需遵循我国临床研究的相关规定。临床研究方案必须得到临床试验实施者所在医疗或研究机构伦理委员会的批准。

3. 在实施临床试验前，必须向自愿参加临床试验的糖尿病患者告知临床试验的内容，以及可能的获益和潜在的危害，并获得患者签署的知情同意书。

4. 不得向参加临床试验的糖尿病患者收取与临床试验相关的费用。

5. 临床试验要采用科学、客观的研究设计，与现行的糖尿病治疗方法相比较，评价干细胞治疗糖尿病的有效性和安全性，特别是长期应用的有效性和安全性。

(三)干细胞移植效益风险评估

目前,应用干细胞治疗糖尿病尚处于临床应用前的研究阶段。有临床研究采用AHST或MSCs移植的方法对1型糖尿病患者进行了探索性的治疗,发现在治疗后有些患者的胰岛β细胞功能有显著提高,部分患者在短期内可以停止胰岛素治疗或减少胰岛素的剂量。虽然有研究提示干细胞移植在治疗糖尿病中具有潜在的应用价值,但是这些研究在设计上均存在单中心、样本量较少、无长期有效性和安全性的数据等局限性。其研究结果尚不能肯定回答干细胞治疗的有效性和安全性,也无法确定与目前的胰岛素治疗相比是否具有明显的优势。干细胞治疗糖尿病尚存潜在的安全性问题,如肿瘤发生的风险增加、免疫排斥反应等。因此,这种糖尿病治疗新技术目前还只能是试验性研究,而不能作为常规的临床实践。

附　录

附表 1　常用降血压类药物

化学名	英文名	单剂量（mg）	常用剂量（mg/d）	主要不良反应
卡托普利	catopril	12.5	25～100	咳嗽，血钾升高，血管性水肿
依那普利	enalapril	10	5～40	咳嗽，血钾升高，血管性水肿
西拉普利	cilazapril	2.5	2.5～5.0	咳嗽，血钾升高，血管性水肿
福辛普利	fosinopril	10	10～40	咳嗽，血钾升高，血管性水肿
培哚普利	perindopril	4	4～8	咳嗽，血钾升高，血管性水肿
雷米普利	ramipril	2.5	1.25～20.00	咳嗽，血钾升高，血管性水肿
赖诺普利	lisinopril	10	5～40	咳嗽，血钾升高，血管性水肿
贝那普利	benazepril	10	10～40	咳嗽，血钾升高，血管性水肿
咪哒普利	imidapril	5	2.5～10.0	咳嗽，血钾升高，血管性水肿
氯沙坦	losartan	50	25～100	血钾升高，血管性水肿（罕见）
缬沙坦	valsartan	80	80～160	血钾升高，血管性水肿（罕见）
厄贝沙坦	irbesartan	150	150～300	血钾升高，血管性水肿（罕见）
坎地沙坦	candesartan	8	8～32	血钾升高，血管性水肿（罕见）
替米沙坦	micardis	80	20～80	血钾升高，血管性水肿（罕见）
奥美沙坦	olmesartan	40	20～40	血钾升高，血管性水肿（罕见）

续表

化学名	英文名	单剂量(mg)	常用剂量(mg/d)	主要不良反应
硝苯地平缓释片	nifedipine	10	10～20	水肿，头痛，潮红
硝苯地平控释片	nifedipine	30	30～60	水肿，头痛，潮红
苯磺酸氨氯地平	amlodip inebesylate	5	2.5～10.0	水肿，头痛，潮红
非洛地平	felodipine	5	2.5～20.0	水肿，头痛，潮红
拉西地平	lacidipine	4	4～6	水肿，头痛，潮红
尼卡地平	perdipine	40	60～90	水肿，头痛，潮红
尼群地平	nitrendipine	10	20～60	水肿，头痛，潮红
乐卡地平	lercanidipine	10	10～20	水肿，头痛，潮红
维拉帕米缓释片	verapamil	120	120～240	房室传导阻滞，心功能抑制，便秘
美托洛尔	metoprolol	25、50	50～100	支气管痉挛，心功能抑制
比索洛尔	bisoprolol	5	2.5～10.0	支气管痉挛，心功能抑制
阿替洛尔	atenolol	25	12.5～50.0	支气管痉挛，心功能抑制
普萘洛尔	propranolol	10	30～90	支气管痉挛，心功能抑制
倍他洛尔	betaxolol	20	5～20	支气管痉挛，心功能抑制
拉贝洛尔	labetalol	100	200～400	体位性低血压，支气管痉挛
卡维地洛	carvedilol	10	12.5～50.0	体位性低血压，支气管痉挛
阿罗洛尔	arotinolol	10	10～20	体位性低血压，支气管痉挛
呋塞米	furosemide	20	20～80	低血钾

续表

化学名	英文名	单剂量(mg)	常用剂量(mg/d)	主要不良反应
氢氯噻嗪	hydrochlorothiazide	25	6.25～25.00	低血钾，低血钠，血尿酸升高
吲哒帕胺	indapamide	2.5	0.625～2.500	低血钾，低血钠，血尿酸升高
吲哒帕胺缓释片	indapamide	1.5	1.5	低血钾，低血钠，血尿酸升高
阿米洛利	amiloride	2.5	5～10	血钾增高
氨苯蝶啶	triamterene	50	25～100	血钾增高
螺内酯	spironolactone	20	25～50	血钾增高
特拉唑嗪	terazosin	2	1～20	体位性低血压
多沙唑嗪	doxazosin	2	1～16	体位性低血压
哌唑嗪	prazosin	2	2～20	体位性低血压
乌拉地尔	urapidil	20	40	体位性低血压

附表 2　常用调脂类药物

化学名	英文名	常用剂量(mg)	主要不良反应
非诺贝特	fenofibrate	200	消化不良，胆石症，肝转氨酶升高和肌病
吉非贝齐	gemfibrozil	1200	消化不良，胆石症，肝转氨酶升高和肌病
洛伐他汀	lovastatin	20	头痛、失眠、抑郁，腹泻、腹痛、恶心、消化不良，肝转氨酶升高，肌病
辛伐他汀	simvastatin	20～40	头痛、失眠、抑郁，腹泻、腹痛、恶心、消化不良，肝转氨酶升高，肌病

续表

化学名	英文名	常用剂量（mg）	主要不良反应
普伐他汀	pravastatin	40	头痛、失眠、抑郁，腹泻、腹痛、恶心、消化不良，肝转氨酶升高，肌病
氟伐他汀	fluvastatin	40～80	头痛、失眠、抑郁，腹泻、腹痛、恶心、消化不良，肝转氨酶升高，肌病
阿托伐他汀	atorvastatin	10～20	头痛、失眠、抑郁，腹泻、腹痛、恶心、消化不良，肝转氨酶升高，肌病
瑞舒伐他汀	rosuvastatin	10	头痛、失眠、抑郁，腹泻、腹痛、恶心、消化不良，肝转氨酶升高，肌病
匹伐他汀	pitavastatin	2	头痛、失眠、抑郁，腹泻、腹痛、恶心、消化不良，肝转氨酶升高，肌病
烟酸缓释片	nicotinicacid	500～2000	胃肠道反应，颜面潮红，高血糖，高尿酸（或痛风）
考来烯胺	cholestyramine	4000～16000	胃肠不适，便秘
考来替泊	colestipol	5000～20000	胃肠不适，便秘
依折麦布	ezetimibe	10	头痛、恶心，偶见肝酶、肌酶升高
多廿烷醇	policosanol	5～20	偶见皮疹

参考文献

1. 中华医学会糖尿病学分会.中国2型糖尿病防治指南(2013年版).中华内分泌代谢杂志,2014;30(10),893-942.

2.中华医学会妇产科学分会产科学组,中华医学会围产医学分会妊娠合并糖尿病协作组.妊娠合并糖尿病诊治指南(2014).中华妇产科杂志,2014;49(8)561-569.

3.中华医学会糖尿病学分会.中华医学会糖尿病学分会关于成人隐匿性自身免疫糖尿病(LADA)诊疗的共识.中华糖尿病杂志,2012;4(11)641-647.

4.中华医学会内分泌学分会.中国成人2型糖尿病HbA1c控制目标的专家共识.中华内分泌代谢杂志,2011;27(5)371-374.

5.中华医学会内分泌学分会.中国成人住院患者高血糖管理目标专家共识.中华内分泌代谢杂志,2013;29(3)189-195.

6. Monica Franciosi, Giuseppe Lucisano, Emanuela Lapice et al. Metformin Therapy and Risk of Cancer in Patients withType2Diabetes: SystematicReview. www.plosone.org 2013 Volume 8 Issue 8 e71583.

7.Lev M.Berstein. Metformin in obesity, cancer and aging: addressingcontroversies www.impactaging.com aging May 2012, Vol.4, No 5.

8.Mohsen Razavizade. The Effect of Pioglitazone and Metformin on Liver Function Tests, Insulin Resistance, and Liver Fat 9.Content in Nonalcoholic Fatty Liver Disease: A Randomized Double Blinded Clinical Trial .Hepat Mon.2013;13(5):e9270.

Lilian Beatriz, Aguayo Rojas, Marilia Brito Gomes et al. Metformin: an old but still the best treatment for type 2 diabetes. Rojas and Gomes Diabetology and Metabolic Syndrome 2013, 5:6.

10.杨文英.葡萄糖苷酶抑制剂类药物临床研究和应用.中国实用内科杂志2014年10月第34卷第10期.

11.杨兆军,杨文英,吕肖锋等.二甲双胍与格列喹酮或阿卡波糖联合治疗2型糖尿病的临床疗效和安全性比较:多中心、随机、开放、平行分组对照研究[J].中华糖尿病杂志,2009,1:170-173.

12.潘长玉,姬秋和,杨文英,等.2型糖尿病患者维格列汀与阿卡波糖单药治疗的比较研究-24周多中心、随机、双盲、双模拟、阳性对照试验[J].中华内分泌代谢杂志,2009,25:386-390.

13.陈伟.DPP-4抑制剂类降糖药物.北京协和医院肠外肠内营养科2型糖尿病患者

自我管理一本通.

14.陈伟.使用GLP-1受体激动剂的注意事项.北京协和医院肠外肠内营养科2型糖尿病患者自我管理一本通.

15.Vildagliptin shows no adverse effect ejection fraction diabetic patients with heart failure.aspx 2014,11,18.

16.Carlo B Giorda,Roberta Picariello,Barbara Tartaglino et al.Hospitalisation for heart failure and mortality associated with dipeptidyl peptidase 4 (DPP-4) inhibitor use in an unselected population of subjects with type 2 diabetes: a nested case-control study.BMJ Open 2015;5:e007959.

17.T Karagiannis,E Bekiari et al.Cardiovascular risk with DPP-4 inhibitors: latest evidence and clinical implications.

18.Hussey et al.Safety,pharmacokinetics and pharmacodynamics of remogliflozin etabonate,a novel SGLT2 inhibitor,and metformin when co-administered in subjects with type 2 diabetes mellitus.BMC Pharmacology and Toxicology 2013,14:25.

19.中华医学会糖尿病学分会.基于胰高血糖素样肽1降糖药物的临床应用共识[J].中华糖尿病杂志,2014,6:14-20

20.Liraglutide in the management of type 2 diabetes.Drug Design,Development and Therapy.2010:4 279-290.

21.中华医学会内分泌学分会.成人2型糖尿病胰岛素临床应用的中国专家共识.中华内分泌代谢杂志 2013.29.

22.董砚虎,钱荣立.《糖尿病及其并发症当代治疗》.山东科学技术出版社.

23.金之欣.《内分泌代谢疾病诊疗指南》.科学出版社.

24.中国医师协会内分泌代谢科医师分会,中华医学会内分泌学分会,中华医学会糖尿病学分会.中国胰岛素泵治疗指南(2014),中华医学会第十三次全国内分泌学学术会议.

25.迟家敏,周迎生,曾平等.实用糖尿病学(第三版).人民卫生出版社,2009,2.

26. Sanford JP.范洪伟,等(译).桑福德抗微生物治疗指南(新译第43版).中国协和医科大学出版社,2013,12.

27.抗菌药物临床应用指导原则(2015年版).http://guide.medlive.cn/guideline/9301.

28.吕仁和,赵进喜,郑宪玲等.内分泌代谢病中西医诊治。辽宁科学技术出版社,2004,9.

29.陆召麟,宁光,邢小平等.内分泌内科学.人民卫生出版社,2009,2.

30.中华医学会骨质疏松和骨矿盐疾病分会,原发性骨质疏松症诊治指南(2011年).中华骨质疏松和骨矿盐疾病杂志,2011,4(1):2-17.

31.中华医学会内分泌学分会,2013高尿酸血症和痛风治疗中国专家共识.中华内分泌代谢杂志,2013;29(11),913-920.

32.Fruchart JC,Sacks FM,Hermans MP,et al.The Residual Risk Reduction Initiative: a call to action to reduce residual vascular risk in dyslipidaemic patient [J] .Diab Vasc Dis Res,2008,5 (4) : 319-335.

33.中国高血压防治指南修订委员会.中国高血压防治指南2010[J].中华高血压杂志,2011,19(8):701-743.

34.中国高血压防治指南修订委员会.中国高血压基层管理指南(2014年修订版).中华健康管理学杂志,2015,9(1):10-30.

35.中国高血压患者教育指南编撰委员会.中国高血压患者教育指南.中国医学前沿杂志(电子版),2014,6(4):78-110.

36.2007 Guidelines for the management of arterial hypertension: The Task Force for the Management of arterial hypertension of the European Society of Hypertension (ESH) and of European Society of Cardiology.European Heart Journal,2007,28 (12): 1462-1536.

37.中华医学会心血管分会.2012非ST段抬高急性冠状动脉综合征诊断和治疗指南.中华心血管杂志,2012,40(5):353-367.

38.胡建斌.玻璃体腔注射曲安奈德治疗糖尿病性视网膜病变黄斑水肿[J].国际眼科杂志,2008,8(2):316-317.

39.Ikeuchi H,Kuroiwa T,Yamashita S,et al.Fluvastatin reduces renal fibroblast proliferation and production of type Ⅲ collagen : Therapeutic implications for tubulointerstitial fibrosis[J].Nephron Exp Nephrol,2004,97(4) : 115-122.

40.Wright RS,Anderson JL,Adams CD,et al.2011 AACF/AHA focused update of the guidelines for the management of patients with unstable angina/ non-st-elevation myocardial infarction (updating the 2007 guideline): A report of the american college of cardiology foundation/american heart association task force on practice guidelines[J]. Circulation,2011,123(18):2022-2060.

41.国家卫生计生委脑卒中防治工程委员会.中国脑卒中血糖管理指导规范.2015,5.

42.中华医学会神经病学分会,中华医学会神经病学分会脑血管病学组.中国脑出血诊治指南(2014)[J].中华神经科杂志,2015,48(6):435-444.

43.中华医学会神经病学分会，中华医学会神经病学分会脑血管病学组.中国缺血性脑卒中和短暂性脑缺血发作二级预防指南2014[J].中华神经科杂志，2015，48(4)：258-273.

44.中华医学会神经病学分会，中华医学会神经病学分会脑血管病学组.中国急性缺血性卒中诊治指南2014[J].中华神经科杂志，2015，48(4)：246-257.

45.许樟荣.糖尿病足病变诊断和治疗[J].中国糖尿病杂志，2001，9(3)：180-183.

46.何泱，钱泓洁，许蕾等.全身情况的调整在糖尿病足溃疡治疗中的意义：一例糖尿病足溃疡病例报告[J].中华内分泌代谢杂志，2015，31(8)：729-731.

47.王爱萍，陈寅晨，孙新娟等，中国糖尿病足病临床路径初探[J].中华内分泌代谢杂志，2013，29(5)：增录5a1-4.

48.国际糖尿病足工作组/IDF顾问组.2007糖尿病足处置和预防实用指南[J].中国糖尿病杂志，2007，15(11)：附录Ⅰ-Ⅲ.

49.国际糖尿病足工作组/IDF顾问组.2007糖尿病足处置和预防实用指南[J].中国糖尿病杂志，2008，16(1)：63-64.

50.中华医学会糖尿病学分会.中国2型糖尿病防治指南：2013年版.北京大学医学出版社，2014，10.

51.中华医学会心血管分会.2012非ST段抬高急性冠状动脉综合征诊断和治疗指南.中华心血管杂志，2012，40(5)：353-367.

52.胡建斌.玻璃体腔注射曲安奈德治疗糖尿病性视网膜病变黄斑水肿[J].国际眼科杂志，2008，8(2)：316-317.

53.Ikeuchi H，Kuroiwa T，Yamashita S，et al.Fluvastatin reduces renal fibroblast proliferation and production of type Ⅲ collagen ：Therapeutic implications for tubulointerstitial fibrosis[J].Nephron Exp Nephrol，2004，97(4) ：115-122.

55.国家卫生计生委脑卒中防治工程委员会.中国脑卒中血糖管理指导规范.2015，5.

56.中华医学会神经病学分会，中华医学会神经病学分会脑血管病学组.中国脑出血诊治指南(2014)[J].中华神经科杂志，2015，48(6)：435-444.

57.中华医学会神经病学分会，中华医学会神经病学分会脑血管病学组.中国缺血性脑卒中和短暂性脑缺血发作二级预防指南2014[J].中华神经科杂志，2015，48(4)：258-273.

58.中华医学会神经病学分会，中华医学会神经病学分会脑血管病学组.中国急性缺血性卒中诊治指南2014[J].中华神经科杂志，2015，48(4)：246-257.

59.许樟荣.糖尿病足病变诊断和治疗[J].中国糖尿病杂志，2001，9(3)：180-183.

60.何泱，钱泓洁，许蕾等.全身情况的调整在糖尿病足溃疡治疗中的意义：一例糖尿病足溃疡病例报告[J].中华内分泌代谢杂志，2015，31(8)：729-731.

61.王爱萍，陈寅晨，孙新娟等.中国糖尿病足病临床路径初探[J].中华内分泌代谢杂志，2013，29(5)：增录5a1-4.

62.国际糖尿病足工作组/IDF顾问组.2007糖尿病足处置和预防实用指南[J].中国糖尿病杂志，2007，15(11)：附录Ⅰ-Ⅲ.

63.国际糖尿病足工作组/IDF顾问组.2007糖尿病足处置和预防实用指南[J].中国糖尿病杂志，2008，16(1)：63-64.

64.吕仁和，赵进喜，郑宪玲等.内分泌代谢病中西医诊治.辽宁科学技术出版社，2004，9.

65.陆召麟，宁光，邢小平等.内分泌内科学.人民卫生出版社，2009，2.

66.中华医学会骨质疏松和骨矿盐疾病分会，原发性骨质疏松症诊治指南(2011年).中华骨质疏松和骨矿盐疾病杂志，2011，4(1)：2-17.

67.Fruchart JC, Sacks FM, Hermans MP, et al. The Residual Risk Reduction Initiative: a call to action to reduce residual vascular risk in dyslipidaemic patient [J]. Diab Vasc Dis Res, 2008, 5 (4) : 319-335.

68.中国高血压防治指南修订委员会.中国高血压防治指南2010[J].中华高血压杂志，2011，19(8)：701-743.

69.中国高血压防治指南修订委员会.中国高血压基层管理指南(2014年修订版).中华健康管理学杂志，2015，9(1)：10-30.

70.中国高血压患者教育指南编撰委员会.中国高血压患者教育指南.中国医学前沿杂志(电子版)，2014，6(4)：78-110.

71.2007 Guidelines for the management of arterial hypertension: The Task Force for the Management of arterial hypertension of the European Society of Hypertension (ESH) and of European Society of Cardiology. European Heart Journal, 2007, 28 (12): 1462-1536.

72.中华医学会糖尿病学分会，中华医学会外科学分会.手术治疗糖尿病专家共识.中华糖尿病杂志.2011；3(3)205-208.

73.中华医学会糖尿病学分会.中华医学会糖尿病学分会关于干细胞治疗糖尿病的立场声明.中华内分泌代谢杂志.2012；28(6).452-454.